Medizinkritische Bewegungen im Deutschen Reich
(ca. 1870 – ca. 1933)

AF743483

Medizin, Gesellschaft und Geschichte

Jahrbuch
des Instituts für Geschichte der Medizin
der Robert Bosch Stiftung

herausgegeben von
Robert Jütte

Beiheft 9

Medizinkritische Bewegungen im Deutschen Reich (ca. 1870 – ca. 1933)

herausgegeben von
Martin Dinges

Franz Steiner Verlag Stuttgart
1996

Gedruckt mit finanzieller Unterstützung
der Robert Bosch Stiftung GmbH

Die Deutsche Bibliothek - CIP-Einheitsaufnahme
[Medizin, Gesellschaft und Geschichte / Beiheft]
Medizin, Gesellschaft und Geschichte : Jahrbuch des Instituts
für Geschichte der Medizin der Robert-Bosch-Stiftung.
Beiheft. - Stuttgart : Steiner.
Nebent.: MedGG-Beihefte
Reihe Beiheft zu: Medizin, Gesellschaft und Geschichte
ISSN 0941-5033
NE: MedGG-Beihefte
9. Medizinkritische Bewegungen im Deutschen Reich. - 1996
Medizinkritische Bewegungen im Deutschen Reich : (ca. 1870 -
ca. 1933) / hrsg. von Martin Dinges. - Stuttgart : Steiner, 1996
(Medizin, Gesellschaft und Geschichte : Beiheft ; 9)
ISBN 3-515-06835-X
NE: Dinges, Martin [Hrsg.]

ISO 9706

Jede Verwertung des Werkes außerhalb der Grenzen des Urheberrechtsgesetzes ist unzulässig und strafbar. Dies gilt insbesondere für Übersetzung, Nachdruck, Mikroverfilmung oder vergleichbare Verfahren sowie für die Speicherung in Datenverarbeitungsanlagen.Gedruckt auf alterungsbeständigem Papier. © 1996 by Franz Steiner Verlag Wiesbaden GmbH, Sitz Stuttgart. Druck: Druckerei Peter Proff, Eurasburg.
Printed in Germany

Inhaltsverzeichnis

Einleitung: Medizinkritische Bewegungen zwischen „Lebenswelt“ und „Wissenschaft“ 7
MARTIN DINGES

Zwischen Angriff und Abwehr: Die Naturheilbewegung als medizinkritische Öffentlichkeit im Deutschen Kaiserreich 39
CORNELIA REGIN

„Naturheilkunde ist keine Wissenschaft!“ Naturheilvereine, Ortskrankenkassen und Parteien in den Auseinandersetzungen um die Errichtung eines Lehrstuhls für Naturheilkunde an der Universität Leipzig (1894–1924) 59
MARINA LIENERT

Medizinkritik der Impfgegner im Spannungsfeld zwischen Lebenswelt und Wissenschaftsorientierung 79
EBERHARD WOLFF

Organisierte Tierversuchsgegner: Gründe und Grenzen ihrer gesellschaftlichen Wirkung (1879–1933) 109
ANDREAS-HOLGER MAEHLE

Eine „antipsychiatrische Bewegung“ um die Jahrhundertwende 127
HEINZ-PETER SCHMIEDEBACH:

Salvarsan und der „ärztliche Polizeistaat“. Syphilistherapie im Streit zwischen Ärzten, pharmazeutischer Industrie, Gesundheitsverwaltung und Naturheilverbänden (1910–1927) 161
LUTZ SAUERTEIG

Autorinnen und Autoren 201

Personenregister 205

Medizinkritische Bewegungen zwischen „Lebenswelt" und „Wissenschaft"[1]

Martin Dinges

Das medikale Verhalten der Bevölkerung und die Darstellung der Medizin in den Medien erwecken derzeit den Eindruck, daß das bundesrepublikanische Gesundheitssystem einige Akzeptanzprobleme hat. Eine Reihe von Verhaltensweisen und Bewertungen weichen nämlich erheblich von dem ab, was die Vertreter der „Schulmedizin" für richtig halten: Viele Patienten nehmen die Medikamente nicht ein, die ihnen verschrieben werden. Andere bevorzugen Arzneien, die geringe Nebenwirkungen verursachen. Immer mehr Patienten gehen direkt in die Apotheke und beschaffen sich dort nicht verschreibungspflichtige Medikamente, weil sie sie für weniger schädlich halten.[2] Diese Verhaltensweisen dürften teilweise das Ergebnis der seit einigen Jahren geführten Diskussion um die Nebenwirkungen von Medikamenten sein.[3]

Neben diesem eher „schleichenden Wandel", einer Art „silent revolution" des Patientenverhaltens, das – jenseits seiner erheblichen gesundheitsökonomischen Wirkungen – im einzelnen genauer zu analysieren wäre, wird die heutige Medizin auch explizit angegriffen. Die relativ invasiven Methoden der Schulmedizin sind insgesamt ins Gerede gekommen. Das Krankenhaus gilt vielen als Ort der Bevormundung und nicht zufriedenstellend gelöster hygienischer Probleme. Patienten bezweifeln den Nutzen vieler Operationen sowie massiver medikamentöser Therapien. Statt dessen verlangen sie zunehmend – auch von den Schulmedizinern – „sanfte Medizin", worauf diese teilweise eingehen.[4] Andere Kranke wenden sich den Vertretern der Alternativmedizin oder Heilpraktikern zu.[5] „Pfusch" von

1 Für viele Anregungen und weiterführende Kritik zu diesem Beitrag danke ich vor allem Eberhard Wolff, für weiterführende Hinweise Robert Jütte, Thomas Schlich und Heike Talkenberger.

2 Vgl. die Ergebnisse der empirischen Untersuchung von Hans-Joachim Kauth: Kräutertherapie und Volksheilkunde – eine Renaissance. Mainz 1991, S. 115.

3 Cornelia Regin: Selbsthilfe und Gesundheitspolitik. Die Naturheilbewegung im Kaiserreich (1889–1914). Stuttgart 1995, S. 11 weist auf das immer wieder aufgelegte Erfolgsbuch, Kurt Langbein u.a.: Bittere Pillen. Nutzen und Risiken der Arzneimittel. Ein kritischer Ratgeber. Köln 1983 hin, das bereits 1988 in 50. überarbeiteter Auflage erschien. Vgl. auch etwa zur Diskussion um die „Pille" Barbara Sichtermann: Die Frauenbewegung und die Pille. In: Gisela Staupe, Lisa Vieth (für das Deutsche Hygiene-Museum) (Hg.): Die Pille. Von der Lust und von der Liebe. Berlin 1996, S. 55–66, 60 ff. und passim.

4 Robert Jütte: Geschichte der Alternativen Medizin. München 1996, S. 63 ff.

5 Joachim Leonhard: Motive zum Heilpraktikerbesuch. Eine empirische Untersuchung über die sozialen Aspekte und die Krankengeschichte als Hintergrund eines Entscheidungsprozesses. Teningen 1984; Juliane Kerzel, Christiane Neuhann u.a.: Heilpraktiker und ihre Patienten. In: Günter Wiegelmann (Hg.): Volksmedizin heute. Münster 1987, S. 55–87.

Ärzten ist ein beliebtes Thema in den Medien. Kunstfehler und die Schwierigkeiten der Patienten, diese zu beweisen, werden als Ausdruck unkontrollierter ärztlicher Macht gegeißelt: Nicht nur mangelnde Kompetenz der Mediziner, sondern auch die geringe Neigung von Ärzten, kritische Gutachten über Kollegen zu schreiben, würden in diesen Fällen den Patienten schaden. Schließlich sind die Honorare von Ärzten, ihr Abrechnungsverhalten gegenüber den Kassen und die Nebeneinnahmen Gegenstand von Kritik. Zweifel an der Angemessenheit der Behandlung in psychiatrischen Kliniken, Gegnerschaft zu Tierexperimenten und die Diskussion über Nutzen und Gefahren von Impfungen sind weitere Facetten eines weit verbreiteten Unbehagens an der „modernen Medizin". Dies wird gesteigert durch Diskussionen über die Bezahlbarkeit der Gesundheitsversorgung, wobei insbesondere Probleme der von vielen als patientenfeindlich betrachteten „Apparatemedizin" und einer angeblich überzogen diagnoseorientierten Medizin thematisiert werden.

Diese Medizinkritik wird einerseits in den Medien – oft in speziellen Magazinsendungen zur Medizin oder auf dafür regelmäßig reservierten Seiten der Zeitungen – geäußert. Andererseits wird sie von Vereinen und Selbsthilfegruppen vorgetragen. So gibt es organisierte Anhänger von Hydrotherapien und anderen Naturheilweisen sowie von Außenseitertherapien wie etwa der Homöopathie. Patienteninitiativen existieren zu vielen chronischen oder schweren Krankheiten. Selbsthilfegruppen bildeten auch Personen, die mit der Psychiatrie Kontakt hatten. Daneben wollen organisierte Tierschützer und Gegner der Genforschung mit spektakulären Aktionen auf Entwicklungen aufmerksam machen, die sie für verfehlt halten.

Diese aktuellen Formen der Medizinkritik erscheinen uns mittlerweile als selbstverständliche „Begleitmusik" zu einem naturwissenschaftlich orientierten Gesundheitssystem, das weiterhin von vielen Patienten gerne in Anspruch genommen wird, also weitgehend akzeptiert ist. Man könnte deshalb die kritischen Stimmen für den Ausdruck des normalen Umgangs unserer Gesellschaft mit dem wichtigen und teuren Bereich der Gesundheitsversorgung halten, der auch schon Stoff für Diskussionen hergab, als Gesundheit noch kein überlebenswichtiges und deshalb öffentlich zu sicherndes Gut für Industriegesellschaften und noch weniger teuer war. Der Hinweis auf die Ärztekritik in Molières Komödie über den eingebildeten Kranken zeigt die lange Tradition eines Themas, das schon in der Antike das Publikum von Aristophanes ergötzte. Medizinkritik ist also einerseits – ähnlich wie das Wetter – eine unumgängliche Dauererscheinung, seit es Medizin gibt. Andererseits nimmt die Medizinkritik seit etwa 1970 zu. Es gibt offenbar Phasen, in denen Medizinkritik vernehmbarer oder aber weniger massiv geäußert wird. Dies könnte darauf hindeuten, daß das derzeitige Gesundheitssystem vielleicht größere Akzeptanzprobleme hat als in den 1950er und 1960er Jahren. Möglicherweise zeigt es auch, daß sich das Gesundheitssystem in einer Umbruchssituation befindet.

Schon diese Überlegungen wären Anlaß genug zur Frage nach früheren Formen und Phasen der Medizinkritik. Ihre Kenntnis könnte zu einem besseren Verständnis der aktuellen gesundheitspolitischen Diskussionen beitragen: Handelt es sich derzeit lediglich um die Weiterführung der älteren Medizinkritik oder werden neue Probleme aufgegriffen? Mit welchen Argumenten wurde früher gestritten? Spielte Kritik an Ärzten, Wissenschaft und Apparaten ebenfalls eine Rolle? Zeigten sich in der älteren Medizinkritik Ansätze zu anderen Wegen in der Gesundheitsversorgung, die zwischenzeitlich verschüttet wurden, aber vielleicht zukunftsweisend wären? Was waren die ideologischen Hintergründe der Medizinkritik und wer waren ihre Träger? Wo entstand sie?

Aufgrund der Struktur des heutigen Gesundheitssystems, das auf naturwissenschaftlich orientierter Medizin, industriell geprägter Forschung und einem Krankenversicherungssystem mit Zwangsmitgliedschaft beruht, ist die Untersuchung der Medizinkritik aus der Entstehungsphase dieser Formation besonders aufschlußreich. Die Entwicklung der Medizin im ausgehenden 19. und frühen 20. Jahrhundert ist nämlich geradezu paradigmatisch für die Ausdifferenzierung gesellschaftlicher Subsysteme im Spannungsfeld zwischen „Lebenswelt und Wissenschaft".[6] Diese Begriffe erwiesen sich für die Untersuchung der Medizinkritik heuristisch als nützlich, als ein Teil der in diesem Band versammelten Beiträge im Rahmen des 40. Historikertages erstmals diskutiert wurden. Hier sollen diese Leitkonzepte zunächst ohne weitere Definition ihrer Inhalte verwendet werden. Dem Mangel sofortiger begrifflicher Zuspitzung steht als Vorteil gegenüber, daß die Begriffsbildung in enger Anlehnung an die Empirie geleistet werden kann.[7]

„Medikalisierung" und die Rolle der Laien bei der „medizinischen Vergesellschaftung"

Die internationale und in ihrem Gefolge auch die deutsche Forschung der letzten Jahre haben die Entwicklungen der Medizin im 19. und 20. Jahrhundert theoretisch in systemischer Perspektive – also mit dem Blick auf Gesamttendenzen – wie folgt gefaßt.[8] In der zweiten Hälfte des 19. Jahrhun-

6 So hieß das Leitthema des 40. „Historikertages" in Leipzig, bei dem eine vom Herausgeber geleitete Sektion über „medizinkritische Massenbewegungen zwischen Wissenschaft und Lebenswelt (ca. 1870–1933)" stattfand; vgl. Bericht über die 40. Versammlung deutscher Historiker in Leipzig. Leipzig 1995, S. 135–145.

7 Siehe in dieser Einleitung den Abschnitt „Medizinkritik als empirischer Zugang...".

8 Zu den unterschiedlichen Medikalisierungskonzepten und Kritik an ihnen vgl. Sabine Sander: Die Bürokratisierung des Gesundheitswesens. Zur Problematik der „Modernisierung". In: Jahrbuch des Instituts für Geschichte der Medizin der Robert Bosch Stiftung (für das Jahr 1987) 6 (1989), S. 185–218, bes. 211; Eberhard Wolff: Gesundheitsverein und Medikalisierungsprozeß. Der homöopathische Verein Heidenheim/Brenz zwischen 1886 und 1945. Tübingen 1989, S. 25–36 sowie zuletzt Francisca Loetz, „Medikalisierung" in Frankreich, Großbritannien und Deutschland, 1750–

derts wurde der medizinische Markt, der bisher von einer großen Vielfalt von Heilern, Ärzten, Handwerkschirurgen und Laienheilern geprägt war, immer stärker von Ärzten monopolisiert.[9] Diese erlangten seit dem 18. Jahrhundert zunehmend Einfluß auf die staatliche Medizinalpolitik und stützten sich besonders seit den ersten Entdeckungen der Bakteriologie als Ausweis ihres Kompetenzvorsprungs auf die steigende Verwissenschaftlichung ihres Fachs und ihrer Ausbildung.[10] Das entstehende Ärztemonopol wurde durch die Einführung der gesetzlichen Krankenversicherung seit 1883 entscheidend gestärkt.[11] Die Spitäler wurden zu Kliniken, in denen sich gegen Ende des 19. Jahrhunderts auch der bürgerliche Patient dem strikten, früher nur dem Armen und am Rande der Armut Lebenden zugemuteten, strengen Reglement beugen mußte, das den „ärztlichen Blick“ und die klinische Medizin ermöglichte.[12] Die Professionalisierung der Medizin

1850: Ansätze, Ergebnisse und Perspektiven der Forschung. In: Wolfgang U. Eckart, Robert Jütte (Hg.): Das europäische Gesundheitssystem. Gemeinsamkeiten und Unterschiede in historischer Perspektive. Stuttgart 1994, S. 123–161. Regin (wie Anm. 3) schildert den Medikalisierungsprozeß sozial differenziert aus der Sicht der Patienten.

9 Claudia Huerkamp: Der Aufstieg der Ärzte im 19. Jahrhundert. Vom gelehrten Stand zum professionellen Experten: Das Beispiel Preußens. Göttingen 1985; Ute Frevert: Krankheit als politisches Problem 1770–1880. Soziale Unterschichten in Preußen zwischen medizinischer Polizei und staatlicher Sozialversicherung. Göttingen 1984; Annette Drees: Die Ärzte auf dem Weg zu Prestige und Wohlstand. Sozialgeschichte der württembergischen Ärzte im 19. Jahrhundert. Münster 1988.

10 Johannes Wimmer: Gesundheit, Krankheit und Tod im Zeitalter der Aufklärung. Fallstudien aus den habsburgischen Erbländern. Wien, Köln, 1991; Bettina Wischhöfer: Krankheit, Gesundheit und Gesellschaft in der Aufklärung. Das Beispiel Lippe 1750–1830. Frankfurt/M., New York 1991; Francisca Loetz: Vom Kranken zum Patienten. „Medikalisierung“ und medizinische Vergesellschaftung am Beispiel Badens 1750–1850. Stuttgart 1993.

11 Dazu vor allem Frevert (wie Anm. 9).

12 Michel Foucault: Die Geburt der Klinik. Eine Archäologie des ärztlichen Blicks. Frankfurt/M. 1976; Robert Jütte: Vom Hospital zum Krankenhaus: 16.-19. Jahrhundert. In: Alfons Labisch, Reinhard Spree (Hg.): „Einem jeden Kranken in einem Hospitale sein eigenes Bett“. Zur Sozialgeschichte des Allgemeinen Krankenhauses in Deutschland im 19. Jahrhundert. Frankfurt/M. 1996, S. 31–50, 37, 45; Reinhard Spree: Quantitative Aspekte der Entwicklung des Krankenhauswesens im 19. und 20. Jahrhundert: „Ein Bild innerer und äußerer Verhältnisse“, ebendort, S. 51–88, 71 ff; Norbert Paul: „Zum Zwecke der Verpflegung dürftiger Kranker, Erziehung geschickter Ärzte und Beförderung und Erweiterung der Heilwissenschaft“. Arztinitiativen bei der Gestaltung des Krankenhauses in der Zeit des Aufgeklärten Absolutismus, ebenda, S. 91–122, 101 ff.; Barbara Elkeles: Der Patient und das Krankenhaus, ebenda, S. 357–373, 364 f., 367 ff. sowie die Beiträge von v. Hippel, Leidinger und Stollberg in dem zitierten Band. Zur diskursiven Genese solcher Gewaltverhältnisse vgl. Martin Dinges: Medizinische Aufklärung bei Johann Georg Zimmermann. Zum Verhältnis von Macht und Wissen bei einem Arzt der Aufklärung. In: Martin Fontius, Helmut Holzhey (Hg.): Schweizer im Berlin des 18. Jahrhunderts. Berlin 1996, S. 137–150, 144.
Zur Patientenerfahrung in der veränderten Institution Krankenhaus vgl. Jens Lachmund, Gunnar Stollberg: Patientenwelten. Krankheit und Medizin vom späten 18. bis

ging besonders seit den 1880er Jahren einher mit einer verstärkten Einbeziehung insbesondere der schnell wachsenden städtischen Bevölkerung in die Versorgung durch Ärzte, während andere Heilkundige zurückgedrängt wurden. Immer mehr Menschen wurden mit den Auswirkungen der wissenschaftlichen Medizin in der Praxis konfrontiert. Dies veränderte auch die Stellung des Kranken. Er wurde vom Auftraggeber des Arztes zunehmend zum Objekt „wissenschaftlich abgesicherten“ medizinischen Handelns.[13] Die ärztliche Definition von Krankheit und die Deutung des Patienten entwickelten sich auseinander. Besonders seit dem letzten Drittel des 19. Jahrhunderts definierte der Arzt immer häufiger alleine, wann Krankheit beginnt und wie sie zu diagnostizieren ist.[14] Demgegenüber zählten z. B. die Wahrnehmungen des Kranken nicht mehr viel.[15] Als „Patient“ hatte er nun aber auch finanziell abgesicherte Ansprüche an den Arzt.

Dieser Gesamtprozeß der Medikalisierung führte zu einer Fülle von Spannungen und Ambivalenzen: Ärztliche Versorgung wurde wichtiger und erreichbarer, aber gleichzeitig für die Kranken auch kulturell fremder, denn sie war stärker wissenschaftlich geprägt und wurde in Institutionen (Krankenhäusern und Arztpraxen), die bisher nicht zur Lebenswelt der Patienten gehörten, erbracht. Sie verloren in diesem veränderten Arzt-Patient-Verhältnis an Einfluß. Der beschriebene Wandel der Arzt-Patient-Beziehung sowie insbesondere die Umkehrung ihres internen Machtgefälles führten zu Verunsicherungen über die Krankenrolle und über den Wert des Laienwissens zu Krankheit und Gesundheit. Dies traf besonders für die Personen zu, die gerade erst vom Land – mit seiner nur geringfügig durch

zum frühen 20. Jahrhundert im Spiegel von Autobiographien. Opladen 1995, S. 154 ff., 171 ff.

13 Zum Patronageverhältnis vgl. N. D. Jewson: Medical Knowledge and the Patronage System in the Eighteenth-Century England. A Sociological Analysis. In: Sociology 8 (1974), S. 369–385; Ders.: The Disappearance of the Sick-man from Medical Cosmology, 1770–1870. In: Sociology 10 (1976), S. 225–244.

14 Claudia Huerkamp: Ärzte und Patienten. Zum strukturellen Wandel der Arzt-Patient-Beziehung vom ausgehenden 18. bis zum frühen 20. Jahrhundert. In: Alfons Labisch, Reinhard Spree (Hg.): Medizinische Deutungsmacht im sozialen Wandel des 19. und frühen 20. Jahrhunderts. Bonn 1989, S. 57–73, 67 ff. Huerkamp spricht vom späten 19. Jahrhundert als entscheidendem Zeitraum. Vgl. auch die anderen Beiträge im ersten Teil dieses Sammelbandes. Möglicherweise war es für den Patienten gleichgültig, ob die ärztliche Definitionsmacht, worauf die Autoren hinweisen, abgeleitet war oder nicht. Dann wäre allerdings auch die Relevanz von Medizinkritikern vielleicht nicht nur „durchaus vordergründig“, vgl. dazu die Einleitung, S. 13.

15 S. dazu Gert Göckenjan: Kurieren und Staat machen. Gesundheit und Krankheit in der bürgerlichen Welt. Frankfurt/M. 1985, S. 193 ff. Die Komplexität der sozialen Konstruktion von Krankheit ist gut nachvollziehbar anhand der Systematik bei Jens Lachmund, Gunnar Stollberg: The Doctor, his Audience, and the Meaning of Illness: The Drama of Medical Practice in the Late 18th and Early 19th Centuries. In: Dies. (Hg.): The Social Construction of Illness. Stuttgart 1992, S. 53–66, bes. 57–64. Vgl. jetzt auch zum historischen Wandel: Dies. (wie Anm. 12), S. 192 ff. 214 ff. 218, 221.

die akademischen Ärzte geprägten Medikalkultur – in die Städte zugewandert waren.[16] Nicht nur die Binnenmigranten wurden hier mit für sie neuen Gesundheitsrisiken in der Arbeitswelt und im oft von Fabrikemissionen u.ä. geprägten Wohnumfeld sowie mit zu engen, schlechten Wohnungen konfrontiert. Gegen die unter diesen Bedingungen auftretenden Seuchen und Volkskrankheiten war die naturwissenschaftlich orientierte Medizin weitgehend machtlos: Weder hatte man wirksame Medikamente, noch lassen statistische Untersuchungen den Schluß zu, daß die größere Arztdichte oder die Verbreitung von Heilstätten einen wesentlichen Beitrag zur Verbesserung des Gesundheitszustandes der Bevölkerung – etwa im Bereich der Tbc – geleistet hätten.[17] Gleichzeitig wurden die Immigranten vom Land und viele Unterschichtangehörige erstmals mit dem kulturell fremden, akademisch gebildeten Arzt konfrontiert. Dieser hatte als Kassenarzt ihnen gegenüber erhebliche Macht. Er entschied über Krankschreibung und die Gewährung von Kassenleistungen, wobei er gegebenenfalls eine von ihm als ungesund betrachtete Lebensführung so in die Bewertung einfließen lassen konnte, daß Zahlungen verweigert oder verringert wurden.[18] Die beschriebenen Veränderungen der Lebensbedingungen, der Krankheitserfahrungen und der Formen des Heilens wirkten also tief in die Lebenswelt der Betroffenen ein.[19]

16 Vgl. zur unterschiedlichen Bedeutung verschiedener Heilergruppen in früheren Jahrhunderten Robert Jütte: Ärzte, Heiler und Patienten. München 1991, S. 26 ff. sowie den Quantifizierungsversuch samt Kritik bei Loetz (wie Anm. 8), S. 143; Christian Probst: Fahrende Heiler und Heilmittelhändler. Medizin von Marktplatz und Landstraße. Rosenheim 1992; eine Fallstudie bietet Sabine Sander: Handwerkschirurgen. Sozialgeschichte einer verdrängten Berufsgruppe. Göttingen 1989.
Zur Bewältigung der neuen Krankenrolle ist empirisch aufschlußreich Frevert (wie Anm. 9), S. 286 ff.

17 Zum Krankheitsspektrum vgl. Reinhard Spree: Soziale Ungleichheit vor Krankheit und Tod: Zur Sozialgeschichte des Gesundheitsbereichs im Deutschen Kaiserreich. Göttingen 1981, bes. S. 46; zur „Wirkung" der Ärzteschaft S. 110 ff.; Ders.: Der Rückzug des Todes. Der Epidemiologische Übergang in Deutschland während des 19. und 20. Jahrhunderts. Konstanz 1992; Beate Witzler: Großstadt und Hygiene. Kommunale Gesundheitspolitik in der Epoche der Urbanisierung. Stuttgart 1995, S. 33 ff.

18 Den Unterschied zur Arzterfahrung der wohlhabenderen und höher gebildeten Schichten arbeitet Regin (wie Anm. 3), S. 94 ff., der ich auch sonst in dieser Einleitung weitgehend folge, gut heraus. Vgl. auch Ingrid von Stumm: Gesundheit, Arbeit und Geschlecht im Kaiserreich am Beispiel der Krankenstatistik der Leipziger Ortskrankenkasse 1887–1905. Frankfurt/M. 1995, S. 39 ff.

19 Die Medizinethnologie bietet reichhaltiges Anschauungsmaterial für die Tiefendimensionen kultureller Konflikte um Heilsysteme; vgl. dazu Beatrix Pfleiderer, Katarina Greifeld, Wolfgang Bichmann: Ritual und Heilung. Eine Einführung in die Ethnomedizin. Berlin 1995, S. 29, 81 f., 127 f. sowie die in dem Band beschriebenen Fallbeispiele, die als typische individuelle Reaktionen zu deuten wären; einen systematischen Überblick bietet Atwood D. Gaines: Cultural Constructivism: Sickness Histories and the Understanding of Ethnomedicines beyond Critical Medical Anthropologies. In: Beatrix Pfleiderer, Gilles Bibeau (Hg.): Anthropologies of Medicine. Braunschweig 1991, S. 22–258, bes. 243 ff. Vgl. auch Frank Beat Keller (Hg.): Krank warum? Vorstellungen der Völker, Heiler, Mediziner (Ausstellungskatalog, Deutsches Hygiene-Museum Dresden). Ostfildern 1995.

Der massive medizinkulturelle Wandlungsprozeß begünstigte – neben individuellen Reaktionen – die Entstehung medizinkritischer sozialer Bewegungen. Dazu bot das Vereinswesen eine soziale Form, in der sich in der zweiten Hälfte des 19. Jahrhunderts zunehmend auch die politischen und Geselligkeitsbedürfnisse breiterer Schichten ausdrückten.[20] Es entstanden Gesangs-, Sport- und andere Kulturvereine. Unter den Assoziationen im Bereich von Medizin und Hygiene waren zunächst die älteren bürgerlichen Vereine z.B. zur Bekämpfung des Alkoholismus oder für Sozialreform und Hygiene dominant, die die Verhältnisse für Dritte verbessern wollten. Das war auch das Ziel von Fachvereinen aus Ingenieuren und Ärzten in der Gesundheitsverwaltung, die sich für die „Assanierung“ der Städte einsetzten. Nach einigen relativ folgenlosen Gründungen in den 1830er Jahren entwickelten sich aus diesen unterschiedlichen Wurzeln massiv erst im letzten Drittel des 19. Jahrhunderts medizinkritische Bewegungen.[21] Deren größte, die Naturheilvereine, waren gleichzeitig der stärkste Zusammenschluß innerhalb der Lebensreformbewegung, deren geistesgeschichtliche Entstehungsbedingungen an anderer Stelle thematisiert wurden.[22] In der entstehenden medizinkritischen Massenbewegung mit mehreren hunderttausend Mitgliedern spielten sie die Hauptrolle. Wie die Impfgegner, homöopathische Laienvereine, die Antivivisektionisten (Tierversuchsgegner), später die Kneippianer, Felke-Vereine, die Biochemiker und viele andere Vertreter der Alternativen Medizin formulierten sie auf unterschiedliche Weise Wünsche und Bedürfnisse von Kranken nach Mitsprache oder Autonomie beim Umgang mit Gesundheit und Krankheit, die die Kontrolle

20 Zum Vereinswesen in Deutschland vgl. Otto Dann: Vereinsbildung in Deutschland in historischer Perspektive. In: Heinrich Best (Hg.): Vereine in Deutschland. Bonn 1993, S. 119–142, 138f. sowie Otto Dann (Hg.): Vereinswesen und bürgerliche Gesellschaft in Deutschland. München 1984. Zur Ausdifferenzierung von bürgerlichem und Arbeitervereinswesen vgl. Christiane Eisenberg: Arbeiter, Bürger und der „bürgerliche Verein“ 1820–1870: Deutschland und England im Vergleich. In: Jürgen Kocka (Hg.): Bürgertum im 19. Jahrhundert: Deutschland im europäischen Vergleich, Bd. 2. München 1988, S. 187–219. Zu den sozialen Bewegungen Wolfgang R. Krabbe: Gesellschaftsveränderung durch Lebensreform. Göttingen 1974 und Joachim Raschke: Soziale Bewegungen. Ein historisch-systematischer Grundriß. Frankfurt, New York 1987. Vgl. Hans Ulrich Jost, Albert Thanner (Hg.): Geselligkeit, Societäten und Vereine. Zürich 1991.

21 Vgl. z. B. zum „Niederrheinischen Verein für öffentliche Gesundheitspflege“ Alfons Labisch: Homo Hygienicus. Gesundheit und Medizin in der Neuzeit. Frankfurt/M., New York 1992, S. 127 ff. mit weit. Lit. Zu den lokalen Bürgerprotesten gegen unzureichende Vorsorge gegen Seuchen vgl. Witzler (wie Anm. 17), S. 40 ff.

22 Vgl. dazu Karl E. Rothschuh: Naturheilbewegung, Reformbewegung, Alternativbewegung. Stuttgart 1983. Zur Abgrenzung vgl. Ingrid Matthäi: Kleingartenbewegung und Arbeitergesundheit. In: Medizin, Gesellschaft und Geschichte 13 (1994), S. 189–206, 204. Zu einem lediglich die privaten Störungen wahrnehmenden, deshalb nicht medizinkritischen Verein vgl. Matthias Lentz: „Ruhe ist die erste Bürgerpflicht.“ Lärm, Großstadt und Nervosität im Spiegel von Theodor Lessings „Antilärmverein“. In: Medizin, Gesellschaft und Geschichte 13 (1994), S. 81–105, 92.

ärztlichen Handelns, zumindest aber den Nachvollzug von dessen Veränderungen mit einschließen konnte.[23] Darüber hinaus kam auch grundsätzliche Kritik an der Verwissenschaftlichung der Medizin zum Ausdruck.[24] Diese Bewegungen dürfen nicht vorschnell als grundsätzliche Verweigerung der Moderne oder Flucht aus ihr gedeutet werden, auch wenn ihnen teilweise „antimoderne" Tendenzen eignen.[25] Vielmehr sollte gerade die Ambivalenz der Ziele und der Praktiken der Bewegungen Anlaß zu einer genaueren Analyse sein: Forderungen nach aktiver Teilhabe an der Vorsorge für die eigene Gesundheit beinhalten gleichermaßen Autonomiewünsche und die Abwehr des ärztlichen Definitionsmonopols, das zur Expertenherrschaft werden kann. Die Idee der sicher nur schwerlich präzise zu definierenden „ganzheitlichen Medizin" mag rückwärtsgewandt gegen den analytischen Duktus moderner Wissenschaft sein, sie kann gleichzeitig Probleme eines sich nach Patientensicht zu sehr ausdiffernzierenden Medizinsystems thematisieren, die mit der schnellen Ausweitung des Anteils der Fachärzte an der Gesamtzahl der Ärzte bereits im letzten Viertel des 19. Jahrhunderts spürbar wurde.[26] Die systematische Nutzung der natürlichen Ressourcen Licht, Luft und Sonne für die Gesunderhaltung oder auch als Heilverfahren ist nicht schon deshalb rückwärtsgewandt, weil romantische Naturvorstellungen und Großstadtkritik später auch politisch mißbrauchbar waren. Vielmehr war der in diesen Bewegungen zentrale Naturbegriff von Anfang an gleichzeitig romantisch und funktional, also sehr ambivalent, denn man wollte sich der Natur emotional unterordnen und sie rational funktionalisieren.[27]

23 S. dazu im Überblick jetzt Jütte (wie Anm. 4).

24 Das stellt in den Vordergrund Claudia Huerkamp: Medizinische Lebensreform im späten 19. Jahrhundert. Die Naturheilbewegung als Protest gegen die naturwissenschaftliche Universitätsmedizin. In: Vierteljahrschrift für Wirtschafts- und Sozialgeschichte 73 (1986), S. 158–182.

25 Den antimodernen Aspekt betonen Krabbe (wie Anm. 20); Walter Wuttke-Groneberg: Volks- und Naturheilkunde auf „neuen Wegen". Anmerkungen zum Einbau nichtschulmedizinischer Heilmethoden in die Nationalsozialistische Medizin. In: Alternative Medizin (Argument Sonderband 77). Berlin 1983, S. 27–50. Anderer Ansicht: Eberhard Wolff (wie Anm. 8); ebenso Gunnar Stollberg: Volk und Gesundheit im Verein. Städtische Gesundheitsvereine von 1880–1933. In: Jürgen Reulecke, Adelheid Gräfin zu Castell Rüdenhausen: Stadt und Gesundheit. Stuttgart 1991, S. 147–156, 247. Zur Ambivalenz der Gemeinschaftsorientierung vgl. Gert-Joachim Glaeßner, Klaus Jürgen Scherer: Auszug aus der Gesellschaft? Gemeinschaften zwischen Utopie, Reform und Reaktion. Berlin 1986.

26 Wilfried Teicher: Untersuchungen zur ärztlichen Spezialisierung im Spiegel des Reichsmedizinalkalenders am Beispiel Preußens im ersten Drittel des 20. Jahrhunderts. Diss. med. Mainz 1992, S. 41 ff.
Zum Ganzheitsbegriff in der Medizinkritik vgl. zuletzt Jütte (wie Anm. 4), S. 57 ff.; s.a. Der ganze Mensch und die ganze Medizin (Argument Sonderband 162). Hamburg 1989, bes. die Beiträge von Hartmann, Niehoff und Schrader sowie Schmiedebach. Renate Jäckle: Gegen den Mythos ganzheitliche Medizin. Hamburg 1985.

27 Eberhard Wolff: Kultivierte Natürlichkeit. Zum Naturbegriff der Naturheilbewegung. In: Jahrbuch des Instituts für Geschichte der Medizin der Robert Bosch Stiftung (für das Jahr 1987) 6 (1989), S. 219–236, 221.

Während der Zugriff der staatlich geförderten Medizin auf den Patienten mittlerweile durch einige Regionalstudien relativ gut erforscht ist, ist unsere Kenntnis der medizinkritischen sozialen Bewegungen trotz ihrer großen Mitgliedschaft und ihres Einflusses auf den gesellschaftlichen Diskurs noch unzureichend.[28] Sie stehen deshalb im Mittelpunkt dieses Bandes, der einen Beitrag zu einer besseren Kenntnis der „medizinischen Vergesellschaftung“ leisten will.[29] Im Unterschied zum Medikalisierungskonzept nimmt dieser Zugriff neben der professionellen Angebotsseite die Nachfrage der Bevölkerung nach Gesundheit und medizinischen Dienstleitungen stärker in den Blick und betont die Interaktionen zwischen Anbietern und Nachfragern, statt eine Dominanz des Angebots zu unterstellen. Auch werden gegenüber langfristigen Tendenzen die kurzfristigeren Verschiebungen im Verhältnis zwischen Laien und Ärzten ernster genommen.

Es wird keine „Bewegungsgeschichte“ angestrebt, vielmehr werden Formen und Inhalte von Medizinkritik thematisiert, die sich an der Frage der Einrichtung naturheilkundlicher Lehrstühle ebenso entzünden konnte wie am Impfzwang oder an den psychiatrischen Anstalten. Medizinkritik kristallisierte sich auch außerhalb solcher Bewegungen in der öffentlichen Meinung. Deshalb ergänzt eine Fallstudie zu den Auseinandersetzungen über die Syphilistherapie in der Weimarer Republik den hier schwerpunktmäßig anhand der sozialen Bewegungen unternommenen Zugriff auf das Thema.

Medizinkritik zwischen „Lebenswelt“ und „Wissenschaft“: Begriffe und die Beiträge in diesem Band

Im folgenden sollen Aspekte der Thematisierung von „Lebenswelt“ und „Wissenschaft“ in den einzelnen Beiträgen vorgestellt werden. Auf den ersten Blick könnte es naheliegen, die medizinkritischen sozialen Bewegungen schematisch einer eng gefaßten Lebenswelt, aus der sie entstanden, zuzurechnen und in einen Gegensatz zur wissenschaftlichen Medizin zu stellen.[30] Die Untersuchung dieser Bewegungen zeigt nämlich nicht zuletzt, das gerade in der Zeit wachsender Wissenschaftsgläubigkeit – besonders in den 1880er Jahren – interessante Phänomen erheblicher Resistenz – vom widerständigen Alltagsverhalten bis hin zur massenhaften Politisierung – gegen die „naturwissenschaftlich“ orientierte Medizin. Gleichzeitig entwikkelten die Bewegungen neben einem Programm für eine andere Gesund-

28 Neben den zitierten Arbeiten von Krabbe (wie Anm. 20), Huerkamp (wie Anm. 24), Wolff (wie Anm. 8), Stollberg (wie Anm. 25), Matthäi (wie Anm. 22), vgl. Gunnar Stollberg: Die Naturheilvereine im Deutschen Kaiserreich. In: Archiv für Sozialgeschichte 28 (1988), S. 287–305; der jüngste Forschungsüberblick bei Regin (wie Anm. 3), S. 14–16.

29 Loetz (wie Anm. 8), S. 148 ff., 153. Dies. (wie Anm. 10), S. 320 ff.

30 So z.B. Huerkamp (wie Anm. 24).

heitspolitik eigene Institutionen.[31] Die Naturheilvereine eröffneten z.B. Licht-Luftbäder und Heilstätten, die homöopathische Laienbewegung organisierte Vereinsapotheken zur Selbstversorgung mit homöopathischen Arzneien.[32] Die Bewegungen engagierten sich außerdem für eine andere Form der Medizin, die natürliche Ressourcen positiv bewertet. Auch hielten sich manche Bewegungen selbst explizit für fortschrittlich, weil sie sich nach ihrem Verständnis von Wissenschaft vernünftig verhielten, indem sie die natürlichen Ressourcen intensiv in die Gesundheitsvorsorge einbezogen, statt sich von der natürlichen Basis menschlicher Existenz durch ein ihrer Ansicht nach falsches Wissenschaftsverständnis zu entfernen. Manche Impfgegner argumentierten formal unter Bezugnahme auf die „neue Wissenschaftlichkeit". Ebenso wie Laienvereine, die sich für eine homöopathische Krankenhausabteilung einsetzten, nahmen sie nämlich Bezug auf Statistiken.[33] Insofern ist die Zuordnung der medizinkritischen Bewegungen zu nur einem dieser Pole sicher falsch. Sie kann hier allenfalls als weiterwirkende historische Zuschreibung betrachtet werden, die vor allem von den Ärzten in der Kurpfuscherdebatte vertreten wurde, um die vielschichtige Medizinkritik der sozialen Bewegungen zu diskreditieren.

Die Bewegungen kritisierten nie die gesamte Medizin, sondern lediglich deren naturwissenschaftliche Richtung und ihren Monopolanspruch. Bei der hier beschriebenen Medizinkritik wird sowohl auf die Lebenswelt als auch auf die Wissenschaft Bezug genommen. Es bestehen also sachliche und inhaltliche Wechselwirkungen zwischen diesen beiden eher heuristisch verstandenen Polen. Im Untersuchungszeitraum ist es für die hier behandelten sozialen Bewegungen gerade charakteristisch, daß sie mit den Vertretern der „naturwissenschaftlichen Medizin" um Begriff und Bedeutung von Wissenschaft öffentlich ringen. Bei der Definition von Gesundheit und Krankheit waren die Laien jedenfalls nicht bereit, ein auf „Naturwissenschaft" oder „Statistik" eingeschränktes Konzept von Wissenschaft zu akzeptieren.

Beim politischen und beim Alltagsgebrauch des Begriffs „Wissenschaft" kann durchaus zwischen mehreren Ebenen unterschieden werden. Einerseits handelt es sich um ein systematisches Verfahren zur Herstellung intersubjektiv überprüfbarer Wissensbestände, für das die Naturwissenschaften lange als beispielhaft galten; andererseits ist mit „Wissenschaft" oft „Wissenschaftlichkeit", also ein Konzept gemeint, das soziale Legitimierungswir-

31 Diesen Aspekt betont besonders Regin (wie Anm. 3), S. 149 ff., 194 ff., 204 ff, 449, 452.

32 Zu den homöopathischen Laienvereinen und ihrem Verhältnis zu örtlichen Apotheken und der Pharmaindustrie vgl. Eberhard Wolff: „Eine gesunde Concurrenz sei für das Publikum stets von Vortheil." Der homöopathische Arzneimittelmarkt zwischen Apotheken und Laienvereinen. In: Martin Dinges (Hg.): Homöopathie. Patienten, Heilkundige, Institutionen. Von den Anfängen bis heute. Heidelberg 1996, S. 102–131.

33 Vgl. dazu neben dem Beitrag von Wolff in diesem Band Dörte Staudt: Homöopathische Laienvereine in Sachsen – eine Gegenbewegung der „Medikalisierung"? In: Bericht (wie Anm. 6), S. 139–142, 142.

kung durch Bezugnahme auf solche Verfahren umschreibt. Eine solche Charakterisierung des eigenen Standpunktes soll im Interesse derer, die ihn vertreten, bestimmte Ansprüche auf gesellschaftliche Geltung begründen, die hohe Einkommen, politischen Einfluß oder zumindest diskursive Hegemonie begründen können. Die im folgenden vorzustellenden Einzelstudien zeigen die komplexen Gemengelagen der Akzeptanz von Wissenschaft und Widerstand gegen diese.

Die Naturheilbewegung organisierte Gesundheitsinformation und unterstützte gesundheitsfördernde Praktiken hauptsächlich von „Mittelständlern“ und Arbeitern, die durch eine entsprechende Lebensweise für ihre Gesundheit vorsorgen, Kosten sparen und möglichst auf Arzneien verzichten wollten.[34] Die Anhänger dieser Massenbewegung nahmen nicht nur die relative Machtlosigkeit der Ärzte gegenüber weit verbreiteten Krankheiten und Seuchen, die die Industrialisierung begleiteten, wahr. Sie bangten auch um ihre Gesundheit und Selbstbestimmung. Die schulmedizinisch orientierten Ärzte wandten sich nämlich, von den Entdeckungen der Physiologie und Pathologie beflügelt, seit den 1870er Jahren von der Gesundheitsaufklärung ab und beanspruchten auch bei der Therapie zunehmend die Definitionsmacht über Krankheit und Gesundheit. Die Kranken sollten so in die weitgehend vom Arzt fremdbestimmte „Patientenrolle“ gedrängt werden. Vor diesem konfliktreichen Hintergrund stellt Regin es als entscheidendes Verdienst der Naturheilbewegung heraus, überhaupt erst die Öffentlichkeit, in der die Vorstellungen der Patienten zu Gesundheit und Krankheit artikuliert werden konnten, geschaffen zu haben. Von dieser „Politisierung“ der Krankheit waren die Ärzte zunächst überrascht. Sie organisierten sich – auch gegen die mit der Naturheilbewegung intensiv kooperierenden Laienheilkundigen, – in Vereinen und Verbänden, um über die wichtiger werdende Öffentlichkeit auch die Politik zu beeinflussen.[35] Mit Kampagnen gegen das „Kurpfuschertum“ und z. B. mit der Beteiligung an der Dresdener Hygieneausstellung von 1911 gelang es ihnen ansatzweise, die Konkurrenz der Heilpraktiker zurückzudrängen und die Gesundheitsaufklärung wieder als Aufgabe der Ärzte zu akzeptieren, wobei sie die „Wissenschaftlichkeit“ des eigenen Standpunktes ins Feld führten.[36]

34 Regin (wie Anm. 3), S. 447 ff. Vgl. dazu Jütte (wie Anm. 4), S. 126 ff.

35 Vgl. zur Frühgeschichte dieses Phänomens den Titel von Ute Frevert: Krankheit als politisches Problem (wie Anm. 9). Zur Geschichte der ärztlichen Selbstorganisation vgl. Robert Jütte (Hg.): Geschichte der deutschen Ärzteschaft. Organisierte Berufs- und Gesundheitspolitik im 19. und 20. Jahrhundert. Köln 1997.

36 S. dazu Reinhard Spree: Kurpfuscher-Bekämpfung und ihre sozialen Funktionen. In: Labisch, Spree (wie Anm. 14), S. 103–121; dazu Regin (wie Anm. 3), bes. S. 273 ff., 290 ff., 303 ff. Eine quantitative Analyse des zeitgenössischen medizinischen Marktes hätte erhebliche Quellenprobleme zu überwinden, bleibt aber wünschenswert. Vgl. Regin (wie Anm. 3), S. 283 ff. Teilmärkte beschreiben Hansjörg Reupke: Zur Geschichte der Ausübung der Heilkunde durch nicht approbierte Personen in Hamburg von den Anfängen bis zum Erlaß des „Heilpraktikergesetzes“ 1939. Herzogenrath 1987 sowie Thomas Faltin: „Kranke Menschen zum Lichte des Lebens zurückführen“.

Zum Kern der Darstellung wird die Auseinandersetzung um die Notwendigkeit einer wissenschaftlichen Fundierung der Medizin in dem Beitrag von Lienert. Sie zeigt, wie der Begriff „Naturheilkunde" in einer seit 1894 über drei Jahrzehnte im Sächsischen Landtag geführten Auseinandersetzung zwischen Vertretern der Naturheilkundebewegung und den Professoren der medizinischen Fakultät der Universität Leipzig zunehmend seine Konturen gewinnt. Die Laien kritisierten einen falschen Umgang mit der Natur, der krankheitsfördernd wirke, eine übertrieben anatomische und diagnostische Orientierung der Medizin, „Rezeptunfug", unnötige Operationen, unzureichende naturheilkundliche Kenntnisse der Ärzte, außerdem deren Standesdünkel und die Faulheit der Fakultätsmitglieder.[37] Ohne auf derartige Fundamentalkritik einzugehen, machte die Fakultät nach anfänglicher Unklarheit über die Besonderheit der naturheilkundlichen Vorgehensweisen den Parameter der „Wissenschaftlichkeit" zum entscheidenden Kriterium für ihre Ablehnung der Naturheilverfahren. Im Sinne akademisch-universitärer Definitionsmacht waren diese – aus der Sicht der Fakultät – auch als Gegenstand universitärer Lehre unmöglich. Dieses schließlich politisch durchgesetzte Ergebnis lag aber keineswegs zu Anfang der Auseinandersetzung fest und wurde in der Weimarer Republik durch die Einrichtung eines Lehrauftrages für Naturheilverfahren an der Universität Leipzig partiell revidiert. Die wiederholten Parlamentsdebatten zeigen, wie grundsätzlich und an welch entscheidender Stelle im politischen System des Kaiserreiches noch über das notwendige Ausmaß von „Wissenschaftlichkeit" der Medizin gestritten wurde. Eine Wiederaufnahme der Debatte in dieser Institution gelang in der Weimarer Zeit nicht mehr.

Auch am Tierexperiment (Vivisektion), das sich im 19. Jahrhundert als essentielle Forschungsmethode in weiten Bereichen der Medizin immer mehr durchgesetzt hatte, kristallisierte sich eine Variante von Medizinkritik, die Maehle analysiert. Inspiriert durch die englische Tierschutzbewegung entstand im Deutschen Reich eine organisierte Vivisektionsgegnerschaft, die nicht bereit war, die Tötung von Tieren für wissenschaftliche Zwecke als notwendiges Übel der modernen Medizin zu akzeptieren. Diese strikt abgelehnte „Neuerung" widersprach bisher gültigen Wertvorstellungen, die die elitäre und antimodernistische Bewegung in ihrer Argumentation aufgriff, womit sie vorübergehend gewisse Erfolge bei der Gesetzgebung erzielte. Allerdings spaltete sich die Bewegung in gemäßigtere und radikale Tierversuchsgegner, was ebenso wie die nicht gelungene Werbung von Mitgliedern aus den mittleren Sozialschichten zum Mißerfolg beitrug. Insofern wird bei dieser Bewegung die Sozialstruktur der Mitgliederschaft zu einem wichtigen

Der Laienheilkundige Eugen Wenz (1856–1945) und die Stellung der homöopathischen Laienheiler um 1900. In: Dinges (wie Anm. 32), S. 185–209, 191 ff.

37 Vgl. die Beispiele für Professionskritik bei Stollberg (wie Anm. 28). S. 297 ff. und für weitergehende Medizinkritik bei Renate Wittern: Natur kontra Naturwissenschaft. Zur Auseinandersetzung zwischen Naturheilkunde und Schulmedizin im späten 19. Jahrhundert. Erlanger Universitätsreden 37 (1992) (3. Folge), S. 17.

Grund für den letztlich nicht entscheidenden Einfluß dieser Bewegung auf die gesellschaftliche Debatte um die Notwendigkeit von Tierexperimenten. 1933 war es den Nationalsozialisten wichtiger, günstige Forschungsbedingungen für Wissenschaft und Industrie aufrechtzuerhalten statt schwache Bündnispartner, die sich für Tierinteressen engagierten, politisch zu belohnen. Andere Interessen hatten sich durchgesetzt.

Wolff geht in seinem Beitrag der Frage nach, ob die breite Kritik an der Pockenschutzimpfung damit zu erklären ist, daß sich die Impfgegner gegen die Verwissenschaftlichung der Medizin wandten. Er untersucht die Hauptargumente der Impfgegner.[38] Bei der ausgeprägten Furcht vor Impfschäden rekonstruiert Wolff eine Sichtweise der Eltern, die nicht von der durchschnittlichen (Un-)Wahrscheinlichkeit eines Impfschadens, sondern von der Möglichkeit, daß ein solcher gerade das eigene Kind treffen könnte, ausgeht.[39] Wolff bezeichnet dies als lebensweltliche Sichtweise. Unter Lebenswelt versteht er nicht den Alltag schlechthin, sondern die Welt, wie sie durch unmittelbare Lebenspraxis des einzelnen oder kleiner Gruppen wahrgenommen wird. Diese Perspektive könne sich fundamental von derjenigen der Gesamtbevölkerung und den objektivierbaren Erfordernissen ihrer Lebensorganisation unterscheiden. Eine lebensweltliche Sichtweise gehe von der subjektiven Wahrnehmung der Welt im Gegensatz zur kollektiven Wahrnehmung größerer Kollektive aus. Insofern war Impfgegnerschaft durchaus Ausdruck des Auseinanderlaufens einer wissenschaftlich-abstrakt gedeuteten und einer individuell erfahrenen sowie subjektiv gedeuteten Welt. Allerdings besaß jede ihre eigene Rationalität. Keiner von beiden kann die alleinige Legitimität zugesprochen werden.[40]

Das andere Hauptargument der Impfgegner, die Zweifel an der Wirksamkeit der Pockenschutzimpfung, liefert hingegen Anzeichen, daß die Impfgegner die Redeweisen der Wissenschaftswelt zumindest auf formaler Ebene aufgegriffen haben. Sie setzten in der öffentlichen Auseinandersetzung nämlich die statistische Begründungen ihrer Meinung als Argument ein. Hierin wird die Macht des sich durchsetzenden Diskurses von Wissenschaftlichkeit sichtbar. Außerdem zeigt sich, daß Wissenschaft und Alltagswelt nicht als getrennte Blöcke unvereinbar nebeneinander standen, sondern sich gegenseitig beeinflußten.

38 Vgl. zur Methode dieser besonders ertragreichen Vorgehensweise auch Ders.: Der „willkommene Würgeengel". Verstehende Innenperspektive und „genaue" Quelleninterpretation – am Beispiel des erwünschten Kindstods in den Anfängen der Pockenschutzimpfung. In: Martin Dinges, Thomas Schlich (Hg.): Neue Wege in der Seuchengeschichte. Stuttgart 1995, S. 105–141.

39 Zu den Wirkungen schlampig durchgeführter Kampagnen in den Kolonien vgl. Wolfgang U. Eckart, Meike Cordes: „People too wild?" Pocken, Schlafkrankheit und koloniale Gesundheitskontrolle im Kaiserlichen „Schutzgebiet" Togo. In: Dinges, Schlich (wie Anm. 38), S. 175–206.

40 Zu diesem medizinethischen Problem systematisch Eberhard Wolff: Prävention, Impfzwang und die Rolle der Medizinethnologie. Ein Beitrag zu Akzeptanz und Durchsetzbarkeit prophylaktischer Maßnahmen und der Legitimität präventiven Zwangs – aus historisch-ethnologischem Blickwinkel. In: curare 14 (1991), S. 79–90.

Die im letzten Viertel des 19. Jahrhunderts parallel zur wissenschaftlichen Etablierung der Psychiatrie schnell wachsende Anzahl von Einweisungen in „Irrenanstalten" war ein besonders krasses Beispiel für die Zwangswirkungen, die beim Zusammenwirken des psychiatrischen Definitionsmonopols über Krankheit mit nicht kontrollierten staatlichen Verwaltungsinstitutionen entstehen können.[41] Diese schwerwiegenden Eingriffe in die Lebenswelt der Betroffenen und ihrer Angehörigen negierten jede Autonomie des Subjekts, selbst die, sich rechtsstaatlich gegen Eingriffe des Anstaltsstaates zur Wehr zu setzen („Abwehrrechte"). Hier war die bürgerlich-liberale Kritik herausgefordert. Betroffene bzw. deren Angehörige und Juristen sammelten sich in der von Schmiedebach beschriebenen „Irrenrechtsreformbewegung", die mit unterschiedlichen Akzentsetzungen die laikale Kontrolle der Entscheidung über psychische Krankheit und die entsprechenden Institutionen verlangte. Damit stellte sie das ärztlich-wissenschaftliche Definitionsmonopol über seelische Krankheit in Frage. Nur wenige Ärzte schlossen sich Teilen der Kritik an der Psychiatrie an, so daß diese medizinkritische Bewegung eine Laienbewegung blieb. Psychiatriekritik wurde massiv durch Journalisten verbreitet, was auf die Bedeutung dieser neuen Berufsgruppe für die allgemeine Entwicklung der gesellschaftlichen Diskussionsforen wie auch als „Bündnispartner" für kritische Minderheiten verweist. Die Bewegung nutzte als Medien zur Verbreitung ihrer Vorstellungen auch die Literatur und das Theater.

Sauerteig zeigt, wie die „wissenschaftlich" fundierte Medizin bei der Syphilisbehandlung Zwangswirkungen entfalten konnte. Seit 1910 diskutierte die Gesellschaft nicht mehr nur über zu hohe Preise für fragwürdige Therapien, sondern über die Rechte von Ärzten und die Möglichkeiten von Patienten und Patientinnen, eine solche Therapie, die erheblich in den Intimbereich des einzelnen eingriff, zu verweigern. Das eine wirksame Therapie ermöglichende Medikament Salvarsan war erst als Ergebnis einer neuen Form der Forschungsorganisation möglich geworden. Bei der Diskussion um die Rolle des kooperativ aus privaten, öffentlichen und Mitteln der Industrie finanzierten Frankfurter Forschungsinstituts rückte die Bedeutung von Macht und Geld in Wissenschaft und Wissenschaftsbetrieb in einer bisher nicht bekannten Zuspitzung in das öffentliche Bewußtsein, was massi-

41 „Spezifisch deutsche" Aspekte dieser Praxis während des Kaiserreichs arbeitet heraus Gunter Herzog: Heilung, Erziehung, Sicherung. Englische und deutsche Irrenhäuser in der ersten Hälfte des 19. Jahrhunderts. In: Kocka (wie Anm. 20), Bd. 3, S. 418–446, 443 ff. Vgl. dazu Dirk Blasius: Einfache Seelenstörung. Geschichte der deutschen Psychiatire 1800–1945. Frankfurt/M. 1994. Zur Vorgeschichte vgl. Christina Vanja: Madhouses, Children's Wards, and Clinics: The Development of Insane Asylums in Germany. In: Norbert Finzsch, Robert Jütte (Hg.): The Institutions of Confinement. Hospitals and Penal Institutions in Western Europe and America. 1500–1950. New York 1996, S. 117–132. Zur gesellschaftlichen Diskussion über Formen nicht legitimierter Einkerkerung als einen Hintergrund solcher Auseinandersetzungen vgl. Hans Jürgen-Lüsebrink, Rolf Reichardt: Die Bastille. Zur Symbolgeschichte von Herrschaft und Freiheit. Frankfurt/M. 1990, bes. S. 35 ff.

ve Polemiken herausforderte. Diese beschäftigten mehrfach die Gerichte. Das Thema war gesellschaftlich so brisant, daß es sogar zum Stoff für einen Bestseller taugte. An diesem Beispiel zeigt sich, wie neue Formen der Machtbildung im Umfeld der Medizin zum Anlaß für eine Erweiterung der Medizinkritik werden können. Diese erschloß sich dabei ein größeres Medienangebot.

Medizinkritik als empirischer Zugang zur Definition von „Lebenswelt“ und ihrem Verhältnis zur „Wissenschaft“

Die Beiträge des Bandes illustrieren, wie unterschiedlich sich Medizinkritik im Spannungsfeld von „Lebenswelt“ und „Wissenschaft“ artikulierte. Nunmehr kann der bisher offen gelassene Begriff „Lebenswelt“ empirisch gefüllt werden. Aus der Lebenswelt kamen Vorstellungen über die eigene Gesundheitsvorsorge – zur vorbeugenden Vermeidung von ärztlicher Behandlung und von Medikamenteneinsatz. Lebensweltlich war auch die dominant individuelle Einschätzung des Impfrisikos. Wertorientierungen für die angemessene Behandlung von psychisch Kranken orientierten sich an Alltagsvorstellungen von einem humanen Umgang mit kranken Mitmenschen. Auch der als zulässig betrachtete Umgang mit Tieren beachtete als Maßstab deren Leidensfähigkeit, der eine Einschränkung menschlicher Verfügung über sie nahelegte. Einwände gegen staatliche oder medizinische Willkür hatten ihre Grundlage in entsprechenden Alltagserfahrungen mit der Obrigkeit oder ihren Vertretern, die bei der Betrachtung des Umgangs mit psychisch Kranken aktualisiert werden konnten. Vorstellungen über akzeptable Verdienstspannen bei der Therapierung von Syphilitikern und zulässige Gewinne bei der Herstellung von Arzneimitteln waren ebenso lebensweltlich geprägt, weshalb die neuen finanziellen Dimensionen pharmazeutisch-wissenschaftlicher Forschung schwer vermittelbar waren.[42]

Die medizinkritischen Bewegungen drückten den entschiedenen Wunsch der Laien aus, auf allen Ebenen der gesellschaftlichen Auseinandersetzung um die beste Medizin mitzureden und auch mitzuentscheiden: Ob es sich um das richtige Gesundheitsverhalten oder um die örtliche medizinische Versorgung – z. B. mit naturheilkundlichen Therapieangeboten – handelte, ob es um die Therapiefreiheit oder um die Einrichtung von homöopathischen Abteilungen in Krankenhäusern ging, oder ob schließlich die landesweite Gesetzgebung zur Unterbringung bzw. medizinischen Behandlung psychisch Kranker in Anstalten oder zur Regelung der Geschlechtskrankheiten anstand, immer wird der Wunsch der Laien deutlich, kein ärztliches Monopol zuzulassen.

42 Als Frühneuzeithistoriker erinnert die Debatte um Arzthonorare und Industriegewinne oft an die bereits im Mittelalter verbreiteten Vorstellungen über den gerechten Preis und die später von E. P. Thompson als „moralökonomisch“ bezeichnete Idee, daß jeder genug zum Essen haben müsse und sich niemand auf Kosten der anderen erheblich bereichern solle.

Die eigene Alltagserfahrung spielt bei diesen Beispielen von Medizinkritik für die Bildung von Wertvorstellungen eine wichtige Rolle. Die Überlegungen, wie eine bessere und andere Gesundheitsversorgung mehr Eigentätigkeit des Gesunden, mehr Autonomie des Patienten, geringere Kosten und weniger Nebenwirkungen von Medikamenten, bessere Nachvollziehbarkeit ärztlicher Entscheidungen, geringere Impfrisiken, einen geringeren Verbrauch von Versuchstieren, weniger Willkür von Staatsverwaltung und Ärzteschaft im Umgang mit psychisch Kranken und weniger Kosten und Nebenwirkungen bei der Behandlung von Geschlechtskrankheiten erbringen könnte, zeigen gleichzeitig, wie weit diese über „Alltagswelt" hinausgreifen, indem sie Wege zur Strukturierung eines humaneren Gesundheitssystems skizzieren.[43]

Dieser empirische Befund erlaubt Verallgemeinerungen, die Konturen des Konzepts „Lebenswelt" klarer werden lassen. Der Entstehungsbereich ist die Alltagswelt. In ihr besteht offenbar der Wunsch der Subjekte, selbst tätig zu werden, so weit es irgend möglich ist. Das Verhalten ist praktisch orientiert und zielt auf Autonomie, die z. B. durch Selbsthilfe gesichert werden soll. Für die Deutung der Welt werden Erfahrungen aus der eigenen nahen Welt bevorzugt. Das Überschaubare gilt als ein zuverlässigerer Maßstab als das Ferne, nicht selbst Erlebte. Auf eigene Praxis und unmittelbare Beobachtungen gestützt, räumt diese Weltdeutung eigener Erfahrung und Subjektivität eine große Bedeutung ein.[44] Die Wertvorstellungen aus der Alltagswelt sind zwar nicht grundsätzlich hierarchiefeindlich aber immer dann machtkritisch, wenn Macht außer Kontrolle zu geraten scheint. Auch wird eine relativ egalitäre Verteilung von Eigentum angestrebt.

43 Lebenswelt läßt sich deshalb nicht als die Sicht aus der „kleinen Welt" – des Alltags – auf die „große Welt" – der Politik – diskreditieren. Diese Sicht soll angeblich von mangelndem Überblick über die gesellschaftlichen Notwendigkeiten geprägt sein. Dabei ist es übrigens unwichtig, ob die Gegner und in ihrem Gefolge auch manche Forscher, die behauptete Blickverengung eines Vertreters lebensweltlicher Vorstellungen auf seine soziale Unter- oder Mittelschichtposition oder angeblich bürgerlich individualistische Vorlieben zurückführen. Vgl. dazu Rudolf Vierhaus: Die Rekonstruktion historischer Lebenswelten. Probleme moderner Kulturgeschichtsschreibung. In: Hartmut Lehmann (Hg.): Wege zu einer neuen Kulturgeschichte. Göttingen 1995, S. 5–28, 14 ff., 17 ff. Vierhaus betont den Aspekt der Wahrnehmung von Wirklichkeit, verweist auf dessen Prägung durch Praxis und setzt sich schließlich mit den Einwänden gegen die Beachtung der „Lebenswelt" auseinander.

44 Der Begriff „Lebenswelt" umschreibt also mehr als lediglich den Alltag oder die „bloße" Alltagserfahrung; erst recht wäre eine Definition zu eng, die das Konzept nur auf den Bereich der subjektiven Erfahrung reduziert. „Subjektivität" im Umgang mit gesellschaftlichen Problemen wie der Gesundheitsversorgung gerät im Unterschied zur derzeit modischen Aufwertung von „Erfahrung" semantisch schnell in den Ruch pejorativer Konnotationen wie Beliebigkeit, Privatheit oder des Egoismus, jedenfalls aber der Distanz zu den angeblich objektiv bestimmbaren Gegebenheiten einer „Moderne", die von ihren selbsternannten Apologeten gern zum allumfassenden Sachzwang stilisiert wird.

Man könnte den Begriff wie folgt definieren: „Lebenswelt“ basiert auf Alltagserfahrungen; in ihr werden eigene Praxis und Autonomie der Handelnden durch Selbsthilfe präferiert; Subjektivität und Naherfahrungen werden zur Orientierung in der Welt hoch eingeschätzt, egalitäre Wertvorstellungen überwiegen. Diese Maßstäbe prägen auch die untersuchte Medizinkritik.

Gegenbegriffe zu den in dieser Definition verwendeten Konzepten sind die überwiegend indirekt vermittelte Erfahrung, eine stärker theoretisch geprägte Herangehensweise, die Akzeptanz von Spezialisten, die Bevorzugung objektivierbarer Erfahrung, die nach bestimmten akzeptierten Verfahren gebildet sein muß, sowie eine höhere Akzeptanz von hierarchischen Sozialordnungen und Machtbildungen wegen der als notwendig erachteten Ausdifferenzierung von gesellschaftlichen Teilsystemen. Dies beschreibt gleichzeitig idealtypisch Konturen des damaligen Verständnisses von „Wissenschaftswelt“.[45]

Beide Definitionen sind bewußt nicht dichotomisch konstruiert, sondern betonen, daß in der Lebenswelt oder der Wissenschaftswelt jeweils eine Orientierung überwiegt, während die andere durchaus nachrangige Bedeutung behalten kann. Es geht also um ein „mehr-oder-weniger“, nicht um ein „entweder-oder“ lediglich dominanter Modi der Konstitution von Erfahrung und Weltorientierung.[46] Deshalb wird man in den Äußerungen von lebensweltlich geprägter Medizinkritik und aus der „Wissenschaftswelt“ immer mit Ambivalenzen und Widersprüchen rechnen müssen.

Dementsprechend wäre auch die Vorstellung einer Dichotomie zwischen „guter“ Lebenswelt und „schlechter“ Wissenschaftswelt, also ein normatives Konzept dieser heuristischen Pole, abwegig. Vielmehr hat die Sozialgeschichte zur Genüge gezeigt, daß in der Lebenswelt – in Familie, kleinen Gemeinschaften und lokalen Gesellschaften – neben spezifischer Leistungsfähigkeit große Konfliktpotentiale, Konformitätsdruck und oft ein harter Umgang mit Außenseitern herrschen können. Andererseits stehen den „Entfremdungen“ beim Umgang mit der „Wissenschaftswelt“, die sich in Großinstitutionen wie dem Krankenhaus oder der Krankenversicherung, im professionell distanzierten, wissenschaftlich – aber wenig psychologisch – ausgebildeten und orientierten Arzt manifestiert, spezifische Leistungen dieser Institutionen wie die finanzielle Absicherung von Krankheitsrisiken, die mittlerweile größere Diagnose- und sogar Therapiefähigkeit einer ausdifferenzierten Medizin, auf die niemand verzichten will, gegenüber. Die Leistungsfähigkeit beider Welten – der Lebenswelt und der naturwissenschaft-

45 Die neuere Wissenschaftssoziologie hat demgegenüber gezeigt, welche Bedeutung Praxis auch im Sozialsystem Wissenschaft spielt und in welch starkem Maße die beschriebene Selbststilisierung der Wissenschaftswelt von ihrer tatsächlichen Funktionsweise abweicht.

46 Vgl. dazu die analoge Konstruktion der Konzepte „Volkskultur“ und „Elitenkultur“ bei Martin Dinges: Ehrenhändel als kommunikative Gattungen: Kultureller Wandel in der Frühen Neuzeit. In: Archiv für Kulturgeschichte 75 (1993), S. 359–393.

lich orientierten Medizin im Rahmen des geltenden Krankenversicherungssystems – optimal aufeinander zu beziehen, war wohl bereits im ausgehenden 19. Jahrhundert nicht die selbst gestellte Aufgabe von Medizinkritikern und Ärzteschaft. Vielmehr verfolgten beide ihre eigenen, sehr unterschiedlichen Interessen. Der dadurch entstehende Konflikt kann als Prozeß des Aushandelns beschrieben werden, bei dem als Akteure die Vertreter der Medizinkritik und der Wissenschaftswelt unterschiedlich mit Ressourcen ausgestattet waren und sind, um ihre Vorstellungen durchzusetzen.[47]

Es ging den Medizinkritikern in den sozialen Bewegungen und in der Öffentlichkeit also nicht um das Weglaufen vor der „Moderne“, sondern um deren aktive, humane Gestaltung. In der Lebenswelt bildeten sich die Praktiken und Vorstellungen aus, die Alternativen zum bestehenden Gesundheitssystem und seine Defizite – immer wieder – sichtbar machten. Auf die autoritative Regelung des Gesundheitssystems konnten diese lebensweltlichen Vorstellungen nur einwirken, weil sich ihre Vertreter in medizinkritischen Bewegungen organisierten bzw. Medienvertreter fanden, die ihre Ideen verbreiteten. „Lebenswelt“ braucht also, wenn sie mehr oder anders als mit einer „silent revolution“ von Konsumenten durch ihre Marktmacht auf die „Wissenschaftswelt“ einwirken will, Politikfähigkeit. Im Untersuchungszeitraum gelang ihr dies, wie z.B. die Diskussionen in den Parlamenten zeigen. Über die Durchsetzung lebensweltlicher Zielvorstellungen entscheidet letztlich deren Organisierbarkeit im politischen System. Diese war und ist im Vergleich zu anderen Interessen auf Dauer meist schwierig.[48] Das darf aber nicht darüber hinwegtäuschen, daß sich auch bei vorübergehender Organisationsschwäche lebensweltliche Sichtweisen immer wieder ausbilden, denn sie drücken nicht lediglich subjektive Erfahrungen, sondern andere Wirklichkeiten aus, die in allen Gesellschaften mehr oder weniger aktuell und massiv wirken. Das Lebensweltkonzept ermöglicht also ein umfassenderes Verständnis historischer Entwicklungen.

47 Die Wirkungen ungleicher Ressourcenausstattung verdichtet Alfons Labisch: Selbsthilfe zwischen Auflehnung und Anpassung. In: Alternative Medizin (Argument Sonderband 77). Berlin 1983, S. 11–27, 24 f. anhand der Arbeiter-Sanitätskommission und des Arbeiter-Samariterbundes in Thesen. Für das Beispiel der Seuchen sind die Akteure des Aushandelnsprozesses formalisiert dargestellt bei Martin Dinges: Neue Wege in der Seuchengeschichte? In: Dinges, Schlich (wie Anm. 38). 7–24, 9 ff., 17. Stärker empirisch orientiert ist Martin Dinges: Aushandeln von Armut in der Frühen Neuzeit: Selbsthilfepotential, Bürgervorstellungen und Verwaltungslogiken. In: Werkstatt Geschichte 10 (1995), S. 7–15.

48 Claus Offe: Politische Herrschaft und Klassenstrukturen. Zur Analyse spätkapitalistischer Gesellschaftssysteme. In: Gisela Kress, Dieter Senghaas (Hg.): Politikwissenschaft. Eine Einführung in ihre Probleme. Frankfurt/M. 1972, S. 135–164.

Medizinkritik: Erscheinungsformen und Bündnisse

Medizinkritik wurde in einer erstaunlichen thematischen Breite und auch in einer großen Vielfalt von Medien vorgetragen: Der mitreißende Vortrag dürfte – wie beim Beispiel der Leipziger Impfgegner – oft eine Art Initialzündung gewesen sein. Um die große Wirkung der direkten Ansprache wußten die Bewegungen, so daß sie mit unterschiedlichem Erfolg Vortragsdienste aufbauten.[49] Neben den Flugblättern und Plakaten, die allerdings selten überliefert sind, spielten vor allem Broschüren und Bücher für potentielle Anhänger eine wichtige Rolle, um sich die Inhalte der Medizinkritik persönlich anzueignen und die Methoden selbsttätiger Gesundheitsvorsorge zu erlernen. Von fast jeder dieser Bewegungen wurden Zeitschriften herausgegeben. Oft springt die Vielfalt der Titel ins Auge. Lange Lebensdauer war meist nur den Mitteilungsblättern und „Organen“ der größeren Verbände oder Vereine vergönnt, die nicht selten in hohen Auflagen verbreitet wurden und zur Verstetigung der Mitgliederbindung entscheidend beitrugen.[50] In der weiteren Propaganda spielten aber auch Theaterstücke und Romane, sowie insbesondere die skandalerregenden Erlebnisberichte von Psychiatriepatienten, die den besonders leicht Mitleid erregenden Einzelfall entsprechend herausstellten, eine Rolle. Man kann sich vorstellen, daß dieser Kern einer „medizinkritischen“ Medienlandschaft auf die neutraleren Blätter und auf Illustrierte sowie Zeitungsbeilagen abfärbte und deren eher wissenschaftsfreundliches, um die große Arztpersönlichkeit zentriertes Bild der Medizin beeinflußten.[51] Erst eine Analyse der Thematisierung von

49 Wie sich z. B. in der homöopathischen Laienbewegung auch Ärzte engagierten, beschreibt Erich Haehl: Zum Arzt berufen. Heilkunst der alten und der neuen Welt im Lichte eines ärztlichen Lebens. Leipzig 1934, S. 154 ff.

50 Eine Darstellung des Marktes medizinischer Fachzeitschriften im 19. und 20. Jahrhundert fehlt ebenso wie ein Überblick über das medizinkritische Zeitschriftenwesen, vgl. zu einem Teilaspekt Martin Dinges: Die Internationalität der Homöopathie: Von den persönlichen Netzwerken der Gründergeneration zum weltweiten Boom einer Therapie in der Postmoderne. In: Ders. (Hg.): Weltgeschichte der Homöopathie. Länder, Schulen, Heilkundige. München 1996, S. 382–425, 393 ff. Zu den Werbemethoden von nicht lizenzierten Heilern auf dem medizinischen Markt ist anregend Roy Porter: The Language of Quackery in England, 1660–1800. In: Peter Burke, Roy Porter (Hg.): The Social History of Language. Cambridge 1987, S. 73–103 sowie Ders.: Health for sale: Quackery in England, 1660–1850. Manchester 1989.

51 Vgl die anregende Fallstudie zur Schweiz von Jon Mathieu: Sanierung der Volkskultur: Massenmedien, Medizin und Hygiene 1850–1900. In: Medizin, Gesellschaft und Geschichte 12 (1993), S. 101–146, 123. Die bisher untersuchten Medien lassen einen sehr geringen Einfluß der Medizinkritik erkennen; dieser Eindruck wird aber möglicherweise durch die zu enge Fragestellung der Bearbeiter mitgeprägt. S. Gunter Mann: Die Familienzeitschrift „Ueber Land und Meer“ und die Medizin des 19. Jahrhunderts. Med. Diss. Frankfurt/M. 1952; Barbara C. Hansch-Mock: Deutschschweizerische Kalender des 19. Jahrhunderts als Vermittler schul- und volksmedizinischer Vorstellungen. Aarau 1976; Ingeborg Victoria Lackinger: Die Heilkunde in der Leipziger „Illustrirten Zeitung“. Von 1870–1885. Herzogenrath 1983. Vgl. auch die Zeitschriftenauswertung bei Augustine Widmer: Die Hüterin der Gesundheit. Die

Medizinkritik in diesem weiteren Umfeld erbrächte eine zutreffendere Einschätzung von deren Einfluß auf die öffentliche Meinung. Interessant ist jedenfalls, daß die von den medizinkritischen Bewegungen geschaffene Öffentlichkeit so wichtig wurde, daß die Ärzte nachdem sie sich vorübergehend aus der Gesundheitsaufklärung im Vertrauen auf die unmittelbare Überzeugungskraft der pathologisch, physiologisch und später der bakteriologisch begründeten Argumentation zurückgezogen hatten, wieder auf diesem Terrain antreten mußten, und ebenfalls „Aufklärungsbroschüren" sowie verstärkt medizinische Ratgeber, Hausarztliteratur etc. herausbrachten.[52] Das Medium Ausstellung kam hier nur bei der Auseinandersetzung mit der Naturheilbewegung in den Blick. Es begann ab 1882 als Warenmusterschau und dürfte tatsächlich erst mit der Dresdener Ausstellung zu einem im Sinne der Ärzteschaft genutzen Mittel der „Volksaufklärung" geworden sein.[53] Ob und inwieweit medizinkritische Vorstellungen während der NS-Zeit in dieses Medium integriert wurden, wäre genauer zu untersuchen.

Getragen wurden die Bewegungen von Personen aus allen sozialen Schichten. Waren die Tierversuchsgegner immer eher aristokratisch und exklusiv und verpaßten den Durchbruch zur Massenbewegung, so fällt bei dem wenigen, was über die Psychiatriekritiker bekannt ist, das relativ hohe formale Bildungsniveau auf. Demgegenüber war die Naturheilbewegung eine überwiegend mittelschichtige, kleinbürgerliche Massenbewegung mit

Rolle der Frau in der Hygienebewegung Ende des 19. Jahrhunderts. Dargestellt am Beispiel der deutschsprachigen Schweiz mit besonderer Berücksichtigung der Stadt Zürich. Phil. Diss. Zürich 1991. Einen Neuansatz versucht Philipp Sarasin: Subjekte, Diskurse, Körper. Überlegungen zu einer diskursanalytischen Kulturgeschichte. In: Wolfgang Hardtwig, Hans-Ulrich Wehler (Hg.): Kulturgeschichte heute. Göttingen 1996, S. 131–164. Zu einer quantitativen Zeitschriftenanalyse über die Vivisektionsdebatte vgl. Nicolaas Rupke: Pro-vivisection in England in the Early 1880s: Arguments and Motives. In: Nicolaas A. Rupke (Hg.): Vivisection in Historical Perspective. London, New York 1987, S. 188–208, 191.

52 S. dazu neben Mathieu (wie Anm. 51); Johanna Bleker: Die ersten Ärztinnen und ihre Gesundheitsbücher für Frauen. In: Weibliche Ärzte. Die Durchsetzung des Berufsbildes in Deutschland. Berlin 1993, S. 65–83; Göckenjan (wie Anm. 15), S. 74–94, bes. 87 ff. Zu einem Ansatz ärztlicher Volksaufklärung im Umfeld der 1848er Revolution vgl. Johanna Bleker: Von der Popularisierung der Medizin zur Medizinischen Volksbelehrung. In: Medizinhistorisches Journal 13 (1978), S. 112–119. Zur älteren medizinischen Volksaufklärung vgl. Holger Böning: Medizinische Volksaufklärung und Öffentlichkeit. Ein Beitrag zur Popularisierung aufklärerischen Gedankengutes und zur Entstehung einer Öffentlichkeit über Gesundheitsfragen. Mit einer Bibliographie medizinscher Volksschriften. In: Internationales Archiv für Sozialgeschichte der deutschen Literatur 15 (1990), S. 1–92.
Zur homöopathischen Hausarztliteratur vgl. Joachim Willfahrt: Homöopathische Hausarztliteratur des 19. Jahrhunderts als Anleitung zur Selbstmedikation. In: Zeitschrift für Klassische Homöopathie 35 (1991), S. 114–121, 153–159, 194–202 und 36 (1992), S. 62–72.

53 Dazu demnächst die Dissertation von G. Schaible über Gesundheitsausstellungen im Kaiserreich und in der Weimarer Republik.

vielen Anhängern aus der Arbeiterschaft, auch wenn in Führungspositionen Volksschullehrer und Vertreter der Selbständigen etwas überrepräsentiert waren. Die Naturheilbewegung steht insofern in einer gewissen Nähe zu den homöopathischen Laienvereinen in Württemberg, die ebenfalls eher kleinbürgerlich geprägt waren. Auch hier bildeten anfangs die Vertreter bürgerlicher Bildungsschichten und Selbständige die Vorstände.[54] In Sachsen rekrutierten sie sich vorwiegend aus Handwerksmeistern, Lehrern und einigen Vertretern der Arbeiteraristokratie. Bereits vor dem Ersten Weltkrieg, besonders aber in der Weimarer Republik stieg der Arbeiteranteil sowohl an der Mitgliederschaft als auch in den Vorständen in beiden medizinkritischen Bewegungen.

Die Vereine der medizinkritischen Bewegungen, unter denen seit dem Jahrhundertbeginn die Prießnitz- und die Kneipp-Vereine, später auch die Felke-Vereine und die Anhängerschaft von Schüsslers „Biochemie" schneller wuchsen, entstanden vorwiegend in einem städtischen bzw. sich verstädternden Umfeld, also in den sich früh industrialisierenden Gebieten Sachsen, Württemberg, Bergisches Land, ganz selten im ländlichen Raum. Sie breiteten sich von diesen Zentren in Nachbarregionen und dann in die nordwestdeutschen Großstädte aus. Nach dem derzeitigen Forschungsstand scheinen in Nordost- und Südostdeutschland lange keine starken medizinkritschen Bewegungen bestanden zu haben.[55] Insofern scheint zur Erklärung der Entstehung von medizinkritischen Bewegungen die Konfessionszugehörigkeit ein gegenüber Verstädterung oder Industrialisierung nachrangiger Aspekt zu sein. Allenfalls für den Beginn der medizinkritischen Vereinsbildung in den 1870er Jahren ist nicht auszuschließen, daß sich in den evangelisch und städtisch geprägten Sozialmilieus ein anderes Verständnis individueller Verantwortlichkeit – auch für den eigenen Körper – sowie gleichzeitig bereits eine stärkere Säkularisierung des Verhaltens auswirkten.

Die geographische Verbreitung der Bewegungen lädt zu einem Blick über die Reichsgrenzen ein. Dabei drängt sich der Eindruck eines gewissen Sonderweges des Deutschen Reiches und – mit Einschränkungen – auch der deutschsprachigen Länder bei den medizinkritischen Bewegungen auf. Zwar gab es Tierschützer zuerst in Großbritannien und diese inspirierten sogar ihre deutschen Nachahmer.[56] Auch war etwa die Syphilisbehandlung in Großbritannien ähnlich umstritten wie im Deutschen Reich. Laien kritisier-

54 Wolff (wie Anm. 8), S. 55 f., 91 ff.; Petra Grubitzsch: Homöopathische Laienvereine in Sachsen: „...wenn keine Laienbewegung vorhanden gewesen wäre, hätte die Homöopathie nie populär werden können...". In: Sigrid Heinze (für das Deutsche Hygiene Museum) (Hg.): Homöopathie 1796–1996. Eine Heilkunde und ihre Geschichte. Berlin 1996, S. 57–70, 64.

55 Vgl. Walter Hayn: Der Biochemische Bund Deutschlands [...] und seine Einrichtungen im Lichte der Statistik. Neubabelsberg 1930; Wolfgang Schwabe: Marktbedingungen und Absatzwirtschaft der biologischen Heilmittelindustrie. Leipzig 1939, S. 51, 58 ff.

56 Vgl. den Band von Rupke (wie Anm. 51) mit Beiträgen zu den Diskussionen um Tierversuche in Deutschland, der Schweiz, England, Schweden und den USA.

ten dabei besonders die eine konservative Sexualmoral gefährdenden Wirkungen hygienischer und medizinischer Vor- und Nachsorge, womit sie weniger die Medizin selbst als die Folgen medizinischer Möglichkeiten in den Mittelpunkt ihrer indirekten Medizinkritik stellten.[57] Aber eine ähnlich wie im Deutschen Reich in Vereinen organisierte Naturheilbewegung gab es im Vereinigten Königreich ebensowenig wie in Frankreich oder anderen west- bzw. südeuropäischen Ländern.[58] Lediglich in Österreich und der Schweiz spielten Naturheilvereine eine gewisse Rolle.[59] Homöopatische Laienvereine scheinen demgegenüber eine deutsche Besonderheit zu sein, die sich weder in Österreich noch in der Schweiz wiederfindet.[60] Es bleibt deshalb eine offene Forschungsfrage, warum die „Verwissenschaftlichung" der Medizin mit all ihren Folgewirkungen für die Patienten nur in Deutschland und in deutschsprachigen Nachbarländern zu fest strukturierten medizinkritischen sozialen Bewegungen geführt hat und wie die Bevölkerungen der anderen Länder auf sie reagierten.

Wenig läßt sich hier über die Kooperationsbereitschaft der Bewegungen untereinander sagen.[61] Beispiele für Konkurrenz zwischen ihnen gibt es viele.[62] Bündnisse kamen eher als Abwehr des schulmedizinischen Angriffs auf die „Kurpfuscherei" zustande denn aus der Überlegung, daß man damit die Schlagkraft der Medizinkritik insgesamt erhöhen konnte. Vielmehr hatten die Vereine jeweils sehr eng umgrenzte Ziele, die sie hauptsächlich im Sinne einer Stärkung der eigenen Institution verfolgten, statt übergeordneten, abstrakt wirkenden Zielsetzungen nachzujagen.[63]

57 Diese Medizinfolgenkritik legte die Frage nach anderen Beispielen dieser Variante von Medizinkritik nahe. Vgl. zur Empirie Lutz Sauerteig: Moralismus versus Pragmatismus: Die Kontroverse um Schutzmittel gegen Geschlechtskrankheiten zu Beginn des 20. Jahrhunderts im deutsch-englischen Vergleich. In: Dinges, Schlich (wie Anm. 38), S. 207–247.

58 Zur Wasserheilbewegung in Schottland wurde soeben ein Forschungsprojekt von Marguerite Dupree an der Wellcome Unit for the History of Medicine in Glasgow begonnen. Dabei stehen bezeichnenderweise „hydropathic hotels" und ihre Klientel, also die marktförmige Verbreitung der Wassertherapien, im Vordergrund. Allerdings wird deren Inanspruchnahme auch als „popular movement" bezeichnet. Trust Research Programmes (Forschungsmitteilungen des) Wellcome-Trust 2 (1996), S. 27.

59 Zur Entwicklung der Naturheilvereine in Österreich und der Schweiz vgl. Regin (wie Anm. 3), S. 64, die auch auf die wenigen außerdeutschen Vereine verweist. Diese existierten bezeichnenderweise in Gebieten mit deutscher Auswandererbevölkerung, die ihr Geselligkeitsmodell in den entsprechenden Ländern aber nicht weiter verbreiten konnten.

60 Zum homöopathischen Vereinswesen im internationalen Vergleich, s. Dinges (wie Anm. 50), S. 412 f.

61 Zur Kooperation von medizinkritischen Lebensreformern mit der Arbeiterbewegung vgl. Franz Walter, Cornelia Regin: Der „Verband der Vereine für Volksgesundheit". In: Franz Walter, Viola Denecke, Cornelia Regin: Sozialistische Gesundheits- und Lebensreformverbände. Bonn 1991, S. 17–96, 77 ff., wo auch die besonderen Probleme einer Kooperation von medizinkritischen Laienorganisationen mit Ärzten (79 f.) thematisiert werden.

62 S. dazu z. B. Jütte (wie Anm. 4), S. 135; Regin (wie Anm. 3), S. 459.

63 Eberhard Wolff: „Nicht weiter als eben einen unmittelbaren persönlichen Nutzen".

Ob und wie sich die Beteiligung von Männern und Frauen an den Vereinen auswirkte, ist für Deutschland weitgehend unerforscht. Zwar ist die durchgängige Überrepräsentation der Männer bei den Mitgliedern mit der Praxis erklärt worden, daß diese gewissermaßen Familienmitgliedschaften erwarben, deren Vorteile aus der Nutzung von Einrichtungen der Vereine den Frauen und Kindern ebenfalls zugute kamen.[64] Daß Frauen in den formalen Entscheidungspositionen praktisch sämtlicher Bewegungen keine Rolle spielten, entsprach der Vereinskultur des 19. Jahrhunderts, die auch die Arbeiterbewegung trotz einiger Ansätze nicht überwand. Auch ist praktisch nicht erforscht, ob die Frauen aus ihrer zentralen Rolle für die häusliche Pflege und als „Gesundheitssachverständige“ innerhalb der Familie durch die stärkere Beteiligung der Männer an den Vereinsaktivitäten verdrängt wurden, ob sie indirekt auf die Vereine erheblich einwirkten oder ob sie als besonders gut vorbereitete Nutzer der Vereinsangebote wie z.B. der Vorträge ihre klassische Familienrolle ergänzten oder sogar ausbauten.[65]

Die medizinkritischen Bewegungen waren immer nur ein Akteur unter etlichen anderen in der gesundheitspolitischen Auseinandersetzung um die angemessenste Form der Medizin. Adressaten ihrer Agitation waren neben der eigenen Anhängerschaft letzlich immer die Parlamente und Regierungen, weil sie die Standards des Medizinalwesens und die geltenden Machtverteilungen regelten. Die große Mehrheit der Mediziner, ob sie als praktische Ärzte, im Krankenhaus oder als Professoren an den Fakultäten oder in der öffentlichen Gesundheitsverwaltung wirkten, waren meist die Gegner der hier beschriebenen Laienbewegung.[66] Renommierte Wissenschaftler trugen in der Öffentlichkeit mit ihrem hohen Ansehen durchaus dazu bei, den Standpunkt der medizinkritischen Bewegungen zu unterminieren. Gegen die massive und sich organisatorisch festigende Ärztefront mußten Bündnispartner gewonnen werden. Das gelang nur ganz selten innerhalb der Ärzteschaft. In erster Linie kamen dafür die wenigen Ärzte in Frage, die Naturheilkliniken leiteten oder sich der Psychiatriekritik anschlossen. Sie wurden allerdings von ihren Standeskollegen unter erheblichen Druck gesetzt.[67]

Zur Entstehung und Ausbreitung der homöopathischen Laienvereinsbewegung. In: Jahrbuch des Instituts für Geschichte der Medizin der Robert Bosch Stiftung (für das Jahr 1985) 4 (1987), S. 61–97.

64 Regin (wie Anm. 3), S. 98 f.

65 Geschlechtergeschichtlichen Fragestellungen für Präferenzen bei der Therapiewahl geht nach Naomi Rogers: Ärzte, Patienten und Homöopathie in den USA. In: Dinges (wie Anm. 32), S. 269–300, 273 f.; s.a. Susan E. Cayleff: Wash and be Healed. The Water-Cure Movement and Women's Health. Philadelphia 1987, bes. das 2. Kapitel: Hydropathy, Woman's Physiology, and Her Role und S. 66 ff.; Dies.: Gender Ideology and the Water-Cure Movement. In: Norman Gevitz (Hg.): Other Healers. Unorthodox Medicine in America. Baltimore, London, 1988, S. 82–98; vgl. Widmer (wie Anm. 51).

66 Das ist übrigens ein markanter Unterschied zum homöopathischen Laienvereinswesen, das nicht selten im Einvernehmen mit der Ärzteschaft für die Verbreitung dieser Heilkunst wirkte.

67 S. dazu Jütte (wie Anm. 4), S. 124; Regin (wie Anm. 3), S. 355 ff.

Gegen die Ärzteschaft waren am leichtesten deren direkte Konkurrenten auf dem medizinischen Markt, die Laienheilkundigen zu gewinnen, die wesentlichen Anteil am Entstehen der Naturheilkundebewegung hatten.[68] Interessanterweise engagierten sich, etwa bei der Psychiatriekritik, auch die Vertreter einer anderen alten Profession, die Juristen, die mit den Ärzten um Entscheidungsmonopole konkurrierten. Sonst traten sie bei den medizinkritischen Bewegungen nicht in Erscheinung. Das dürfte damit zusammenhängen, daß Vertreter juristischer Berufe kulturell den Medizinern näher standen und wie andere Angehörige bürgerlicher Sozialschichten ein größeres Vertrauen in die neue wissenschaftliche Medizin hatten.[69]

Um die Öffentlichkeit zu gewinnen, wurden die Journalisten im Zeitablauf immer wichtiger, weil sie nach innen beim Aufbau einer Gegenöffentlichkeit helfen und nach außen die Beeinflussung der Mehrheitsmeinung befördern konnten. Für institutionelle Erfolge im lokalen Gesundheitssystem waren die Ortskrankenkassen ein entscheidender Bündnispartner, der die Naturheilbewegung etwa in Sachsen unterstützte. Die Versicherungsanstalten förderten auch die „Gartenbestrebungen" der Arbeiterschaft.[70] Es ist eine offene Forschungsfrage, ob in anderen Gegenden und bei anderen medizinkritischen Bewegungen ebensolche Kooperationen existierten.[71] Demgegenüber treten bei den hier thematisierten medizinkritischen Bewegungen bezeichnenderweise nicht die Pharmaunternehmen in Erscheinung, die eher Ziel der Kritik als fördernder Bündnispartner waren.[72] Dies ist ein weiterer auffallender Unterschied zur homöopathischen Laienbewegung, die von den entsprechenden Firmen durch die Finanzierung von Vereinsaktivitäten und -publikationen, durch den Aufbau eines wissenschaftlichen Referentendienstes und weitere Hilfen entscheidend unterstützt wurden.[73]

68 Zu einem solchen Bündnis Cornelia Regin: Naturheilkundige und Naturheilbewegung im Deutschen Kaiserreich. Geschichte, Entwicklung und Probleme eines Bündnisses zwischen professionellen Laienpraktikern und madizinischer Laienbewegung. In: Medizin, Gesellschaft und Geschichte 11 (1992), S. 177–202. Regin (wie Anm. 3), S. 19 hebt die Bedeutung der „nicht staatlich anerkannten professionellen Krankenbehandler" hervor, von denen diejenigen Laienheilkundigen abzugrenzen wären, die nur einen kleinen Teil ihres Einkommens durch die Heiltätigkeit verdienen oder lediglich gelegentlich und ggf. gratis tätig werden.

69 Regin (wie Anm. 3), S. 96 f. und Lachmund, Stollberg (wie Anm. 12), S. 209 ff., 217 ff.

70 Matthäi (wie Anm. 22), S. 198.

71 Vgl. zu den Polikliniken in Leipzig demnächst Kathrin Schreiber: Leipzig als Hauptstadt der Homöopathie? Diss. Dresden 1997. Folker Förtsch: Gesundheit, Krankheit, Selbstverwaltung. Geschichte der Allgemeinen Ortskrankenkassen im Landkreis Schwäbisch Hall 1884–1973. Sigmaringen 1995 geht nicht darauf ein.

72 Zum ambivalenten Verhältnis der Pharma-Industrie zum Publikum vgl. Wolfgang Wimmer: Die pharmazeutische Industrie als „ernsthafte" Industrie: Die Auseinandersetzung um die Laienwerbung im Kaiserreich. In: Medizin, Gesellschaft und Geschichte 11 (1992), S. 75–88.

73 Joachim Willfahrt: Wie der homöopathische Apotheker und Verleger Willmar Schwabe (1839–1917) und seine Wegbereiter im Laufe des 19. Jahrhunderts der Homöopathie ein Massenpublikum verschafften. In: Dinges (wie Anm. 32), S. 270–295, 284 ff.

Je nach Bewegungen und Zeitpunkten, zu denen agiert wurde, waren also unterschiedliche Bündnispartner mit eigenen Interessen ansprechbar, die sich jeweils für bestimmte Formen der Medizinkritik gewinnen ließen. Den Gründen für deren Beteiligung oder Nichtbeteiligung am gesundheitspolitischen Diskurs weiter nachzugehen, dürfte wichtige Informationen über die sich verändernden Durchsetzungschancen von Medizinkritik erbringen.

Rückblick, Bilanz und Perspektiven

In diesem Band wird schwerpunktmäßig die Medizinkritik dargestellt, die teilweise noch im 19. Jahrhundert, zumeist jedenfalls vor dem Ersten Weltkrieg entstand und dann in der Weimarer Zeit weiter wirkte. Im folgenden werden nach einem Rückblick weitere Entwicklungsphasen der Medizinkritik kurz skizziert. Dabei werden die vier m. E. vorrangigen Problemstellungen angesprochen, die bei einer weiteren Erforschung des Themas vertieft werden müßten. Medizinkritik betrachte ich als abhängige Variable, auf die erstens die politischen Rahmenbedingungen für kritische Meinungsäußerung sowie die gesamtgesellschaftlichen Meinungstrends einwirken. Spezieller ist zweitens die allgemeine Wahrnehmung der Leistungsfähigkeit von Medizin und Gesundheitswesen wichtig. Drittens gilt es, sich wandelnde Erscheinungsformen von Medizinkritik genauer herauszuarbeiten. Schließlich sind die Strategien der Träger von Medizinkritik und derer, die bestehende Verhältnisse im Gesundheitssystem verteidigen – also in erster Linie: ärztliche Interessenvertreter – zu analysieren.

Blickt man auf die Zeit bis zum Beginn des Ersten Weltkrieges zurück, dann läßt sich eine langsame Verbesserung der Lebensverhältnisse der Stadtbewohner feststellen, die beim Wohnungsbau allerdings erst in der Weimarer Zeit spürbar wird.[74] Die Volksseuchen wurden, wenn auch weitgehend ohne Zutun der Ärzte, wegen besserer Ernährung und Wasserver- und -entsorgung schon seit dem Beginn der 1870er Jahre zurückgedrängt, was allerdings erst später wahrgenommen wurde.[75]

Die bessere Vorsorge gegen Volkskrankheiten, insbesondere durch Impfungen, und die ausgeweitete ärztliche Versorgung im Rahmen des Sozialversicherungssystems sind ebenfalls als Gründe für eine steigende Akzeptanz des Gesundheitssystems denkbar.[76] Was als kulturelle Fremdheitserfahrung begonnen hatte, wurde vielleicht langsam vertrauter und von den Nutzern des Gesundheitssystems in die Lebenswelt integriert.

74 Adelheid von Saldern: Häuserleben. Zur Geschichte städtischen Arbeiterwohnens vom Kaiserreich bis heute. Bonn 1995, S. 421 ff.

75 Vgl. dazu Roland Otto, Reinhard Spree und Jörg Vögele: Seuchen und Seuchenbekämpfung in deutschen Städten während des 19. und frühen 20. Jahrhunderts. Stand und Desiderate der Forschung. In: Medizinhistorisches Journal 25 (1990), S. 286–304.

76 Vgl. dazu Allan Mitchell: Bürgerlicher Liberalismus und Volksgesundheit im deutsch-französischen Vergleich 1870–1914, in: Kocka (wie Anm. 41), Bd. 3, S. 395–417, 416 f.

Die allgemein nachvollziehbaren, wenn auch sehr ungleich verteilten zivilisatorischen Fortschritte wurden von einem Diskurs begleitet, der „Wissenschaft“ einen hohen Stellenwert einräumte. Mit Diskurs ist hier im Anschluß an Michel Foucault eine gesellschaftlich wirksame Redeweise gemeint, in der implizit durch die üblichen Formen der Verständigung festgelegt ist, was wichtig und richtig ist. Der herrschende Diskurs in dieser sich verwissenschaftlichenden Welt scheint auch den Ärzten Chancen zu einer argumentativen Hegemonie gegenüber dem Diskurs der medizinkritischen Bewegungen eröffnet zu haben, der auf andere Wertvorstellungen rekurrierte. Schöpfte Medizinkritik ihre Argumente aus einer Vielfalt lebensweltlicher Bezüge, so fiel es mit fortschreitender Durchsetzung des gesellschaftlichen Glaubens an die heilsamen Wirkungen von Wissenschaft und Technik offenbar schwerer, andere Argumente erfolgreich in die gesellschaftliche Debatte einzubringen. Genau hierin zeigen sich die Wirkungen des Diskurses.

Im Rückblick ist es angesichts der Vielfalt der im Kontext der Medizinkritik angesprochenen Konfliktfelder und der mit ihnen zusammenhängenden gesellschaftlichen Praktiken und Wertvorstellungen trotzdem erstaunlich, daß es den Ärzten gelang, die Diskussion um die beste Medizin so weitgehend um das Paradigma der „wissenschaftlichen“ Begründbarkeit zu zentrieren, daß ihm gegenüber alle anderen Argumentationsfiguren langsam, dann aber für lange Zeit bedeutungsloser wurden.[77] Demgegenüber scheinen Forderungen nach Patientenautonomie, Ganzheitlichkeit der Behandlung, Tierschutz o.ä. an Überzeugungskraft verloren zu haben. Das Patientenwissen über Krankheit und Gesundung wandelte sich zum bloßen „Verweisungswissen“ auf ärztliches Wissen, weil es sich zunehmend aus den von den Ärzten produzierten und gezielt popularisierten Wissensbeständen speiste.[78]

Auch nahm die Ärzteschaft gewisse Anregungen der medizinkritischen Bewegungen an: Die Vorschläge der Naturheilbewegung zur stärkeren Beachtung der Naturheilverfahren waren als das, was mittlerweile unter dem Sammelbegriff „physikalische Therapien“ verstanden wird, in das allgemeine medizinische Angebot eingegangen. Die Ärzte behaupteten nun von sich, daß sie damit die gleichen Verfahren – wie angeblich schon immer – selbst anwendeten und das sogar noch besser als die Laien konnten.[79] Und

77 Selbst die Auseinandersetzung um die Höhe des ärztlichen Honorars, deren Beginn Göckenjan (wie Anm. 15), S. 349 beschreibt, könnte in ihren nicht immer offensichtlichen Zusammenhängen mit dem „Wissenschaftsdiskurs“ weiter verfolgt werden. Ob und wie hier der Verweis auf die Wissenschaftlichkeit des eigenen Handelns von Ärzten für Honorarforderungen und Autonomiespielräume genutzt wird, wäre ein Beitrag zum Zusammenhang von Wissen und Macht.

78 Der Begriff bei Lachmund, Stollberg (wie Anm. 12), S. 225.

79 Vgl. zu heutigen ärztlichen Argumentationsfiguren Matthäi (wie Anm. 22), S. 205 sowie das Vorwort zum Pschyrembel. Wörterbuch Naturheilkunde und alternative Heilverfahren. Berlin 1996, S. V.

die von den medizinkritischen Bewegungen propagierten gesundheitsvorsorgenden Alltagspraktiken wurden nun auch von Medizinern wieder stärker in den Vordergrund gestellt.[80] Demnach hatten sich bereits vor 1914 „Lebenswelt" und „Wissenschaft" geändert, indem sie sich gegenseitig beeinflußten.

So folgte nach der Selbstorganisierung der Laien in den 1870er Jahren, manch frühem Teilerfolg in den 1880er Jahren und der Zuspitzung der Debatte in den 1890er Jahren eine unentschiedene Zeit vor dem Ersten Weltkrieg, in der die Bewegungen und die Ärzteschaft ihre politischen Positionen ausbauten. In manchen Bewegungen gelang noch eine Steigerung der Mitgliederzahlen und eine breitere Popularisierung ihrer Ideen. Einige Auseinandersetzungen wie die um die Impfung waren zu diesem Zeitpunkt nicht mehr so brennend.

Im Beitrag zur Irrenrechtsreformbewegung und verstärkt bei dem Aufsatz zur Kritik an der Syphiliszwangstherapie wird bereits eine gewisse Verschiebung von Erscheinungsformen der Medizinkritik sichtbar: Als den zentralen Austragungsort für die Debatte rücken die Autoren nunmehr die Medien gegenüber den medizinkritischen Bewegungen selbst in den Vordergrund. Diese Akzentverschiebung dürfte nicht nur Ergebnis des Themenzuschnitts sein, sondern sie verweist gleichzeitig auf eine wichtige Ausweitung der Medizinkritik. Diese entwickelt sich zunehmend auch als Medienphänomen.

In der Weimarer Republik gewannen die bestehenden medizinkritischen Bewegungen noch einmal erheblich an Mitgliedern, was hauptsächlich den jüngeren Bewegungen, besonders aus dem Bereich der Wasserheilverfahren, sowie den „Biochemikern" und den Felke-Vereinen zugute kam. Seit der Mitte der 1920er Jahre wurde über eine „Krise der Medizin" diskutiert, in der die Ärzte standespolitische Probleme mit den Krankenkassen und den nicht lizenzierten Heilkundigen thematisierten. Für die Medizinkritik war noch wichtiger, daß die therapeutische Leistungsfähigkeit der Schulmedizin sowie deren Dominanz gegenüber den Naturheilverfahren und der Homöopathie innerhalb der Ärzteschaft und in weiten Kreisen der Gesellschaft in Frage gestellt wurden.[81] So wurden während der Weimarer Republik in Berlin und Jena zwei Lehrstühle für Naturheilverfahren eingerichtet.[82]

80 Das betonen Lachmund, Stollberg (wie Anm. 12), S. 224.

81 Eva-Maria Klasen: Die Diskussion um eine „Krise" der Medizin in Deutschland zwischen 1925 und 1935. Diss. med. Mainz 1984 bietet einen Aufriß der vielschichtigen Probleme, die sich hinter diesem Schlagwort verbergen.

82 Zur Lehrstuhlproblematik Christian Lucae: Auf dem Wege zur Hochschulmedizin? Bestrebungen zur Institutionalisierung der Homöopathie an deutschsprachigen Universitäten von 1812–1933. Diss. med. Heidelberg 1996; Petra Werner: Zu den Auseinandersetzungen um die Institutionalisierung von Naturheilkunde und Homöopathie an der Friedrich-Wilhelm-Universität zu Berlin zwischen 1919 und 1933. In: Medizin, Gesellschaft und Geschichte 12 (1993), S. 205–220 sowie mit weiteren Belegen Jütte (wie Anm. 4), S. 125.

Die genannten unterschiedlichen medizinkritischen Strömungen wurden in der NS-Zeit aufgegriffen und unter politisch völlig veränderten Bedingungen vereinnahmt. Die Medizingeschichte dieser Zeit ist insgesamt bereits viel besser als die entstehende Medizinkritik des Kaiserreichs und der Weimarer Zeit erforscht, weshalb die Beiträge des vorliegenden Bandes bewußt diese Frühzeit in den Vordergund rücken.[83]

Während in den Jahren 1933 bis 1945 für die Bevölkerung keine Leistungsverbesserungen der Medizin oder des Gesundheitswesens wahrnehmbar waren, wurde die Diskussion um die Defizite der Schulmedizin nun im Rahmen der Zielsetzung einer „Neuen Deutschen Heilkunde“ offiziell gefördert und durch die Aufwertung nicht schulmedizinischer Heilverfahren verstärkt. Der nationalsozialistischen Gesundheitsführung ging es dabei allerdings vorwiegend um die Durchsetzung ihrer Vorstellung von der Pflicht zur Gesundheit aller Volksgenossen und um die Stärkung des Volkskörpers. Nachdem man zunächst vorwiegend auf die Ärzte und die durch sie voranzubringende Integration verschiedener Heilverfahren gesetzt hatte, wurden später die gleichgeschalteten Naturheilbewegungen und die Lebensreformer für die Verbreitung dieser Zielsetzung wichtig.[84] Aufgrund der ideologischen Nähe der lebensreformerischen Medizinkritiker, insbesondere zur Blut- und Bodenideologie der Nationalsozialisten, und aufgrund der Hoffnungen der medizinischen Außenseiter auf stärkere Anerkennung waren die Widerstände gegen die Indienstnahme durch die Nationalsozialisten gering.[85]

Daß unter dem NS-Regime nach dem Ende der Meinungsfreiheit und dann während des Krieges keine Möglichkeiten mehr für unerwünschte Medizinkritik bestanden, liegt auf der Hand. Integriert wurde von den medizinkritischen Bewegungen, was zur aktuellen politischen Linie paßte, alles andere wurde unterdrückt. Auf der Vereinsebene wurden die teilweise neuen, politisch erwünschten Inhalte aufgegriffen, während andererseits die Vereinsroutine weiterlief. Die Indienstnahme der medizinkritischen Laienbewegung durch die NS-Gesundheitspropaganda für eine „Neue Deutsche

83 Dazu zuletzt im Überblick Jütte (wie Anm. 4), S. 42 ff.; vgl. auch Bertram Karrasch: Naturheilkundliche Laienverbände im Dritten Reich. Diss. med. Tübingen (voraussichtlich) 1996.

84 Vgl. dazu Detlef Bothe: Neue Deutsche Heilkunde 1933–1945. Dargestellt anhand der Zeitschrift „Hippokrates“ und der Entwicklung der volksheilkundlichen Laienbewegung. Husum 1991. Zu den Ärzten s. Alfred Haug: Die Reichsarbeitsgemeinschaft für eine Neue Deutsche Heilkunde (1935/36). Ein Beitrag zum Verhältnis von Schulmedizin, Naturheilkunde und Nationalsozialismus. Husum 1985.

85 Dazu Thomas Faltin: „Ich will Erlösung bringen der Menschheit überall!“. Studien zur Ideengeschichte des Antimodernismus und zur Sozialgeschichte der Alternativen Medizin in Kaiserreich und Weimarer Republik am Beispiel Eugen Wenz (1856–1945). Diss. phil. Stuttgart 1996, bes. 434 ff., 440. Die generelle Qualifizierung der Lebensreform als „antimodernistisch“ wird innerhalb der Untersuchung durch die steten Verweise auf andere Aspekte stark relativiert; vgl. z.B. S. 169, 175, 223. Das scheint m.E. der Vielschichtigkeit des Phänomens besser zu entsprechen.

Heilkunde“ im organisatorischen Rahmen des „Deutschen Volksgesundheitsbundes“ brachte für die „Gesundheitsführung“ ein Massenpublikum, während die Erwartungen der Laienbewegungen enttäuscht wurden.[86] Allerdings wären auch für diese Zeit die Strategien der Träger von Medizinkritik und der ärztlichen Interessenvertreter innerhalb der eingeschränkten Handlungsspielräume der Zwangsvereinigungen näher zu untersuchen.[87]

In der „Nachkriegszeit“ (1945 – ca. 1970) scheinen der „Stand der Medizin“ und die „Leistungsfähigkeit des Gesundheitswesens“ von Ärzten und Laien in weitgehend kongruenter Weise wahrgenommen worden zu sein. Vor dem Hintergrund einer allgemein akzeptierten Erfolgsbilanz der naturwissenschaftlich orientierten Medizin, die durch Stichworte wie den allgemeinen Einsatz von Antibiotika und die verbesserten Operationstechniken gekennzeichnet werden kann, gelang eine enorme Ausweitung des Anteils der Gesundheitsausgaben an der Verwendung des Bruttoinlandsproduktes, die sich auch später weiter fortsetzte. Begleitet wurde dies bis in die 1960er Jahre durch eine allgemeine Naturwissenschaftgläubigkeit. Da das gesellschaftliche Meinungsklima ebenso wie die Wahrnehmung der Leistungen bzw. der Defizite des Gesundheitssystems für die massenhafte Verbreitung von Medizinkritik eine erhebliche Rolle spielen, hatte diese keine großen Chancen.

Die Vereine bestanden zwar weiter, aber sie wirkten nicht mehr entscheidend an der gesundheitspolitischen Diskussion mit. Auch waren die potentiellen Träger von Medizinkritik definitiv durch ihr kompromittierendes Bündnis mit dem Nationalsozialismus geschwächt, während das gleiche Verhalten eines Teils der Ärzteschaft sowie die maßgebliche Beteiligung von Medizinern an der NS-Vernichtungspolitik die Schulmedizin nicht vergleichbar diskreditierte. Gerade unter diesem Gesichtspunkt wäre es für die Nachkriegszeit höchst aufschlußreich, vergleichend zu untersuchen, wie die medizinkritischen Bewegungen und die ärztlichen Interessenvertreter mit der jüngsten Vergangenheit umgingen bzw. versuchten, sie gezielt zu umgehen.[88]

Ab 1970 entwickelten sich dann neue Trends, auf die z. T. bereits zu Beginn dieser Einleitung hingewiesen wurde. Für das Gesundheitswesen und die Medizin wird nun deutlicher, daß ihre „Erfolge“ zwar objektivierbar

86 Vgl. dazu Eberhard Wolff: „Politische Soldaten der Gesundheitsführung“? Organisierte Patienten im Nationalsozialismus – das Beispiel außerschulmedizinischer Laienbewegungen. In: Jürgen Peiffer (Hg.): Menschenverachtung und Opportunismus. Zur Medizin im Dritten Reich. Tübingen 1992, S. 108–130, 120 ff. Zur besonderen Interessenlage der Heilpraktiker vgl. Walter Wuttke-Groneberg: Heilpraktiker im Nationalsozialismus. In: Manfred Brinkmann, Michael Franz (Hg.): Nachtschatten im weißen Land. Betrachtungen zu alten und neuen Heilsystemen. Berlin 1982, S. 127–147.

87 S. dazu Walter Wuttke: Volks- und Naturheilkunde auf „neuen Wegen“. Anmerkungen zum Einbau nicht-schulmedizinischer Heilmethoden in die nationalsozialistische Medizin. In: Alternative Medizin (Argument Sonderband 77). Berlin 1983, S. 27–50.

88 Vgl. dazu Jütte (wie Anm. 4), S. 55 ff.

sind. So lassen sich aus diagnostischen oder therapeutischen Leistungen Parameter entwickeln, die für den „Stand der Volksgesundheit" aussagekräftig sind. Aber der „Stand der Medizin" und der Output des Gesundheitswesens werden trotzdem oft von Ärzten und Laien sehr unterschiedlich bewertet. Der Nachkriegskonsens über Leistungen und Wert des Gesundheitswesens wurde jedenfalls langsam brüchig. Wie dies im einzelnen vor sich ging, und welche Kräfte dabei zusammenwirkten, wäre genauer zu untersuchen. Gesamtgesellschaftlich wirkten daran entstehende „postmaterielle Orientierungen" (Inglehart) mit, die ebenso wie die New Age-Welle und die mittlerweile wieder stärkeres Interesse gewinnende Esoterik eine Wiederentdekkung „östlicher" Denkweisen beförderten, in denen das „okzidentale analytische Modell" und mit ihr „die Wissenschaft" ins Gerede gerieten.[89] Mit diesen internationalen Trends, die die Bundesrepublik immer mit zeitlicher Verzögerung gegenüber der amerikanischen Westküste erreichen, stieg auch das Interesse an „alternativen" Heilweisen und die Kritikbereitschaft gegenüber der „westlichen Medizin".

Vor diesem Hintergrund entwickelte sich erneut Medizinkritik, die wieder „Ganzheitlichkeit" gegen „wissenschaftliche Zerstückelung" von Körper und Therapie einklagt, die Patientenrechte auch der psychisch Kranken in einer Antipsychiatriebewegung vertrat gegen staatlichen „Anstaltsterror", die wieder „Tierrechte" gegen „industrielle Massentötung" setzt, allerdings weit davon entfernt ist, zu einer Massenbewegung zu werden. Es entstand eine neue Selbsthilfe-Bewegung, die weitgehend auf Defizite des derzeitigen Gesundheitssystems reagiert.[90] Die Patientenkritik richtet sich dabei ebenso auf eine aus ihrer Sicht unzureichende medizinische Versorgung wie auf die unzureichende Beachtung psycho-sozialer Aspekte des Krankseins durch die Mediziner. In der Gesundheitsladenbewegung engagierten sich junge Ärzte der Nach-1968er-Generation, die in diesen Einrichtungen ein neues Verständnis kooperativer und patientenzentrierter Medizin erprobten. Davon gingen Impulse für grundsätzliche Kritik am Gesundheitssystem aus, die u.a. auf den Gesundheitstagen thematisiert wurde. Dabei artikulierten auch die nach der enormen Ausweitung des Gesundheitswesens zahlreich gewordenen Vertreter der nichtärztlichen medizinischen Berufe Einwände gegen die aus ihrer Sicht dysfunktionalen Machtverteilungen innerhalb des derzeitigen Gesundheitswesens.

Die alten Patientenvereine bestehen weiter, Neugründungen sind ebenfalls zu beobachten.[91] So warb „Natur und Medizin e.V." in wenigen Jahren

89 Vgl. besonders Fritjof Capra: Wendezeit. München 1992.

90 Jutta Dornheim: Selbsthilfegruppen und Gruppenselbsthilfe – Aspekte der Veränderung medikaler Alltagskultur. In: Jahrbuch des Instituts für Geschichte der Medizin der Robert Bosch Stiftung (für das Jahr 1986) 5 (1987), S. 7–33; Doris Schaeffer: Gesundheitsselbsthilfegruppen – Wunsch und Wirklichkeit. In: Alternative Medizin (Argument Sonderband 77). Berlin 1983, S. 151–164 betont deren kompensatorische Rolle.

91 Ein Beispiel für die Wiederbelebung von Impfkritik bietet die Sondernummer 17

fast achtzigtausend Mitglieder für einen Verein, der gezielt die wissenschaftliche Erforschung der „Erfahrungsheilkunde“ fördert.[92] Auf die große Beachtung der Medizin in den Medien, die nicht selten mit Kritik einhergeht, wurde bereits eingangs hingewiesen. Der Bestseller „Nemesis der Medizin“ von Ivan Illich war ebenfalls Ausdruck einer neuen Situation: In weiten Passagen handelte es sich um die Popularisierung von interner Kritik aus dem Gesundheitssystem an seinen eigenen Fehlleistungen, die vom Autor zu einer grundlegenden Technikkritik weiter entwickelt wurde. Deren Grundlage ist ein Menschenbild des autonom entscheidenden Individuums, womit sich gleichermaßen Rückverweise auf die Inhalte wie auch auf manche Illusionen der frühen Medizinkritik zeigen. Nichtsdestoweniger hat das Buch viele in ihrer kritischen Haltung zum Gesundheitssystem sehr bestärkt.

Diese Skizze aktueller Erscheinungsformen von „Medizinkritik“ zeigt, wie vielfältig ihre Gegenstände sind, und welch unterschiedliche Akteure sich hier mittlerweile engagieren. Oft geht es gleichermaßen um den selbstbewußten Umgang von Patienten mit den Angeboten des Gesundheitssystems wie um Kritik an Einzelerscheinungen. Daneben wird die öffentliche Debatte zunehmend um die Grenzen der Bezahlbarkeit des derzeitigen auf der Zwangsmitgliedschaft in Kassen beruhenden schulmedizinisch geprägten Gesundheitssystems geführt.[93]

Es ist offen, inwieweit sich all dies auf die Attraktivität der Medizinkritik und die Handlungsmöglichkeiten ihrer Träger sowie auf die ärztlichen Interessenvertreter auswirken wird.[94] Bei den sehr einflußreichen Krankenkassen scheint jedenfalls immer mehr der Eindruck zu entstehen, daß die „alternative Medizin“ Optionen für ein kostengünstigeres Gesundheitssystem eröffnen könnte, die zumindest genauer evaluiert werden müßten. Auch von dort sind also neue Impulse zu erwarten. Zu untersuchen wäre, inwieweit die „wissenschaftliche Medizin“ mit ihren Institutionen, den Praxen und Krankenhäusern, mittlerweile Teil der Lebenswelt geworden ist. Damit scheint ein Einstellungswandel bei den Patienten einherzugehen, die nun genauer Nutzen und Kosten einer wissenschaftlich orientierten Medizin abwägen. Ansonsten wählen sie wie schon in früheren Jahrhunderten die Heilkundigen differenziert aus.[95] Außerdem sind Therapieangebote, die zunächst von den medizinkritischen Bewegungen propagiert wurden, unter

(1996) von similia. Die Zeitschrift für klassische Homöopathie zum Thema Impfschäden.

92 Vgl. dazu Dorothee Schimpf: Natur und Medizin e.V. – Der Förderverein der Stiftung. In: Karl und Veronica Carstens-Stiftung (Hg.): 10 Jahre Karl und Veronica Carstens-Stiftung. Essen 1992, S. 15 -16.

93 Eine Einschätzung dieser Debatte bei Labisch, Spree (wie Anm. 14), S. 13; s.a. Peter Eckert: Medizin, Mammon und Moral. Wie uns die Ärzte abkassieren. München 1995.

94 Eine Einschätzung versuchte bereits vor Jahren Hagen Kühn: Glanzvolle Ohnmacht – Zum politischen Gehalt des Ganzheitsanspruchs in der Medizin. In: Der ganze Mensch (wie Anm. 26) , S. 111–128.

95 Vgl. dazu Loetz (wie Anm. 10), S. 227 ff.

dem heutigen Begriff „physikalische Therapien" seit längerem in die „Schulmedizin" integriert worden sind. Das Mischungsverhältnis von Zustimmung zur „wissenschaftlichen Medizin" und Nutzung ihrer Ergebnisse auf der einen, Kritik an ihr und Verweigerung von Fehlentwicklungen auf der anderen Seite wird aber sicher stets neu in gesellschaftlichen Auseinandersetzungen um die besten Wege zur Gesundheit ausgehandelt. Dabei kann das Augenmerk der Medizinkritiker auch auf die „Bittere Naturmedizin" gerichtet werden, während sich Ärzte mit Hilfe eines weiteren „Pschyrembel" mit dem Titel „Wörterbuch Naturheilkunde und alternative Heilverfahren" über diese noch schneller kundig machen können.[96]

96 Vgl. dazu Roland Bettschart u.a.: Bittere Naturmedizin. Wertung und Bewertung der alternativen Behandlungsmethoden, Diagnoseverfahren und Arzneimittel. Köln 1996.

Zwischen Angriff und Abwehr. Die Naturheilbewegung als medizinkritische Öffentlichkeit im Deutschen Kaiserreich[1]

Cornelia Regin

Um die Jahrhundertwende sprach man in Ärztekreisen von einer regelrechten „Durchseuchung des Volkes" mit naturheilkundlichen Ideen.[2] Diese Aussage gibt beredtes Zeugnis von der Breitenwirkung der naturheilkundlichen Agitation, bezeichnet aber vor allem auch die Beunruhigung, die dieses Phänomen in den Reihen der Schulmediziner auslöste.

Tatsächlich war die Naturheilbewegung mit ihren 1914 etwa 200.000, in fast 900 Vereinen organisierten Anhängern nicht nur die bedeutendste medizinkritische Bewegung im Kaiserreich. Sie opponierte im Zuge der Popularisierung ihrer heilkundlichen Konzepte auch am wirkungsvollsten von allen diesen Bewegungen gegen die naturwissenschaftlich orientierte Medizin und rüttelte damit an einem Grundpfeiler, auf dem der Exklusivitätsanspruch der aufstrebenden ärztlichen Profession beruhte. Gradmesser für den Erfolg der Bewegung war nicht zuletzt die beträchtliche Energie, die die Ärzteschaft entwickelte, um der Bewegung entgegenzutreten und der Entfaltung der naturheilkundlichen Propaganda Grenzen zu setzen.

Darum wird sich dieser Beitrag nicht nur mit der Naturheilbewegung selbst und deren medizinkritischer Agitation befassen, sondern auch mit der Reaktion ihrer Gegnerin, der schulmedizinisch orientierten Ärzteschaft. Zur Verdeutlichung des Kontextes, in dem die beiden Kontrahenten agierten, wird einleitend skizziert, welche Faktoren den Aufstieg der Naturheilbewegung begünstigten und welche Merkmale die Bewegung aufwies. Anschließend wird näher untersucht, warum die Agitation der Naturheilbewegung auf solch große Resonanz traf, welchen Inhalt sie hatte und welche Ziele sie verfolgte, was ihre medizinkritische Propaganda kennzeichnete und welche Wirkung von ihr ausging. In einem zweiten Teil wird dargestellt, welche Strategien die Ärzteschaft zur Eindämmung der naturheilkundlichen Propaganda entwickelte, um schließlich zu zeigen, welche Rückwirkungen die ärztliche Gegenoffensive wiederum auf die naturheilkundliche Agitation hatte.

1 Der vorliegende Beitrag faßt einige Ergebnisse meiner Dissertation: Selbsthilfe und Gesundheitspolitik. Die Naturheilbewegung im Kaiserreich (1889 bis 1914). (Medizin, Gesellschaft und Geschichte, Beiheft 4). Stuttgart 1995, zusammen. Dort sind alle hier angesprochenen Probleme eingehender und breiter belegt behandelt.

2 Carl Reissig: Die Aufklärung des Volkes als Mittel zur Bekämpfung der Kurpfuscherei. Beilage zum Ärztlichen Vereinsblatt, 31. Jg. (1902), S. V.

Entstehung und Charakter der Naturheilbewegung

Wiege und Hochburg der Naturheilbewegung war das Königreich Sachsen.[3] Finanziell unterstützt durch einen Chemnitzer Industriellen, entstand dort zwischen 1870 und 1890 ein Netz von Naturheilvereinen, das um die Jahrhundertwende immer dichter wurde. Nach der Konstituierung ihres bedeutendsten Dachverbandes, des Deutschen Bundes der Vereine für Gesundheitspflege und arzneilose Heilweise (ab 1900 Deutscher Bund der Vereine für naturgemäße Lebens- und Heilweise), breitete sich die Bewegung im gesamten deutschsprachigen Raum aus.

Daß sich die Naturheilbewegung gerade in Sachsen konstituierte und das Königreich in den kommenden Jahrzehnten regelmäßig mehr als ein Drittel aller Naturheilvereine beheimatete, lag nicht nur an der großzügigen Starthilfe durch ihren Sponsor. Sachsen wies frühzeitig diejenigen Rahmenbedingungen auf, die die Ausbreitung der Naturheilbewegung und anderer medizinkritischer Laienbewegungen generell begünstigen sollten: eine von Gewerbe und Industrie geprägte Wirtschaftsstruktur, eine dichte Besiedlung und zahlreiche Städte, deren Einwohnerzahlen im letzten Drittel des 19. Jahrhunderts im Zuge von Industrialisierung und Urbanisierung explosionsartig in die Höhe schnellten. In den Städten und Industrieregionen schritt der Ausbau der medizinischen Versorgung am schnellsten voran. Dort kamen immer größere Teile der Bevölkerung in Berührung mit der akademischen Medizin, darunter auch die vom Land in die Ballungszentren strömenden Arbeiter, die im Zuge des Aufbaus der gesetzlichen Krankenversicherung in eine geregelte ärztliche Betreuung eingebunden wurden.[4]

Die Medizin entwickelte sich im ausgehenden 19. und beginnenden 20. Jahrhundert zur konsequent naturwissenschaftlich ausgerichteten Disziplin. Beeindruckende Fortschritte in der Chirurgie, verbunden mit der Einführung der Anästhesie und mit der Durchsetzung von Asepsis und Antisepsis, und spektakuläre Erfolge in der Grundlagenforschung wie in der Diagnostik begründeten das Selbstbewußtsein der medizinischen Wissenschaft und ihrer Vertreter. Den vielen, häufig tödlich verlaufenden Mangel- und Infektionskrankheiten wie der Rachitis oder der Volkskrankheit Tuberkulose, die sich im Gefolge der sozialen und hygienischen Mißstände massenhaft ausbreiteten, standen die Ärzte jedoch nach wie vor hilflos gegenüber.[5] Zwar konnten die verfügbaren Arzneimittel Schmerzen lindern und das Fieber

3 Vgl. hierzu und zum folgenden 25 Jahre Arbeit im Dienste der Volksgesundheit. Festschrift zum 25jährigen Bestehen des Deutschen Bundes der Vereine für naturgemäße Lebens- und Heilweise (Naturheilkunde) e.V., herausgegeben von der Bundesleitung. Berlin 1914, S. 11ff.

4 Vgl. Claudia Huerkamp: Der Aufstieg der Ärzte im 19. Jahrhundert. Vom gelehrten Stand zum professionellen Experten: Das Beispiel Preußen (Kritische Studien zur Geschichtswissenschaft, Bd. 68). Göttingen 1985, S. 137 u. 144ff.

5 Vgl. hierzu und zum folgenden ebd., S. 136; Reinhard Spree: Soziale Ungleichheit vor Krankheit und Tod. Zur Sozialgeschichte des Gesundheitsbereichs im Deutschen Kaiserreich. Göttingen 1981, S. 37, 134 u. 152f.

senken, wirksame und dauerhafte Hilfe bei ernsthaften Erkrankungen boten aber die wenigsten. Etliche Medikamente hatten beträchtliche Nebenwirkungen, so daß die Patienten bleibende Gesundheitsschäden davontrugen. Auch die Erkenntnisse der jungen Bakteriologie konnten lange Zeit nicht in konkrete therapeutische Maßnahmen umgesetzt werden. Die Entwicklung von Seren und Impfstoffen erwies sich als schwierig, und Experimente mit neuen Präparaten setzten die betroffenen Patienten erheblichen gesundheitlichen Risiken aus.[6]

Diese offenkundigen Schwächen der zeitgenössischen Medizin, aber auch eine latente Furcht vor gesundheitsgefährdenden Eingriffen der Mediziner waren es, die Propagandisten von Heilmethoden Zulauf verschafften, die eine effektivere und schonendere Behandlung versprachen.[7] Daß ausgerechnet die Naturheilkunde zur beliebtesten alternativen Heilmethode avancierte, erklärt sich nicht zuletzt aus dem Umstand, daß sie vollständig auf Arzneimittel verzichtete und statt dessen ganz auf die Anwendung von Wasser, Licht, Luft und Diät setzte – auf Heilfaktoren also, die jedermann vertraut und zugänglich waren und überdies auch von medizinischen Laien mit einiger Erfahrung angewendet werden konnten.[8]

Die Naturheilkunde hatte außerdem eine Deutung für die Entstehung und die Vermeidung von Krankheiten anzubieten, die vielen, die unter den gesundheitlichen Belastungen von Urbanisierung und Industrialisierung zu leiden hatten, offenbar einleuchtender erschien als die Erklärungsmuster der Schulmedizin. Anknüpfend an ältere humoralpathologische Konzepte, deuteten die Naturheilanhänger Krankheiten als Folge von Störungen im natürlichen Gleichgewicht des Körperhaushaltes und der Schwächung der natürlichen Selbstheilungskräfte des Organismus, verursacht durch ungesunde, „widernatürliche" Lebensgewohnheiten und Lebensumstände. Gründlich und ohne Schaden für die Gesundheit konnten Krankheiten nur dann überwunden werden, indem man mit Hilfe der Naturheilverfahren einen natürlichen Selbstheilungsprozeß in Gang setzte und unterstützte. Eine gesundheitsgerechte, der Natur des menschlichen Organismus angepaßte Lebensweise sollte das natürliche Gleichgewicht und die Widerstandskräfte stärken und so die Entstehung von Krankheiten vermeiden helfen.

Indem die Vertreter der „arzneilosen Heilweise" ihren Verfahren die Bezeichnung „natürlich" oder „naturgemäß" beilegten und Licht, Luft und Wasser als zentrale Faktoren zur Erhaltung der Gesundheit herausstellten, sprachen sie breite Teile der Stadtbevölkerung an, die sich um die Jahrhun-

6 Vgl. Rolf Winau: Der verbesserte Mensch, in: August Nitschke/Gerhard A. Ritter/Detlev J. K. Peukert/Rüdiger vom Bruch (Hg.): Jahrhundertwende. Der Aufbruch in die Moderne 1880–1930, Bd. 1. Reinbek bei Hamburg 1990, S. 286–311, hier S. 291ff.

7 B. Tschlenoff: Naturheilkunde und wissenschaftliche Medizin. Antrittsvorlesung, gehalten an der Berner Hochschule im Wintersemester 1900. Stuttgart 1901, S. 126.

8 Zum Konzept der Naturheilkunde und den Naturheilverfahren vgl. Karl Eduard Rothschuh: Naturheilbewegung, Reformbewegung, Alternativbewegung. Stuttgart 1983, S. 31f.; Klemens Dieckhöfer: Kleine Geschichte der Naturheilkunde. Stuttgart 1985.

dertwende für alles „Natürliche" begeistern ließ[9], und artikulierten vitale Bedürfnisse all derer, die in dichtgedrängten, lichtarmen Wohnvierteln unter häufig katastrophalen hygienischen Verhältnissen hausten.[10]

Ein großer Teil der Naturheilanhänger schloß sich in Naturheilvereinen zusammen, die meisten von ihnen gehörten den unteren Mittelschichten und der Arbeiterschaft an.[11] Unter ihnen scheint das Mißtrauen gegen die akademische Medizin besonders verbreitet gewesen zu sein, aber auch die Suche nach preiswerten Alternativen zur Schulmedizin besonders ausgeprägt. Ihnen bot der Anschluß an einen Naturheilverein die Möglichkeit, in den Genuß einer Vielzahl von Einrichtungen zu kommen, die die Anwendung von Naturheilverfahren erleichterten und vor allem auch erschwinglicher machten.

Mangels ausreichender naturheilkundlicher Therapieangebote im offiziellen Gesundheitssystem bauten die Vereine eine eigene, immer dichtere Infrastruktur zur Versorgung der Naturheilanhänger auf. Die Vereine verfügten in der Regel über Bibliotheken und therapeutische Gerätschaften zum Verleih an die Mitglieder, viele richteten eigene Arztkassen ein, die preisgünstige Betreuung durch professionelle Therapeuten gewährten, manche Vereine unterhielten außerdem eigene Naturheilanstalten und ihre Dachverbände besondere Fonds, die mittellosen Naturheilanhängern kostenlose Aufenthalte in privat geführten Sanatorien ermöglichten. Zusätzlich bauten die Vereine seit Beginn des 20. Jahrhunderts zahlreiche Anlagen zur aktiven vorbeugenden Gesundheitspflege auf: vereinseigene Kleingartenkolonien und Sportplätze sowie immer mehr Licht-Luft-Bäder, wo Naturheilanhänger ein ungestörtes Sonnenbad in spärlicher Bekleidung nehmen konnten.

Eine wichtige Rolle in diesem Netzwerk der Naturheilbewegung spielten professionelle Laienpraktiker, die sogenannten Naturheilkundigen.[12] Nicht nur waren medizinische Laien die Begründer der meisten Naturheilverfahren gewesen, Laienpraktiker waren es auch, die bald den Großteil der medizinischen Betreuung und Beratung der Naturheilanhänger übernahmen. Ihre legale Existenz verdankten sie den Gewerbeordnungen von 1869 und 1871, die jedermann – unabhängig von einer formalen Qualifikation – die Möglichkeit boten, Kranke zu behandeln. Da naturheilkundlich arbeitende Ärzte rar waren, mit der Ausbreitung der Naturheilbewegung aber die Nachfrage nach naturheilkundlichen Therapieangeboten ständig stieg, bildeten sich immer mehr Laien autodidaktisch, durch Praktika oder in eigens

9 Vgl. Thomas Nipperdey: Deutsche Geschichte 1866–1918. Band I: Arbeitswelt und Bürgergeist. München 1990, S. 183ff.

10 Zu den Wohnverhältnissen der Zeit vgl. etwa Adelheid von Saldern: „Daheim an meinem Herd ...". Die Kultur des Wohnens, in: August Nitschke/Gerhard A. Ritter/Detlev J. K. Peukert/Rüdiger vom Bruch (Hg.): Jahrhundertwende. Der Aufbruch in die Moderne 1880–1930, Bd. 2. Reinbek bei Hamburg 1990, S. 34–60, hier S. 35–41.

11 Vgl. die Statistik des Deutschen Bundes über die Berufe seiner Mitglieder im Jahre 1908 in Die Bundes-Organisation, 4. Jg. (1909), S. 73.

eingerichteten Kursen zu professionellen Therapeuten aus, eröffneten Praxen, Naturheilanstalten und Sanatorien.

Die Naturheilkundigen hatten zudem wesentlichen Anteil am Aufbau der organisierten Naturheilbewegung. Nicht nur waren sie aktiv an der Gründung vieler Naturheilvereine beteiligt. Viele von ihnen waren aus den Reihen der Naturheilvereine hervorgegangen, hatten dort erste Kenntnisse erworben und betrachteten es als eine ihrer Aufgaben, ihr Wissen an andere weiterzugeben. Sie es waren daher auch, die neben wenigen Ärzten und einer beträchtlichen Zahl von Volksschullehrern die rührige naturheilkundliche Aufklärungsarbeit trugen, der die Naturheilbewegung ihre außergewöhnliche Anziehungskraft zu einem guten Teil verdankte.

Naturheilkundliche Aufklärung: Inhalte und Zielsetzungen

Mit ihrer volkstümlich gehaltenen Aufklärung boten die Propagandisten der Naturheilkunde etwas, was die schulmedizinisch orientierte Ärzteschaft den Laien vorenthielt. Während sich die Ärzte in ihren wissenschaftlichen Diskursen immer weiter vom Laienpublikum entfernten und in der medizinischen Praxis versuchten, ihren Patienten bewußt als unantastbare Autoritäten in heilkundlichen Belangen gegenüberzutreten und sie von jeder Mitsprache in therapeutischen Fragen auszuschließen[13], vermittelten naturheilkundliche Schriften und Vorträge in leicht verständlicher Sprache Grundkenntnisse in Anatomie und Physiologie und informierten über verschiedene Krankheiten und deren naturheilkundliche Behandlung.[14] Eigene Kurse schulten Interessierte in der Anwendung von Naturheilverfahren, in der häuslichen Krankenpflege, in Massage und Heilgymnastik. Dadurch befriedigte die Naturheilbewegung nicht nur ein offenbar lebendiges Bedürfnis nach Transparenz in medizinischen Fragen und nach aktiver Teilnahme am Heilungsprozeß, sondern auch eine breite Nachfrage nach Anleitungen zur Selbsthilfe, auf die nicht wenige – sei es aus ökonomischen Motiven, sei es aus der traditionellen Selbsthilfepraxis der Familie heraus – gerne zurückgriffen.[15]

12 Zur Tradition und Bedeutung der Laienpraxis in der Naturheilbewegung vgl. Cornelia Regin: Naturheilkundige und Naturheilbewegung im Deutschen Kaiserreich. Geschichte, Entwicklung und Probleme eines Bündnisses zwischen professionellen Laienpraktikern und medizinischer Laienbewegung, in: Medizin, Gesellschaft und Geschichte. Jahrbuch des Instituts für Geschichte der Medizin der Robert Bosch Stiftung, Bd. 11 (1992), S. 175–200, hier S. 176ff.

13 Vgl. Huerkamp (wie Anm. 4), S. 131f. u. 153ff.

14 Vgl. exemplarisch Moritz Platen: Die neue Heilmethode. Lehrbuch der naturgemäßen Lebensweise, der Gesundheitspflege und der arzneilosen Heilweise. Ein Haus- und Familienbuch für Gesunde und Kranke. Berlin/Leipzig/Wien/Stuttgart 1900 (3 Bde.).

15 Zur Selbsthilfepraxis, insbesondere in der Arbeiterschaft, vgl. Ute Frevert: Krankheit als politisches Problem 1770–1880. Soziale Unterschichten in Preußen zwischen

Mit ihren Ratschlägen zu beinahe allen Aspekten einer gesundheitsgerechten Lebensführung – Probleme der Ernährung, der Kleidung, Körperpflege und Sexualität standen ebenso auf dem Programm wie Fragen der Säuglingspflege und Kindererziehung[16] – besetzten die Naturheilkundler außerdem ein Feld, von dem sich die Mediziner im Zuge der zunehmenden Konzentration auf die bakteriologische Forschung fast vollständig zurückgezogen hatten.[17] Angesichts eines spürbar wachsenden Interesses an Fragen der Gesundheitspflege, gerade auch in den unteren Mittelschichten und der Arbeiterschaft[18], erreichte die Bewegung ein Publikum, das weit über den engeren Kreis ihrer Anhänger hinausging.

Ihre Aufklärungsarbeit hat die Naturheilbewegung vor allem als Antwort auf Versäumnisse der Schulmediziner verstanden, als Akt der Selbsthilfe des nach Aufklärung dürstenden Volkes.[19] Gleichwohl wollte die Naturheilbewegung nicht nur den Wissensdurst ihrer Zeitgenossen befriedigen. Mit der regen Popularisierung ihrer heilkundlichen und hygienischen Konzepte verfolgte sie auch gesundheitspolitische Ziele. Zum einen warb sie um Unterstützung für die Durchsetzung einer der wichtigsten Forderungen der Bewegung: der Verankerung der Naturheilkunde als gleichberechtigte Heilmethode im offiziellen, von der Schulmedizin beherrschten System der medizinischen Versorgung, und das hieß die Zulassung von naturheilkundlichen Therapeuten zur Behandlung von Kassenpatienten, die Einrichtung naturheilkundlicher Abteilungen in den Krankenhäusern und von Lehrstühlen für Naturheilkunde an den Universitäten.[20]

Zum andern erhob die Naturheilbewegung ihre aufklärerische Praxis zum zentralen Eckpfeiler eines weiterreichenden gesundheitspolitischen Programms. In der Herstellung von Öffentlichkeit in medizinischen Fragen, in der Popularisierung heilkundlichen und hygienischen Wissens, die den Laien zum mündigen Partner der Ärzte machte, sah die Naturheilbewegung eine unabdingbare Voraussetzung für den Aufbau eines leistungsfähigeren

medizinischer Polizei und staatlicher Versicherung (Kritische Studien zur Geschichtswissenschaft, Bd. 62). Göttingen 1984, S. 287ff.

16 Vgl. exemplarisch Anna Fischer-Dückelmann: Die Frau als Hausärztin. Ein ärztliches Nachschlagewerk der Gesundheitspflege und der Heilkunde in der Familie mit besonderer Berücksichtigung der Frauen- und Kinderkrankheiten, Geburtshilfe und Kinderpflege. Stuttgart 1911.

17 Zum Rückzug der Ärzte aus der hygienischen Aufklärung vgl. Alfred Grotjahn: Erlebtes und Erstrebtes. Erinnerungen eines sozialistischen Arztes. Berlin 1932, S. 123f.

18 Vgl. Alfons Labisch: Die soziale Konstruktion der „Gesundheit" und des „homo hygienicus": Zur Soziogenese eines sozialen Gutes, in: Österreichische Zeitschrift für Soziologie 10 (1985), H. 3+4, S. 60–81, hier S. 70.

19 Reinhold Gerling: Was ist und was will die Naturheilbewegung? (Unser Programm). Flugschrift 13 des Deutschen Bundes der Vereine für naturgemäße Lebens- und Heilweise (Naturheilkunde). Berlin o. J. [ca.1904], S. 2f.

20 Hierzu und zum folgenden vgl. ebd., S. 9ff. Vgl. dazu auch den Beitrag von Lienert in diesem Band.

und kostengünstigeren Gesundheitssystems. Kleinere Gesundheitsstörungen konnte der aufgeklärte Laie nach Überzeugung der Naturheilanhänger mit Hilfe der Naturheilverfahren selbst beheben, wenn er über gewisse Kenntnisse und einige Erfahrung verfügte. War Expertenhilfe vonnöten, so gelang die Therapie am besten, wenn der Kranke verstand, was der Arzt tat, und in der Lage war, aktiv an der Therapie mitzuwirken und die therapeutischen Anweisungen des Arztes gegebenenfalls auch zu kritisieren und zu korrigieren. Und nur dann, wenn jeder über genügend Kenntnisse verfügte, um sich gesundheitsgerecht zu verhalten, wenn jeder Mitverantwortung für die eigene Gesundheit übernahm und daran mitwirkte, gesundheitsschädliche Lebensumstände zu beseitigen, konnten – so meinten die Naturheilanhänger – entscheidende Fortschritte in der Zurückdrängung von Krankheiten erzielt werden. Die Ärzte forderte die Bewegung auf, sich aktiv an der Aufklärungsarbeit der Bevölkerung zu beteiligen, sich der Diskussion mit dem Laienpublikum zu stellen und gemeinsam mit den engagierten, mündigen Laien nach Wegen zur Verbesserung der medizinischen Versorgung und des Gesundheitssystems zu suchen.

Medizin- und Professionskritik

Mit dem Werben für die Naturheilkunde und die eigenen gesundheitspolitischen Konzepte verband die Naturheilbewegung immer auch Kritik an der Schulmedizin und ihren Vertretern, der schulmedizinisch ausgerichteten Ärzteschaft, und agierte im Bündnis mit anderen medizinkritischen Bewegungen offensiv als medizin- und professionskritische Öffentlichkeit, betrachtete sie es doch als eine ihrer Aufgaben, öffentlich vor den „Irrtümern" der Schulmedizin zu warnen und auf Fehlentwickungen im Gesundheitswesen aufmerksam zu machen.[21]

Ausgehend von ihrem grundlegend anderen Krankheitsverständnis, stellte die Naturheilbewegung unter dem Schlagwort vom „Materialismus" oder „Mechanismus" in der Medizin die gesamte Ätiologie der naturwissenschaftlich ausgerichteten Medizin in Frage.[22] Das Bemühen der Schulmedizin, Krankheiten immer genauer zu klassifizieren, die Ursachen von Krankheiten in den einzelnen Organen und schließlich in einzelnen Zellen zu lokalisieren, werde, so die Naturheilkundler, weder der Komplexität des menschlichen Organismus, noch der spezifischen Konstitution und Disposition jedes einzelnen gerecht und führe zur „kurzsichtigsten, verwegensten und heillosesten Flickschusterei" am Patienten.[23] Von der eigentlichen Ursache jeder inneren Krankheit, der Störung des natürlichen Gleichgewichts des Körperhaushaltes durch gesundheitsschädliche Lebensweise und Lebens-

21 Ebd., S. 11.
22 Vgl. hierzu und zum folgenden exemplarisch Franz Kleinschrod: Der Materialismus in der Medizin. Berlin 1908.
23 Der Naturarzt, 32. Jg. (1904), S. 305.

umstände, lenke die Sichtweise der Schulmedizin nur ab – kein Wunder also, daß die Therapien der Ärzte nicht fruchteten. In eine Sackgasse hatten sich nach Überzeugung der Naturheilkundler auch die Bakteriologen begeben, wenn sie spezifische Krankheitserreger zu identifizieren und Mittel zu deren gezielten Bekämpfung zu entwickeln versuchten. Ansteckungsgefahr, so glaubte man, bestehe bei den wenigsten Krankheiten, zumindest aber werde die Bedeutung der Bakterien als Krankheitsursache maßlos übertrieben.[24]

Der zur Schematisierung und damit zur Abstraktion vom Individuum neigende Blickwinkel der Schulmedizin war nach Ansicht der Naturheilanhänger dafür verantwortlich, daß sich die Ärzte vor allem für Krankheiten oder Krankheitserreger interessierten und weniger für die leidende Kreatur.[25] Der wissenschaftliche Ehrgeiz verführe die Ärzte nicht nur dazu, grausame Versuche am wehrlosen Tier vorzunehmen, deren Ergebnisse kaum auf den Menschen übertragbar seien.[26] Auch vor ahnungslosen Kranken machten die Ärzte nicht halt. Die „Experimentierwut" der Mediziner, so zitierte ein Flugblatt der Bewegung einen ärztlichen Kritiker, habe die Krankenhäuser zu Einrichtungen gemacht, in denen „die wissenschaftliche Bildung durch Morden" gefördert und Patienten reihenweise „im stillen Krankenzimmer geschlachtet" würden.[27]

Als Kardinalfehler der Schulmedizin beurteilten die Naturheilanhänger das Festhalten an der medikamentösen Therapie und den zunehmenden Einsatz von Seren und Impfstoffen. Medikamente und Seren galten den Naturheilkundlern nicht nur als therapeutisch wertlos und Impfstoffe als wirkungslos.[28] Der von den Ärzten im Verein mit der profitsüchtigen pharmazeutischen Industrie eifrig geförderte „Arzneimittelaberglaube" gaukele dem Publikum vor, man könne munter gegen die Gesundheit leben, da ja ein Medikament entstandene Schäden reparieren würde. Genau das Gegenteil aber sei der Fall.

Medikamente, Seren und Impfstoffe waren nach Überzeugung der Naturheilanhänger gefährliche körperfremde „Gifte", deren Einsatz, wie sich immer wieder zeige, Gesundheitsschäden verursache und überdies geeignet sei, die Selbstregulierungskräfte des Organismus dauerhaft und nachhaltig anzugreifen, ja im schlimmsten Fall unwiederbringlich zu zerstören. Als Beleg und schreckenerregendstes Beispiel für die Folgen der „Giftheilkun-

24 Vgl. etwa Der Naturarzt, 20. Jg. (1892), S. 82 u. 134 sowie 22. Jg. (1894), S. 371.

25 25 Jahre (wie Anm. 3), S. 111.

26 Vgl. exemplarisch Vivisektion und Heilkunst. 21. Flugschrift des Deutschen Bundes der Vereine für naturgemäße Lebens- und Heilweise (Naturheilkunde). Berlin 1906. Vgl. dazu auch den Beitrag von Maehle in diesem Band.

27 Was in Hospitälern und am Krankenbette geschieht, Flugschrift des Deutschen Bundes, zitiert nach Gaston Vorberg: Kurpfuscher! Eine zeitgemäße Betrachtung, Leipzig/Wien 1905, S. 46.

28 Vgl. hierzu und zum folgenden exemplarisch Max Asch: Giebt es Heilmittel? Flugschrift IV des Deutschen Bundes der Vereine für Gesundheitspflege und arzneilose Heilweise. Berlin 1894.

de" führten die Naturheilkundler immer wieder die Schäden ins Feld, die das Quecksilber anrichtete[29], das lange Zeit als einziges Mittel gegen die Syphilis galt, bis es von dem Präparat Salvarsan, einer arsenhaltigen Verbindung, abgelöst wurde – einem Medikament freilich, das nach dem Urteil der Naturheilkundler kaum weniger gefährlich war.[30]

Aus der Perspektive der Naturheilbewegung war es daher nur konsequent, wenn sie in der gesetzlich festgeschriebenen obligatorischen Pockenschutzimpfung nichts Geringeres sah als eine „systematische Durchseuchung des Menschengeschlechts"[31] und gemeinsam mit den organisierten Impfgegnern gegen die Zwangsimpfung zu Felde zog und gegen andere von der Bakteriologie inspirierte Gesetzesvorhaben mobil machte.[32] Der Kampf der Naturheilkundler gegen den Impfzwang war umso erbitterter, als es der schulmedizinisch orientierten Ärzteschaft gelungen sei, ihre Lehrmeinung in ein Gesetz gießen zu lassen, das jedermann gegen Strafandrohung verpflichtete, seine Kinder dem Zugriff der Mediziner auszusetzen – trotz aller Risiken, die eine Impfung berge. Damit hätten die Schulmediziner, die ohnehin schon den größten Teil der medizinischen Versorgung in ihren Händen konzentriert und ihren Überzeugungen durch die Besetzung von Schlüsselpositionen in Forschung, Lehre und Gesundheitsbehörden sowieso schon den Status einer „Staatsmedizin"[33] verschafft hätten, eine weitere Etappe auf dem Weg zur Verwirklichung jenes Zieles genommen, von dem sich die Naturheilbewegung existenziell bedroht sah: dem Ziel nämlich, die Konzepte der Schulmedizin als alleingültige Form der Krankheitsbewältigung durchzusetzen und die Anwendung alternativer Heilmethoden und damit auch die der Naturheilkunde unmöglich zu machen.

In den Augen der Naturheilanhänger waren die Versuche der Ärzteschaft, andere Richtungen in der Heilkunde abzudrängen, Teil einer Standespolitik, die vor allem darauf aus war, die Macht und den Wirkungsradius der ärztlichen Profession um jeden Preis auszubauen und der „Zunft" möglichst üppige Pfründen zu sichern, statt ihre Kompetenz in den Dienst einer effektiven, vor allem auf Prophylaxe ausgerichteten Gesundheitspolitik zu stellen.[34] Heilmethoden, die den Kranken in die Lage versetzten, sich ein Stück weit unabhängig von Expertenhilfe zu machen, dienten den ärztlichen

29 Der Naturarzt, 27. Jg. (1899), S. 36–39.

30 Der Naturarzt, 39. Jg. (1911), S. 45f., 214f. u. 330. Zur Entwicklung des Salvarsans vgl. Winau (wie Anm. 6), S. 298ff. Vgl. dazu auch den Beitrag von Sauerteig in diesem Band.

31 Der Naturarzt, 39. Jg. (1911), S. 160.

32 Vgl. hierzu und zum folgenden exemplarisch Peter Spohr: Die Pocken, ihre Entstehung, Verhütung und naturgemäße (sichere und gefahrlose) Heilung, 20. Flugschrift des Deutschen Bundes der Vereine für naturgemäße Lebens- und Heilweise. Berlin 1905. Vgl. dazu auch den Beitrag von Wolff in diesem Band.

33 Der Naturarzt, 24. Jg. (1896), S. 303.

34 Vgl. hierzu und zum folgenden exemplarisch Der Naturarzt, 20. Jg. (1892), S. 109 u. 29. Jg. (1901), S. 110. Zur Professionalisierung der Ärzteschaft vgl. Huerkamp (wie Anm. 4), passim sowie Spree (wie Anm. 5), S. 134f.

Interessen ebensowenig wie eine umfassende Aufklärung der Bevölkerung über heilkundliche und hygienische Fragen. Die Mediziner verdienten ja wesentlich besser an den Krankheiten ihrer Mitmenschen als an deren Gesundheit und am meisten an solchen Patienten, die sich überhaupt kein selbständiges Urteil in medizinischen und gesundheitlichen Fragen zutrauten und wegen jeder Kleinigkeit zum Arzt liefen.

In der Logik der ärztlichen Interessenpolitik liege es – so das Urteil der Naturheilbewegung –, wenn sich die Ärzteschaft einerseits so angestrengt bemühe, den Laien heilkundliches Wissen vorzuenthalten und so wenig Engagement in der hygienischen Aufklärung zeige, andererseits aber so große Energien an den Tag lege, wenn es in Tarifauseinandersetzungen mit den Krankenkassen darum gehe, höhere Honorare durchzusetzen[35], oder wenn es gelte, unliebsame Konkurrenten und Kritiker aus dem Wege zu räumen, um den Schulmedizinern ein „Heilmonopol" und ihren Vertretern ein „Preisbestimmungsmonopol" zu verschaffen.[36] Die Naturheilbewegung attackierte die Ärzteschaft umso lautstärker und schärfer, als sie selbst in das Visier einer ärztlichen Standespolitik geriet, die seit Ende der 1890er Jahre immer aggressiver gegen die Bewegung und ihre professionellen Therapeuten vorging.

Die Wirkung der naturheilkundlichen Propaganda und die Reaktion der Ärzteschaft

Lange Zeit hatte die Ärzteschaft der Naturheilbewegung keine Beachtung geschenkt. Seit Mitte der 1890er Jahre dann begannen die Ärzte mit wachsender Besorgnis wahrzunehmen, welchen Anklang naturheilkundliche Ideen fanden. Sichtbarster Ausdruck dieser Entwicklung war die rasante Geschwindigkeit, mit der sich die Bewegung ausbreitete. Zählte der Deutsche Bund als größte Dachorganisation der Naturheilbewegung 1889, im Jahr seiner Gründung, ca. 19 000 Mitglieder, so waren es zehn Jahre später schon beinahe 90.000.[37] Im selben Zeitraum wuchs die Zahl der dem Bund angeschlossenen Vereine von 142 auf 712.

Mit der Ausbreitung der Bewegung ging auch ein ständiger Ausbau der naturheilkundlichen Propaganda einher, und immer größere Teile der städtischen Bevölkerung wurden von ihr erfaßt. Im deutschsprachigen Raum erschienen 1903 allein 56 naturheilkundlich ausgerichtete Zeitschriften, von denen „Der Naturarzt", das Organ des Deutschen Bundes, mit beinahe 112.000 Exemplaren die am weitesten verbreitete war.[38] Dazu kam eine Flut von Broschüren und Flugblättern. Naturheilkundliche Hausbücher erreich-

35 Der Naturarzt, 32. Jg. (1904), S. 198–200, 237f. u. 240.
36 Der Naturarzt, 36. Jg. (1908), S. 214.
37 25 Jahre (wie Anm. 3), S. 21; Der Naturarzt, 28. Jg. (1900), S. 176.
38 Der Naturarzt, 31. Jg. (1903), S. 145–147.

ten innerhalb weniger Jahre Auflagen, die in die Hunderttausende gingen.[39] Naturheilkundliche Vorträge zogen mancherorts zwischen 500 und 1.000, manchmal gar 2.000 Zuhörer an.[40] Die große Nachfrage ermöglichte der Naturheilbewegung den Aufbau eines professionell organisierten Vortragswesens, das den Ortsvereinen geschulte Redner zu einer ganzen Palette von Themenbereichen vermittelte.[41]

Die Wirkung der naturheilkundlichen Agitation auf das Publikum war für die Schulmediziner gleich in mehrfacher Hinsicht höchst unerfreulich. Nicht nur glaubten immer mehr an das „Hilfdirselbstevangelium" der Naturheilbücher und lernten, „wie man die teuren Arzt- und Apothekerrechnungen spart", oder suchten ihr Heil bei einem naturheilkundlichen Therapeuten.[42] Die naturheilkundliche Propaganda hatte, glaubt man ärztlichen Beobachtern, die Autorität des Arztes nachhaltig erschüttert. Viele Patienten nahmen längst nicht mehr alle ärztlichen Anweisungen widerspruchslos hin, habe doch die Naturheilbewegung „den Dünkel großgezogen, daß der Laie über das Wesen der Krankheiten und ihre Behandlung sich eine selbständige Meinung zu bilden in der Lage sei".[43]

Auch die medizin- und professionskritischen Parolen der Bewegung fielen auf fruchtbaren Boden. Offenkundig ließen sich immer mehr von den Naturheilagitatoren beeinflussen, die da behaupteten, „daß der wissenschaftlich gebildete Arzt ein Schwindler und Giftmischer sei, daß er unfähig sei, Krankheiten zu heilen, und zu selbstsüchtig, Krankheiten zu verhüten".[44] Ihrem vermeintlich zentralen Ziel: die „wissenschaftliche Heilkunde" in Mißkredit zu bringen und „das Volk von seinen Ärzten abzuwenden"[45], war die Naturheilbewegung nach Einschätzung besorgter Ärzte schon ein gutes Stück näher gekommen, bekundeten doch selbst Krankenkassenvertreter und Parlamentarier Sympathien für die Naturheilkunde und manche Anliegen der Naturheilbewegung.[46]

Angesichts dieser Entwicklung reifte in der Ärzteschaft die Überzeugung, daß man der Bewegung entgegentreten mußte, wollte man deren weitere Ausbreitung eindämmen und ferneren Schaden von den Ärzten abwenden. Unter Druck gerieten vor allem die naturheilkundlichen Therapeuten. Ärztliche Ehrengerichte verurteilten mehrfach Ärzte, die sich öffentlich in der Naturheilbewegung engagierten, zu empfindlichen Geldstrafen.[47]

39 Reissig (wie Anm. 2), S. V.
40 Vgl. z. B. Der Naturarzt, 18. Jg. (1890), S. 33, 72, 110 u. 181 u. 21. Jg. (1893), S. 249.
41 25 Jahre (wie Anm. 3), S. 38 u. 40. Vgl. auch Rednerbücher No. 5, 6 u. 9 für die dem Deutschen Bunde angehörigen Vereine für naturgemäße Lebens- und Heilweise. Herausgegeben vom Rednerausschuß. Berlin 1908, 1909 u. 1912.
42 Ärztliches Vereinsblatt, 40. Jg. (1911), S. 135.
43 Blätter für Volksgesundheitspflege, 2. Jg. (1902), S. 3.
44 Ärztliches Vereinsblatt, 32. Jg. (1903), S. 564.
45 Ebd.
46 Vgl. 25 Jahre (wie Anm. 3), S. 23, 29, 50 u. 60.
47 Ebd., S. 54. Zu den ärztlichen Ehrengerichten vgl. Huerkamp (wie Anm. 4), S. 127ff.

Ärztevereinigungen, die mit Krankenkassen über Anstellungsbedingungen und Honorare verhandelten, weigerten sich, mit Naturärzten zusammenzuarbeiten, um sie von der Kassenpraxis fernzuhalten.[48]

Zunehmenden Pressionen sahen sich die Naturheilkundigen ausgesetzt. Nicht nur versuchten die Ärzteorganisationen, sie ganz aus der Kassenpraxis zu verdrängen. Auf Anzeige von Ärzten hatten sie sich immer öfter wegen Körperverletzung und fahrlässiger Tötung vor Gericht zu verantworten.[49] Gegenstand solcher Prozesse waren häufig genug nicht allein tatsächliche oder vermeintliche Fehlgriffe der Praktiker, sondern auch die Anwendung naturheilkundlicher Verfahren selbst. Ziel solcher Denunziationen bei der Staatsanwaltschaft war es nicht zuletzt, die Naturheilkundigen in Verruf zu bringen und die Laienpraxis als solche als gesundheitspolitischen Skandal hinzustellen, dem die Politik im Interesse des Gemeinwohles ein Ende setzen mußte.

Der Kampf der Ärzte gegen die Kurpfuscherei

Die Laienpraktiker waren den Ärzten schon länger ein Dorn im Auge gewesen[50], und in zunehmendem Maße erregten die Naturheilkundigen den Unwillen der Ärzteschaft. Mit dem Wachsen der Naturheilbewegung stiegen sie zur stärksten Gruppe unter den Laienpraktikern auf und machten den Ärzten zum Teil erfolgreich und sogar in manchen Krankenkassen Konkurrenz.[51] Zudem waren sie es, die von den Ärzten als treibende Kraft der unliebsamen Naturheilbewegung und deren medizin- und professionskritischer Propaganda eingeschätzt wurden.

Von einem Verbot der heilkundlichen Laienpraxis erhoffte man sich daher auch eine entscheidende Schwächung der unliebsamen Naturheilbewegung. Würde man die Laienpraktiker kriminalisieren, so das Kalkül der ärztlichen Standespolitiker, würde man nicht nur die gesamte nicht-approbierte Konkurrenz loswerden, sondern auch den Naturheilvereinen einen Großteil ihrer Therapeuten und ihre rührigsten Agitatoren entziehen und damit der gesamten Bewegung einen schweren Schlag versetzen.[52]

Um Politik und Öffentlichkeit für ein Verbot der Laienpraxis zu gewinnen, startete die Ärzteschaft Ende der 1890er Jahre eine gezielte Kampagne

48 Vgl. exemplarisch Der Naturarzt, 27. Jg. (1899), S. 166 u. 31. Jg. (1903), S. 44f.

49 25 Jahre (wie Anm. 3), S. 50.

50 Vgl. dazu Huerkamp (wie Anm. 4), S. 254ff.

51 Vgl. dazu die Zahlenangaben über verschiedene Kategorien von Laienpraktikern in Medizinal-statistische Mitteilungen aus dem Kaiserlichen Gesundheitsamte (Beihefte zu den Veröffentlichungen des Kaiserlichen Gesundheitsamts), 15. Bd., 1. Heft. Berlin 1911, S. 29f.

52 Otto Neustätter: Die sogenannte Naturheilkunde, in: Das Kurpfuschertum und seine Bekämpfung. Sieben Vorträge, gehalten auf der 1. Jahreshauptversammlung der deutschen Gesellschaft zur Bekämpfung des Kurpfuschertums, hg. von Wilhelm Back. Straßburg o. J. [1904], S. 45–90, hier S. 333.

gegen die „Kurpfuscherei".[53] Beteiligt waren Medizinalbeamte, Ärztekammern und Ärztevereine und -verbände, die eigens zu diesem Zweck besondere „Kurpfuscherei-Kommissionen" einrichteten. Schützenhilfe erhielten sie von der 1903 in Berlin gegründeten, vor allem von Ärzten getragenen Deutschen Gesellschaft zur Bekämpfung des Kurpfuschertums, die mit einem volkstümlich gehaltenen Periodikum, Vortragsveranstaltungen und Kurpfuscherei-Ausstellungen das Publikum von Besuchen bei einem Laienpraktiker abzuhalten versuchte.[54]

Da sich die Naturheilkunde außerordentlich großer Beliebtheit erfreute und die Naturheilvereine als Hort und Nährboden der Laienpraxis ausgemacht wurden und sie gleichzeitig als diejenige Kraft erschienen, die den Laienpraktikern in der Öffentlichkeit am wirkungsvollsten Rückendeckung bot, zielte der ärztliche Feldzug auch darauf ab, die Naturheilkunde und die Naturheilvereine in Mißkredit zu bringen.

Der Naturheilkunde sprach man in Schriften mit bezeichnenden Titeln wie „Wahre oder falsche Heilkunde. Ein Wort der Aufklärung über den Wert der wissenschaftlichen Medizin gegenüber der Gemeingefährlichkeit der Kurpfuscherei"[55] oder „Der Naturheilkoller. Ein Streifzug durch das Lager der Nichtmedizin"[56] den Rang einer eigenständigen und wissenschaftlich fundierten Richtung in der Heilkunde ab und stellte auch gleich den zugkräftigen Begriff „Naturheilkunde" als solchen unter anderm mit dem Argument in Frage, die Heilmethoden der „sogenannten Naturheilkunde" seien nicht weniger künstlich als die der Schulmedizin.[57]

Medizinische Laien, die Naturheilkundigen eingeschlossen, waren nach Darstellung der Ärzte grundsätzlich unfähig, Kranke zu heilen, verfügten sie doch nicht über die adäquate Qualifikation, das wissenschaftliche Studium und die Approbation.[58] Alle seien sie skrupellose Betrüger, einzig darauf aus, dem Publikum mit gerissenen Werbestrategien das Geld aus der Tasche zu ziehen.[59] Mit ihren wertlosen Kuren brächten sie Patienten nicht nur um ihr Erspartes, sondern auch um die Gesundheit und nicht selten ums Leben, wie die von den Ärzten zusammengetragenen Materialien über die Verfehlungen der „Kurpfuscher" beweisen sollten.[60] Schlimmer noch, die „Pfuscher" behaupteten, mit ihren wirkungslosen Methoden gefährliche ansteckende Krankheiten wirklich heilen zu können und trügen damit direkt zur Verbreitung von gefährlichen Epidemien bei.[61]

53 Vgl. Verhandlungen des 25. Deutschen Ärztetages in Eisenach, Beilagen Nr. 360-363 des Ärztlichen Vereinsblattes, 26. Jg. (1897).
54 Ärztliches Vereinsblatt, 32. Jg. (1903), S. 175, 428, 492 u. 598.
55 Verfaßt von Karl Alexander, erschienen 1899 in Berlin.
56 Verfaßt von Alfred Wagner, erschienen 1901 in Berlin und Leipzig.
57 Neustätter (wie Anm. 52), S. 47f.
58 Ebd., S. 57.
59 Alexander (wie Anm. 55), S. 4 u. 21f.
60 Ebd., S. 39.
61 Carl Reissig: Medizinische Wissenschaft und Kurpfuscherei, 2. veränderte und vermehrte Auflage. Leipzig 1901, S. 132f.; Alexander (wie Anm. 55), S. 42.

Zur rein kommerziellen Veranstaltung und zur Bedrohung für die Volksgesundheit stempelte man auch die gesamte Naturheilbewegung. Die Naturheilvereine, so die Ärzte, seien nichts anderes als Schöpfungen geschickter „Naturheilunternehmer", denen es einzig und allein darum gehe, das Volk gegen die Schulmediziner aufzuhetzen und sich dadurch einen möglichst großen Kundenkreis zu verschaffen.[62] Durch ihre unverantwortlichen Anleitungen zur Selbstbehandlung gefährdeten die Naturheilvereine nicht nur einzelne Kranke[63], sondern unterliefen durch ihre „systematische Agitation gegen alle Medicinalgesetze", gegen den Impfzwang und andere „als notwendig erkannte Gesetze und Verordnungen" auch jede gezielte Seuchenbekämpfung.[64]

Auf das breite Publikum schien weder die Perhorreszierung der Laienpraktiker noch die der Naturheilbewegung allzuviel Eindruck zu machen. Die ärztlichen Streitschriften, konstatierte einer der Verfasser ernüchtert, würden kaum gelesen, vielmehr als „Ausfluß des Brotneides geldsüchtiger Ärzte" angesehen.[65] Daß die ärztliche Propaganda so wenig fruchtete, ging nicht zuletzt auf das Konto der Naturheilbewegung, die auf die Offensive der Ärzteschaft mit einer weiteren Intensivierung ihrer Öffentlichkeitsarbeit reagierte. Sie richtete 1903 eine eigene, hauptamtlich besetzte „Abwehrstelle" ein, die monatlich Materialien an die Presse verschickte, Journalisten und Parlamentarier zu Informationsveranstaltungen einlud, Volksversammlungen organisierte und vieles andere mehr.[66] Die Schlagkraft der naturheilkundlichen Abwehr zeigte sich vor allem dann, wenn sich die Kämpfer gegen das Kurpfuschertum auf offene Redeschlachten mit den Naturheilanhängern einließen. Meistens konnten die Ärzte den von der Naturheilbewegung ins Feld geschickten rhetorisch geübteren Agitatoren und ihrem zahlreichen Anhang kaum Paroli bieten.[67]

Frustriert und verbittert verlegten sich die meisten Aktivisten des Feldzuges gegen das Kurpfuschertum schon nach wenigen Jahren wieder ganz auf die Publizistik, die Vorführung von Kurpfuscherei-Ausstellungen, auf die Einschüchterung naturheilkundlicher Therapeuten und die Bearbeitung der Behörden, bei denen die Ärzteschaft wesentlich mehr Gehör fand als beim gemeinen Publikum. Seit der Jahrhundertwende engten immer mehr Erlasse und Verordnungen den Wirkungsradius der Laienpraktiker und insbesondere deren Werbetätigkeit ein.[68] Auf Veranlassung von Medizinalbeamten und Repräsentanten ärztlicher Standesorganisationen belegten Po-

62 Neustätter (wie Anm. 52), S. 62f. u. 85f.

63 Wagner (wie Anm. 56), S. 59.

64 Alexander (wie Anm. 55), S. 49.

65 Ärztliches Vereinsblatt, 40. Jg. (1911), S. 135.

66 25 Jahre (wie Anm. 3), S. 49.

67 Vgl. exemplarisch den Bericht über eine Diskussionsveranstaltung in Barmen in Ärztliches Vereinsblatt, 30. Jg. (1901), S. 590–594.

68 Vgl. Zusammenstellung der gesetzlichen Handhaben zur Bekämpfung der Kurpfuscherei. Im Auftrage der Kommission des Deutschen Ärztevereinsbundes zur Bekämpfung der Kurpfuscherei, Beilage zum „Ärztlichen Vereinsblatt", 32. Jg. (1903).

lizeibehörden naturheilkundliche Vorträge wiederholt mit Auflagen oder untersagten geplante Veranstaltungen.[69]

Es waren aber nicht allein die offensiven Kämpfer gegen das Kurpfuschertum, die die Naturheilbewegung und ihre Abwehr beschäftigten. Die Ärzte lernten nämlich auch von ihr, indem sie einzelne Elemente von dem adaptierten, was den Erfolg der Bewegung ausmachte, ohne freilich deren weiterreichende medizin- und professionskritisch inspirierte Positionen zu akzeptieren.

Mit Befriedigung konnte die Naturheilbewegung beobachten, daß sich die Schulmediziner allmählich für die erfolgreichen Therapien der Naturheilkunde zu interessieren begannen.[70] Einige Naturheilverfahren wurden unter der Bezeichnung physikalische Heilmethoden in den Kanon der Schulmedizin integriert, verschiedene medizinische Fakultäten boten Vorlesungen über diese Therapieformen an, an einigen Universitäten wurden Lehrstühle für Hydrotherapie eingerichtet. Dies bedeutete aber zur Enttäuschung der Naturheilanhänger keine Übernahme grundsätzlicher naturheilkundlicher Überzeugungen in Ätiologie und Praxis und auch keine Anerkennung der Naturheilkunde als gleichberechtigter Richtung in der Heilkunde. Im Gegenteil arbeiteten schulmedizinisch orientierte Vertreter der physikalischen Therapie weiter mit Medikamenten und Seren und erklärten unter Verweis auf die Einbeziehung von physikalischen Verfahren in den medizinischen Unterricht das Verlangen der Naturheilbewegung nach eigenen Lehrstühlen für Naturheilkunde für überflüssig.

Ärztliche hygienische Volksbelehrung

Mit gemischten Gefühlen beobachtete die Naturheilbewegung auch das Anfang des 20. Jahrhunderts einsetzende Engagement der Ärzteschaft in der hygienischen Aufklärung der Bevölkerung.[71] Die Bewegung begrüßte es zwar, daß sich die Ärzte nun endlich der Aufgabe anzunehmen bereit waren, die sie ihnen zudachte, mußte aber sehr bald feststellen, daß die ärztliche hygienische Volksbelehrung Ziele verfolgte, die kaum im Interesse der Bewegung lagen.

Mit ihrem Engagement reagierten die Ärzte nicht zuletzt auf den großen Erfolg, den die naturheilkundliche Konkurrenz gerade auf diesem Feld erzielte. Wollte man das Publikum dem Einfluß „jener unberufenen Lehrer der Gesundheitspflege“[72] entziehen und das beschädigte Ansehen der Ärzte-

69 Vgl. exemplarisch Der Naturarzt, 28. Jg. (1900), S. 148.

70 Vgl. hierzu und zum folgenden 25 Jahre (wie Anm. 3), S. 110ff.

71 Vgl. Paul Weindling: Hygienepolitik als sozialintegrative Strategie im späten Deutschen Kaiserreich, in: Alfons Labisch/Reinhard Spree (Hg.): Medizinische Deutungsmacht im sozialen Wandel des 19. und 20. Jahrhunderts. Bonn 1989, S. 37–55.

72 Blätter für Volksgesundheitspflege, 6. Jg. (1906), S. 14.

73 Ärztliches Vereinsblatt, 30. Jg. (1901), S. 430f., 434f. u. 456.

schaft in der Öffentlichkeit wiederherstellen, so die Überlegung, mußten die Ärzte selbst hygienische Volksaufklärung betreiben.[73]

Solche Erwägungen waren mit im Spiele, als 1899 in Berlin der Deutsche Verein für Volks-Hygiene ins Leben gerufen wurde.[74] Vornehmlich getragen von Ärzten und Vertretern des gehobenen Wirtschafts- und Bildungsbürgertums und unterstützt von Ministerien und Magistraten, dehnte er seinen Wirkungskreis mit der Gründung von Ortsvereinen bald auf ganz Deutschland aus. Zur Erfüllung seiner selbstgewählten Aufgabe, der hygienischen Volksaufklärung, gab der Verein unter anderem eine eigene Zeitschrift heraus und veranstaltete kostenlose Vortragsabende. Die Themen, zum Teil auch die Inhalte unterschieden sich, wenigstens auf den ersten Blick, kaum von dem, was die Naturheilvereine boten, war deren Programmen teilweise sogar direkt entlehnt.

Was die gebotene Volksbelehrung eindeutig von der Aufklärungsarbeit der Naturheilbewegung unterschied, war nicht nur die Tatsache, daß es Ärzte waren, die den größten Teil des Vortragsprogrammes bestritten. Man beschränkte sich bewußt auf Aufklärung über Fragen der vorbeugenden Gesundheitspflege. Die Erörterung therapeutischer Probleme wurde ebenso systematisch ausgeklammert, wie man immer wieder eindringlich vor den Gefahren jeglicher Selbstbehandlung warnte und riet, selbst bei geringfügigen Gesundheitsstörungen einen Arzt aufzusuchen. Als eines der zentralen Lernziele für das Laienpublikum formulierte man bewußt im Gegensatz zur Naturheilbewegung die Einsicht, „daß die Beurteilung krankhafter Vorgänge ganz andere Kenntnisse verlangt als selbst der gebildete Laie sie ins Leben mitbringt".[75] Diskussionen zwischen Publikum und Redner im Anschluß an einen Vortrag, wie bei den Veranstaltungen der Naturheilbewegung üblich, fanden nicht statt.

Zwar verzichteten die Vereine für Volkshygiene auf aggressive öffentliche Auftritte im Stile der Deutschen Gesellschaft zur Bekämpfung des Kurpfuschertums. Gleichwohl verbargen wenigstens die ärztlichen Publikationen den Lesern nicht, daß man der Naturheilbewegung ablehnend gegenüberstand. Zwischen rein hygienischen Ausführungen fanden sich immer wieder solche, die die Leistungen der modernen Medizin in den höchsten Tönen lobten und in ebenso deutlichen Worten die „unrichtigen Lehren" der Naturheilkunde verurteilten.[76] Eindringlich warnte man vor den „Kurpfuschern" und empfahl Schriften, die von den schärfsten Kritikern der Bewegung verfaßt waren.[77]

74 Zu dieser Organisation vgl. auch Claudia Huerkamp: Medizinische Lebensreformbewegung im 19. Jahrhundert, in: Vierteljahresschrift für Sozial- und Wirtschaftsgeschichte 73 (1986), S. 158–182, hier S. 174–178.

75 Blätter für Volksgesundheitspflege, 2. Jg. (1902), S. 3.

76 Vgl. exemplarisch Blätter für Volksgesundheitspflege, 3. Jg. (1903), S. 337–343 u. 2. Jg. (1902), S. 184–186.

77 Vgl. exemplarisch Blätter für Volksgesundheitspflege, 3. Jg. (1903), S. 63f. u. 2. Jg. (1902), S. 128.

Eindeutiger noch gegen die Intentionen der Naturheilbewegung agierte die vornehmlich von Dermatologen beherrschte, 1902 gegründete Deutsche Gesellschaft zur Bekämpfung der Geschlechtskrankheiten.[78] Sie klärte nicht nur über die Gefahren der Geschlechtskrankheiten auf, sie nahm auch offensiv gegen die von der Naturheilbewegung propagierten Heilmethoden Stellung und setzte sich mit allem Nachdruck dafür ein, den Laienpraktikern wenigstens die Behandlung von Geschlechtsleiden zu verbieten.[79]

Mit ihren selbstauferlegten Beschränkungen war zumindest den Vereinen für Volkshygiene im direkten Umgang mit dem Publikum nicht viel mehr Erfolg beschieden als den aggressiven Kämpfern gegen das Kurpfuschertum. Während sich die Naturheilbewegung in kaum verminderter Geschwindigkeit weiter ausbreitete, hatten die Vereine für Volkshygiene Mühe, Mitglieder zu gewinnen. Ihre Veranstaltungen litten unter chronischem Besuchermangel, und auch das Engagement der Ärzte vor Ort war wesentlich bescheidener, als sich die Initiatoren der Vereine dies wünschten.[80]

Trotzdem schloß man in der Naturheilbewegung nicht aus, daß die ärztliche Volksbelehrung auf Dauer doch eines ihrer zentralen Ziele erreichen könnte: der naturheilkundlichen Aufklärungsarbeit im öffentlichen Bewußtsein den Rang abzulaufen und die Ärzteschaft mit Unterstützung der Behörden und flankiert von bekannten Persönlichkeiten des öffentlichen Lebens als Avantgarde einer „wissenschaftlichen" Hygienebewegung in Szene zu setzen, die zwar stillschweigend Teile des hygienischen Programms der Naturheilbewegung übernahm, gleichzeitig aber auf diesem Wege den umstrittenen Positionen der Schulmedizin zu allgemeiner Akzeptanz zu verhelfen versuchte.[81]

Die Internationale Hygiene-Ausstellung und das „Kurpfuscherei-Gesetz"

Genau diese Tendenzen meinte die Naturheilbewegung in der viel beachteten Internationalen Hygiene-Ausstellung in Dresden im Jahre 1911 erkennen zu können.[82] Mit großem Aufwand vorbereitet durch renommierte

78 Zu dieser Organisation vgl. Weindling (wie Anm. 71), S. 48f.

79 Deutsche Gesellschaft zur Bekämpfung der Geschlechtskrankheiten: Bericht über die Tätigkeit in den Jahren 1902–1913, S. 7ff.

80 Ärztliches Vereinsblatt, 39. Jg. (1910), S. 98. u. S. 301.

81 Bericht über die Verhandlungen und Beschlüsse der 10. [8.] Bundesversammlung des Deutschen Bundes der Vereine für naturgemäße Lebens- und Heilweise (Naturheilkunde) zu Weißenfels a. S., nach der stenographischen Niederschrift, 2.–4. Juni 1906. O.O. [Berlin] 1906, S. 14.

82 Zu dieser Veranstaltung vgl. Martin Roth: Menschenökonomie oder Der Mensch als technisches und künstlerisches Meisterwerk, in: Rosemarie Beier/Martin Roth (Hg.): Der gläserne Mensch – eine Sensation. Zur Kulturgeschichte eines Ausstellungsobjekts (Baustein 3 des Deutschen Historischen Museums, Berlin), 1990, S. 39–67, hier S. 49ff.

Vertreter der hygienischen Wissenschaft, unterstützt durch mit hygienischen Fragen befaßte Behörden und Universitäten, versuchte die Veranstaltung dem Publikum in anschaulicher Weise verschiedenste Aspekte der modernen Hygiene nahezubringen. Nach den Worten ihres Sponsors, des sächsischen Industriellen Lingner, Hersteller des Mundwassers „Odol", Besitzer der Sächsischen Serum-Werke und Mitglied des Deutschen Vereins für Volks-Hygiene, sollte von der Ausstellung ein Anstoß für die Bildung einer Bewegung ausgehen, die die Lehre von der Gesundheitspflege jedem Menschen zugänglich machte. Dabei wollte man vor allem auf die große Bedeutung von Sonne, Luft und Wasser aufmerksam machen, auf jene „drei großartig einfachen Mittel, die die Grundelemente der Gesundheitspflege bilden".[83] Damit propagierte er genau das, was die Naturheilvereine lange Zeit beinahe exklusiv betrieben und gepredigt hatten, erwähnte die Naturheilbewegung aber mit keinem einzigen Wort.

Auch auf der Ausstellung selbst war die Naturheilbewegung nicht präsent. Der Deutsche Bund, der sich frühzeitig um eine Ausstellungsfläche zum Thema „Körperpflege" in der wissenschaftlichen Abteilung beworben und zunächst eine Zusage erhalten hatte, erhielt kurz vor der Eröffnung einen ablehnenden Bescheid mit der Begründung, private Vereinigungen dürften in der wissenschaftlichen Abteilung prinzipiell nicht repräsentativ auftreten und für die Ausstellung einzelner Gegenstände sei dort kein Platz. Die literarische Abteilung wies zwei vom Deutschen Bund auf Anfrage der Leitung zur Ausstellung vorgeschlagene Schriften als „ungeeignet" zurück. Auf das einige Tage nach Eröffnung der Ausstellung einlaufende Angebot, in einer der kommerziellen Abteilungen einen Stand aufzubauen, ging der Deutsche Bund nach diesem Vorspiel nicht mehr ein.

Daß das Verhalten der Ausstellungsleitung wohl kein Zufall war, daß man die Naturheilbewegung am liebsten nicht dabei haben wollte, ja daß sie gar nicht in das Konzept der Ausstellung paßte, zeigte allein schon die Tatsache, daß erbitterte Gegner der Bewegung, die Deutsche Gesellschaft zur Bekämpfung der Geschlechtskrankheiten und die Deutsche Gesellschaft zur Bekämpfung des Kurpfuschertums – ebenfalls private Vereinigungen -, jeweils eine eigene Abteilung erhalten hatten. Entsprechend gestaltete sich die Präsentation einiger zwischen Naturheilanhängern und schulmedizinisch orientierter Ärzteschaft besonders umstrittener Bereiche. Zwar wurde hier und dort auf die Vorzüge der physikalischen Therapien hingewiesen, geworben aber wurde vor allem um Vertrauen in die Segnungen der Impfung und der Serumtherapie. Hinweise auf die Gesundheitsschäden, die etwa eine Syphilistherapie mit Quecksilber oder Salvarsan nach sich zog, waren dagegen nirgends zu finden. Die Kurpfuscherei-Abteilung warnte einmal mehr vor den Risiken der „sogenannten Naturheilkunde", vor den Laienpraktikern und den Agitatoren der Naturheilbewegung.[84]

83 Hierzu und zum folgenden vgl. Der Naturarzt, 39. Jg. (1911), S. 258–260.
84 Der Naturarzt, 39. Jg. (1911), S. 260 sowie den Bericht über die Ausstellung ebd., S. 297–300 u. 325–330.

Unter diesen Umständen stellte sich der Naturheilbewegung die Hygiene-Ausstellung – trotz des ausdrücklichen Lobes für die Initiative der Veranstalter als solche – in erster Linie als Versuch dar, „ein Gegengewicht gegen die Naturheilbewegung zu schaffen" und „die Herrschaft der Schulmedizin" zu befestigen.[85] Nun wollte man sich erst recht nicht einfach zur Seite schieben lassen und die versteckten und offenen Angriffe kommentarlos hinnehmen. Im Sommer 1911, noch während die Ausstellung lief, richtete der Deutsche Bund in Dresden einen zweitägigen „Kongreß für Naturheilkunde und Volkswohlfahrt" aus, um gegen das Verhalten der Ausstellungsleitung und die tendenziöse Anlage der Ausstellung zu protestieren, der Öffentlichkeit die Standpunkte und die Verdienste der Naturheilbewegung um die hygienische Volksaufklärung deutlich zu machen und die drohenden Einschränkungen ihrer Aktivitäten ins öffentliche Bewußtsein zu rücken.[86] Zur Teilnahme an dieser Kundgebung ließen sich nicht nur Naturheilanhänger aus ganz Deutschland mobilisieren. Auch Vertreter etlicher anderer medizinkritischer Vereinigungen wie der Tierversuchs- und der Impfgegner, der homöopathischen und biochemischen Laienvereine waren angereist oder unterstützten mit Grußadressen die Initiative des Deutschen Bundes.

Daß die Naturheilbewegung und andere medizinkritische Vereinigungen die Hygiene-Ausstellung als Provokation empfanden, erklärt sich nicht nur aus dem Umstand, daß das prestigeträchtige Unternehmen ausgerechnet in der Hauptstadt des Königreichs Sachsen, von den Ärzten gerne als „Paradies der Kurpfuscher" apostrophiert, stattfand. Die Ausstellung fiel auch in eine Zeit, als eine Kommission des Reichstags ein Gesetzesvorhaben der Regierungen „gegen Mißstände im Heilgewerbe" diskutierte, das nicht nur die Entfaltungsmöglichkeiten der Laienpraktiker und damit auch die alternativer Heilmethoden empfindlich beschneiden sollte, sondern auch darauf abzielte, die medizinkritische Agitation wenigstens teilweise lahmzulegen.[87] Die ständigen Warnungen der Ärzteschaft vor den vermeintlichen Risiken der Laienpraxis hatten zumindest bei den Regierungen gegriffen. Der Gesetzentwurf untersagte den Laienpraktiker unter anderm die Behandlung ansteckender Krankheiten und grenzte obendrein die Besprechung von Methoden zur Behandlung von Geschlechtsleiden auf die medizinische Fachöffentlichkeit ein.[88]

Zwar gelang es der Naturheilbewegung im Bündnis mit anderen medizinkritischen Initiativen, unter den Reichstagsabgeordneten die Skepsis gegen die Pläne der Regierungen und das Mißtrauen gegenüber der Ärzteschaft derart zu schüren, daß die Beratungen der Reichstagskommission schließlich versandeten. Gleichwohl zeigte sich hier in aller Deutlichkeit,

85 Der Naturarzt, 39. Jg. (1911), S. 260.
86 Vgl. den Bericht in ebd., S. 253-269.
87 Entwurf eines Gesetzes gegen Mißstände im Heilgewerbe, abgedruckt in Beilage Nr. 790 zum Ärztlichen Vereinsblatt, 39. Jg. (1910).
88 Ebd., §§ 7 u. 12.

daß die Zeiten vorüber waren, in denen sich die Naturheilbewegung entfalten konnte, ohne auf ernsthaften Widerstand zu stoßen. Durch ihre erfolgreiche medizinkritische Propaganda hatte sie die Ärzte herausgefordert und Gegenmaßnahmen provoziert. Die Bewegung mußte erleben, wie die Mediziner sie an allen Fronten in die Defensive zu drängen suchten. Das galt auch für die Popularisierung medizinischer und hygienischer Fragen. Lange Zeit hatte die Naturheilbewegung dieses Feld dominiert und vergeblich ein Engagement der Ärzte angemahnt. Nun sah sie sich mit der Tatsache konfrontiert, daß die Ärzteschaft sehr wohl bereit war, sich der Volksaufklärung anzunehmen – aber nicht im Sinne der Naturheilbewegung, sondern gegen sie. Dadurch wurde die Naturheilbewegung gezwungen, einen großen Teil ihrer Energien auf die Abwehr der öffentlichen Attacken ihrer Gegner zu verwenden, und das nicht zuletzt, um wichtige Elemente dessen zu bewahren, was sie aufgebaut hatte: ein Netz von professionellen Therapeuten, die für alle inneren Krankheiten alternative Heilmethoden anbieten konnten, und Diskussionsforen für medizinische Laien, die umfassend Kritik an der dominierenden akademischen Medizin übten und über alternative Behandlungsmethoden informierten.

„Naturheilkunde ist keine Wissenschaft!"

Naturheilvereine, Ortskrankenkassen und Parteien in den Auseinandersetzungen um die Errichtung eines Lehrstuhls für Naturheilkunde an der Universität Leipzig (1894–1924)

Marina Lienert

1. Einleitung

Wohl nirgends kommt die ambivalente Haltung der Verfechter alternativer Heilweisen gegenüber der Schulmedizin – einerseits Medizinkritik, andererseits der Wunsch nach Anerkennung durch die Schulmedizin – so deutlich zum Ausdruck wie in ihrem Bestreben, mit einem Lehrstuhl an einer Universität vertreten, damit der Schulmedizin gleichgestellt zu sein und staatliche Anerkennung und Förderung zu erhalten. Dennoch ist die Etablierung z.B. der Naturheilkunde und der Homöopathie an deutschen Hochschulen bisher noch nicht umfassend untersucht worden.[1] Cornelia Regin wies in ihrer verdienstvollen Arbeit „Selbsthilfe und Gesundheitspolitik" auf entsprechende Versuche der Naturheilbewegung im Kaiserreich hin und bot eine Grundlage für weitergehende Untersuchungen.[2] Petra Werner beschrieb in einer Studie detailliert die in der Weimarer Republik einsetzenden öffentlichen Diskussionen in der Verfassungsgebenden Preußischen Landesversammlung um einen entsprechenden Lehrstuhl an der Berliner Universität, während Daniel Jung die Vorgeschichte der Lehrstühle für Naturheilkunde in Jena und Berlin kurz skizziert.[3] In Sachsen, seit den 1860er/ 1870er Jahren Hochburg der Naturheilbewegung, gab es bereits seit Mitte der 90er Jahre des vorigen Jahrhunderts im Landtag immer wieder entsprechende Verhandlungen. Erstmals wurde 1894 die Forderung erhoben, in Leipzig einen solchen Lehrstuhl einzurichten – bezeichnenderweise während einer Debatte über die Haltung der Krankenkassen zu den nichtapprobierten Behandlern, und gerade dieses Verhältnis sollte auch die weiteren Diskussionen in Sachsen entscheidend beeinflussen.

In den folgenden 30 Jahren wurde über dieses Thema noch mehrfach heftig öffentlich gestritten. Entschiedene Befürworter einer naturheilkundli-

1 Zur Zeit erarbeitet Christian Lucae in Heidelberg eine Dissertation über: Die Bestrebungen zur Errichtung von Lehrstühlen für Homöopathie im deutschen Sprachraum von den Anfängen bis zur Weimarer Republik.

2 Cornelia Regin: Selbsthilfe und Gesundheitspolitik: die Naturheilbewegung im Kaiserreich (1889–1914). Stuttgart 1995, S. 380f.

3 Petra Werner: Zu den Auseinandersetzungen um die Institutionalisierung von Naturheilkunde und Homöopathie an der Friedrich-Wilhelms-Universität zu Berlin zwischen 1919 und 1933. In: Medizin, Gesellschaft und Geschichte 12 (1993), S. 204–219; Daniel Jung: Institutionalisierung und akademische Ausbildung auf dem Gebiet der Naturheilkunde im gesellschaftlichen Wandel: Die Geschichte der Lehrstühle für Naturheilkunde an den Medizinischen Fakultäten Jena (1923–38) und Berlin (1900–1945). Med. Diss., Leipzig 1996.

chen Ausbildung der Studenten waren in Sachsen vor allem die Ortskrankenkassen, die ihre Positionen auch im Landtag und mit Petitionen an das sächsische Ministerium für Kultus und öffentlichen Unterricht zum Ausdruck brachten. Die Gründe dafür und ihre Argumentationsmuster sollen ebenso dargestellt werden wie die Interessen und Intentionen der Naturheilvereine, die gleichfalls mit Petitionen an den Landtag und das Kultusministerium die erneute Befassung mit dieser Thematik erforderlich machten. Auch die Argumentation der als Widersacherin auftretenden Medizinischen Fakultät Leipzig, die stets als Gutachterin ihre Gegenargumente vortragen konnte, soll kritisch hinterfragt werden.

Die auf Primärquellen basierende Studie kann einerseits eine differenzierende Bewertung dieser Auseinandersetzungen ermöglichen, andererseits einen Beitrag zur Beantwortung der Frage leisten, welche Haltung die Krankenkassen zur Naturheilbewegung in Sachsen eingenommen haben.

2. Ein Vorspiel

An den Anfang der Betrachtungen soll aber eine Episode gestellt werden, die als Vorspiel für die grundsätzlichen Auseinandersetzungen gelten kann.

Als im Jahre 1895 die Petitionsdeputation der II. Kammer des sächsischen Landtags über zwei einschlägige Anträge zu beraten hatte, wurde „konstatiert, daß bereits im Jahre 1874 ein Dr.med. Niemeyer aus Magdeburg, nachdem er an der Universität in Berlin auf sein Ansuchen abschlägig beschieden worden war, sich an der Universität Leipzig mit Genehmigung der Fakultät als Privatdozent für das Naturheilverfahren niedergelassen, Vorlesungen gehalten und eine Klinik für Brustkranke eingerichtet habe, daß derselbe aber sehr bald seine Thätigkeit wieder einstellen mußte, und zwar, wie er selbst angiebt, aus Mangel an Zuhörern."[4] Dazu ist festzustellen, daß Paul Niemeyer (1832–1890) sich 1876 in Leipzig als Privatdozent für physikalische Diagnostik habilitierte,[5] aber in seinen zahlreichen Abhandlungen und Vorträgen für das große Laienpublikum eindeutig auch naturheilkundliche Positionen bezog.[6] Bemerkenswert ist hier die Toleranz, die die Medizinische Fakultät zunächst aufbrachte, setzte sie sich doch engagiert beim widerstrebenden Kultusministerium für die Habilitierung Niemeyers ein. Sie war von der Wissenschaftlichkeit seiner Arbeit überzeugt, wenn auch mit folgender Einschränkung: „Er wird allerdings im Fall der Zulassung kein Privatdozent der herkömmlichen Art sein, indessen ist die Fac[ultät]

4 Sächsisches Hauptstaatsarchiv, Ministerium für Volksbildung, Nr.10209 / 21, Acta, die Errichtung eines Lehrstuhls für Naturheilkunde in Leipzig betr. 1895–1924, Bl. 132.

5 Universitätsarchiv der Universität Leipzig, PA 1521, Bl. 13.

6 So fungierte er als Herausgeber der „Ärztlichen Sprechstunden. Gesundheitslehre für Jedermann", die ab ihrem zweiten Jahrgang 1883 mit dem Untertitel: „Zeitschrift für naturgemäße Gesundheits- und Krankenpflege" als Organ des hygienischen Vereins zu Berlin erschienen.

der Ansicht, dass er in seinem speciellen Fache als akademischer Lehrer recht wirksam wird sein können."[7] Der von Carl Thiersch (1822–1895), seinerzeit Dekan, als Persönlichkeit mit „übermüthig gesteigertem Selbstwertgefühl" und „energischer Kraft"[8] gezeichnete Niemeyer geriet noch im gleichen Jahr in Konflikt mit Carl R.A. Wunderlich (1815–1877), den er indirekt der „Schulfuchserei" bezichtigte.[9] Als Grund für sein Ende 1878 erfolgtes Ausscheiden aus der Medizinischen Fakultät Leipzig gab Niemeyer an, daß er einer „sehr vorteilhaften Berufung nach der Reichshauptstadt Folge „ leisten würde.[10] Der in der Verhandlung der Deputationskammer genannte „Mangel an Zuhörern" ist aber nicht auszuschließen. Möglicherweise rührt auch von diesen, zwanzig Jahre später von einem Abgeordneten noch lebhaft erinnerten Erfahrungen eine gewisse Animosität gegenüber den eifrigen Verfechtern der Naturheilkunde her, die nicht zu unterschätzen ist, wenn man den Professoren der Medizinischen Fakultät nicht ausschließlich standespolitische Motive unterstellen will. Die hier gezeigte Toleranz deutet zudem darauf hin, daß die Professoren zu jener Zeit in den Naturheilkundlern noch keine bedrohliche Konkurrenz sahen. Sachsen war in den 1860er / 1870er Jahren zwar die Hochburg der Naturheilbewegung geworden, was unter anderem in der Gründung des „Zentralvereins für Naturheilkunde in Sachsen" im Jahre 1872 seinen Ausdruck fand. Aber dessen Ausbreitung und Einfluß war noch relativ unbedeutend.

3. Der Konflikt um die Errichtung eines Lehrstuhls für Naturheilkunde in Leipzig (1894–1924)

Erstmalig wurde die Forderung nach Errichtung eines Lehrstuhls für Naturheilkunde an der Leipziger Universität in der Sitzung der Zweiten Kammer des sächsischen Landtags am 23.01.1894 gestellt. Es ging in der Debatte um die bereits seit 1887 im Deutschen Reich diskutierte Frage, ob die Krankenkassen die Behandlungskosten durch einen nichtapprobierten Naturheilarzt in Einzelfällen erstatten dürfen. Die sächsische Staatsregierung bejahte diese Frage in einer Verordnung des Ministeriums des Innern im Jahre 1892 und schuf damit die Voraussetzungen für eine Praxis, wie sie der sozialdemokratische Abgeordnete Pinkau beschrieb: „[...] seit jener Zeit, seit etwa drei Jahren, werden in Leipzig auch die Kassenmitglieder durch Naturheilkundige behandelt. [... Es wurden] in Leipzig zwei approbierte Ärzte eingesetzt, welche regelmäßig diejenigen zu untersuchen haben, die auf naturgemäßem Wege sich behandeln lassen wollen, und wo halbwegs die Aussicht vorhanden ist, daß die betreffenden Simulanten sind oder die Kasse zu schädigen versuchen, sind die Ärzte beauftragt, die betreffenden an Mediziner zu

7 Universitätsarchiv der Universität Leipzig, PA 1521, Bl. 11.
8 Ebenda, Bl. 10.
9 Ebenda, Bl. 16.
10 Ebenda, Bl. 20.

verweisen."[11] Diese Vorgehensweise wurde von einem freisinnigen Abgeordneten, dem niedergelassenen Arzt Karl Oswald Minckwitz, in einer Interpellation angegriffen. Er endete mit der Frage, ob die Königliche Staatsregierung gedenke, „der bezeichneten, nicht gesetzlichen und das Kurpfuschertum im Königreiche Sachsen groß ziehenden Verwendung von Mitteln der Krankenkassen entgegenzutreten?"[13] Die anschließende Diskussion darüber nutzte der Abgeordnete der antisemitischen Deutschen Reformpartei Max Schubert, Fabrikant in Chemnitz, dazu, im Namen seiner Wähler die Gleichstellung der Naturheilkunde mit dem Medizinalverfahren und die Errichtung eines Lehrstuhls für Naturheilkunde an der Leipziger Universität zu fordern.

Diese ganze Diskussion kennzeichnet die seit den 1870er Jahren veränderte Situation: den Schulmedizinern waren mit den Naturheilärzten inzwischen echte Konkurrenten erwachsen, was vor allem im Wachstum der Naturheilbewegung seine Ursache hatte. Aus dem lokal begrenzten „Zentralverein für Naturheilkunde in Sachsen" hatte sich über zwei konkurrierende Verbände im Jahre 1888 schließlich der „Deutsche Bund der Vereine für Gesundheitspflege und arzneilose Heilweise" gebildet. Sein regionaler Schwerpunkt lag nach wie vor in Sachsen. Die Zahl seiner Mitglieder stieg rasch an; zählten beispielsweise die Leipziger Vereine im Jahre 1890 noch 550 Mitglieder, waren es im Jahre 1900 bereits 3157.[13] Der mittelständisch dominierte „Deutsche Bund ..." verhielt sich politisch neutral, auch gegenüber der Sozialdemokratie.[14] Dagegen opponierten 1890 einige sächsische Ortsvereine, die zunächst sozialistische Tendenzen verfolgten, und gründeten den „Verband der Vereine für Natur- und Volksheilkunde" in Sachsen - Altenburg, dem in den Jahren bis 1894 insgesamt 32 Ortsvereine mit knapp 3.000 Mitgliedern angehörten.

Einer dieser Ortsvereine, der Verein Leipzig-Reudnitz, veröffentlichte im Jahr 1895, also nur ein Jahr nach der Schubertschen Forderung, in der Zeitschrift des Verbandes der Vereine für Natur- und Volksheilkunde eine Petition nebst Begründung an das Königlich Sächsische Ministerium des Kultus und öffentlichen Unterrichts (nachfolgend: Kultusministerium) um Errichtung eines Lehrstuhls für Naturheilkunde und öffentliche Vorlesungen auch für Laien, insbesondere für Volksschullehrer.[15] Gedruckte Kurzfassungen dieser Petition waren über einen Verlag zu beziehen. Das Echo

11 Mitteilungen über die Verhandlungen des ordentlichen Landtags im Königreiche Sachsen während der Jahre 1893–1894. Zweite Kammer, Nr. 1–66. Dresden 1894, S. 391.

12 Ebenda, S. 386.

13 Gunnar Stollberg: Die Naturheilvereine im Deutschen Kaiserreich. In: Archiv für Sozialgeschichte 28 (1988), S. 287–305, hier S. 290.

14 Ebenda, S. 294.

15 Petition nebst Begründung des Vereins Leipzig-Reudnitz an das Königlich Sächsische Ministerium des Kultus und öffentlichen Unterrichts in Dresden. In: Natur- und Volksheilkunde. Zeitschrift des Verbandes der Vereine für Natur- und Volksheilkunde 5 (1895), S. 97–101.

auf diese Aktion war beachtlich, gingen doch vom Juli 1895 bis zum Februar 1896 immerhin 89 dieser Formulare (nicht aber die abgedruckte lange Fassung) mit 2.071 Unterschriften aus dem westsächsischen Raum (u.a. aus Leipzig, Crimmitschau, Frankenhausen, Chemnitz) beim Kultusministerium ein. Dieses forderte bereits nach Erhalt des ersten dieser Petitionsformulare im Juli 1895 die Medizinische Fakultät der Leipziger Universität zu einem Gutachten auf, „zumal nicht ausgeschlossen ist, daß die Petenten sich mit einem gleichen Antrag künftig an die Ständeversammlung wenden werden."[16] Hier irrte das Kultusministerium nicht, denn ein weiteres Exemplar wurde an den Petitionsausschuß der Zweiten Kammer gerichtet und mußte nun von diesem behandelt werden. Die gedruckten Gesuche enthielten auch die Herkunftsorte und Berufe der Unterzeichner. In ganz überwiegendem Maße kamen diese aus den unteren und mittleren Schichten der Bevölkerung, waren Fabrikarbeiter, Handwerker und, für diese Region typisch, relativ oft in der Textilindustrie beschäftigt.

Zur gleichen Zeit beschloß die Freie Vereinigung sächsischer Ortskrankenkassen (nachfolgend Freie Vereinigung), die Ständekammern zu ersuchen, „ die Errichtung und Unterhaltung eines Lehrstuhls für Physiatrie an der königlichen Universität zu Leipzig hochgeneigtest [zu] beschließen."[17] Stellvertretend für die Freie Vereinigung reichte der Vorsitzende der Dresdner Ortskrankenkasse, der sozialdemokratische Abgeordnete der Zweiten Kammer Julius Fräßdorf (1857–1932), am 15. Januar 1896 eine Petition bei der Beschwerde- und Petitionsdeputation der Zweiten Kammer ein. Am 26. März 1896 wurde in der Zweiten Kammer des sächsischen Landtags abschließend über den diesbezüglichen schriftlichen Bericht der Beschwerde- und Petitionsdeputation beraten und beschlossen, die Anträge auf sich beruhen zu lassen.

Den nächsten Vorstoß unternahm der Verein für Natur- und Volksheilkunde zu Taura, Mitglied des im Vergleich zum „Deutschen Bund ... " kleineren „Verbandes der Vereine für Natur- und Volksheilkunde", der am 10. Mai 1903 in einem Antrag an das Kultusministerium die Bitte formulierte, „Hohe Staatsregierung wolle an der Universität Leipzig einen Lehrstuhl für naturgemäße Gesundheitspflege einrichten."[18] Aus der Begründung wird allerdings ersichtlich, daß unter dem Begriff der Gesundheitspflege auch die therapeutischen Verfahren der Naturheilkunde gefaßt wurden. Das Kultusministerium forderte abermals ein Gutachten von der Medizinischen Fakultät der Universität Leipzig an und lehnte den Antrag ab.

Sieben Jahre später, im Dezember 1910, war es nun wieder die Freie Vereinigung, die die Ortskrankenkasse Leipzig als geschäftsführende Vereinigung beauftragte, an das Kultusministerium eine Petition zu richten mit der Aufforderung, an der Universität Leipzig einen Lehrstuhl für Naturheilkunde zu errichten. Nach Erstellung eines Gutachtens seitens der Medizinischen Fakultät wurde abermals ein abschlägiger Bescheid erteilt.

16 Sächsisches Hauptstaatsarchiv (wie Anm. 4), Bl. 2.
17 Ebenda, Bl. 56–67.
18 Ebenda, Bl. 141–143.

Im Oktober 1913 war es zunächst eine Eingabe eines praktischen Arztes in Bautzen, A. Rohr (gest. 1918), an das Kultusministerium, die der Medizinischen Fakultät zur Stellungnahme vorgelegt wurde. Erstmals startete aber auch der „Deutsche Bund ..." eine Kampagne, in deren Verlauf vom Dezember 1913 bis zum März 1914 beim Landtag 141 gleichlautende Petitionen von Vereinen für naturgemäße Lebens- und Heilweise in Sachsen eingingen, unterschrieben von 1.863 Einzelpersonen, 23 Naturheilvereinen, 36 Ortskrankenkassen und 7 Betriebskrankenkassen aus ganz Sachsen. Die soziale Zusammensetzung der Unterzeichner war wesentlich differenzierter als 1895/96. So stand auf den Listen neben dem Fabrikdirektor der Arbeiter, neben dem Postdirektor der Hilfsgerichtsvollzieher, aber auch ein Heilkundiger und viele Handwerker gehörten zu den Unterzeichnern. Der „Deutsche Bund ... " als größte Organisation der Naturheilbewegung befand sich in den Jahren vor dem ersten Weltkrieg auf dem Höhepunkt seiner Entwicklung, ablesbar aus seinen Mitgliederzahlen, aber auch aus der Vielzahl der von den Ortsvereinen unterhaltenen Einrichtungen, wie Luftbädern, Familiengartenanlagen usw. Unterstützt wurde der obengenannte Antrag auch vom Bund der Gärtner aus Gohlis-Cossebaude (bei Dresden), der in einem Schreiben seine Position darlegte. Erstmals nahmen in einer eigenen Petition die Ärztekammer zu Dresden, der ärztliche Bezirksverein Dresden-Stadt und die Gesellschaft für Natur- und Heilkunde zu Dresden (eine seit 1818 bestehende Ärztevereinigung) unaufgefordert das Wort zur Petition der Vereine für naturgemäße Lebens- und Heilweise in Sachsen. Das Kultusministerium beauftragte neben der Medizinischen Fakultät zugleich das Landesgesundheitsamt mit der Begutachtung der Anträge. Dieses empfahl zu prüfen, „ob es angezeigt erscheint, im Zusammenhang mit der medizinischen Klinik einen besonderen Lehrauftrag für die Darstellung der physikalisch-diätetischen Therapie zu erteilen." [19] Die Staatsregierung bezog diesen Vorschlag in ihre Stellungnahme zu den Petitionen ein. Trotzdem beschloß die Zweite Kammer des sächsischen Landtags am 14. Mai 1914, die Petitionen der Vereine für naturgemäße Lebens- und Heilweise in Sachsen und des Bundes der Gärtner in Gohlis-Dresden der Königlichen Staatsregierung zur Kenntnisnahme zu überweisen. Zwar beauftragte daraufhin das Kultusministerium die Medizinische Fakultät mit der Prüfung des Vorschlages. Diese kam auch mit einem Personalvorschlag dieser Aufforderung nach, jedoch war nach Kriegsbeginn keinerlei Aktivität zur Verbesserung der Lehre auf dem Gebiet der physikalisch-diätetischen Heilweise mehr zu verzeichnen. Auf eine entsprechende Anfrage des nationalliberalen Abgeordneten Bleyer gab die Regierung im März 1916 an, daß die Errichtung einer etatmäßigen außerordentlichen Professur für physikalisch-diätetische Therapie während des Krieges zurückgestellt worden sei, zumal der in Aussicht genommene Hochschullehrer im Heeresdienst stünde.[20]

19 Ebenda, Bl. 198.

20 Mitteilungen über die Verhandlungen des ordentlichen Landtags im Königreiche Sachsen während der Jahre 1915–1916. Zweite Kammer, Nr. 26–49. Dresden 1916, S. 1211.

Im Januar 1919 kam das Kultusministerium auf die Vorschläge von 1914 zurück. Die Verhandlungen wurden schließlich im September desselben Jahres mit der Ernennung von Friedrich Rolly (1874–1930) zum planmäßigen außerordentlichen Professor der physikalischen und diätetischen Heilmethoden beendet.

Rolly scheint nicht im Sinne der Naturheilbewegung gewirkt zu haben, was bereits 1916 in der „Münchner Medizinischen Wochenschrift“ vorausgesagt und im Naturarzt, dem publizistischen Organ des „Deutschen Bundes ...“, sarkastisch kommentiert worden war.[21] Folgerichtig richteten im Januar 1921 die Vogtländische Bundesgruppe der Naturheilvereine Plauen-West und die Erzgebirgische Bundesgruppe des Deutschen Bundes für naturgemäße Lebens- und Heilweise (Naturheilkunde) zwei gleichlautende Anträge an die sächsische Regierung auf Errichtung eines Lehrstuhls für Naturheilkunde an der Landesuniversität. Allerdings wurden diese eindeutig ohne Kenntnis der nun fast 30 Jahre verfolgten Bestrebungen in Sachsen verfaßt und so gehalten, daß sie in jedem deutschen Land hätten eingereicht werden können. Das Kultusministerium verwies auf den Lehrauftrag für Rolly und die knappen finanziellen Mittel, die keine weitergehende Lösung zulassen würden.

Die diesbezüglichen Auseinandersetzungen im Landtag endeten im Juli 1924 mit einem Antrag der KPD , „[...] die Regierung zu ersuchen, nach dem Vorbild von Berlin und Jena an der Universität Leipzig einen Lehrstuhl für biologisch-naturgemäße Heilweise zu errichten.“ [22] Auf diesen Antrag kann im folgenden nicht näher eingegangen werden, wurde er doch nicht weiter erläutert und im Landtag auch nicht diskutiert. Die Gründe dafür sind nicht überliefert, vielleicht war es ein Ignorieren des Antragstellers, vielleicht glaubten die Abgeordneten, daß mit dem Lehrauftrag in Leipzig das Mögliche bereits geschaffen wurde. Dieser wurde seit 1922 von Herbert Assmann (geb.1882) wahrgenommen, der aber nach seiner Ernennung zum außerordentlichen Professor für die physikalischen und diätetischen Heilmethoden offiziell davon in Kenntnis gesetzt wurde, daß er unbeschadet dessen in seiner bisherigen Stellung als Oberarzt der Medizinischen Klinik belassen wurde.[22] Damit war ein Zustand festgeschrieben, wie er von den Vertretern der Naturheilkunde gerade nicht angestrebt worden war: die Behandlung der Naturheilkunde als eine spezielle Therapieform der Inneren Medizin.

Alle Gesuche gingen davon aus, daß ein großes Bedürfnis in der Bevölkerung bestünde, sich von Naturärzten behandeln zu lassen. Als Beweis wurden die Breite der Naturheilbewegung (für die ärmeren Schichten) und die Beliebtheit der Naturheilsanatorien (für die Vermögenderen) angeführt. Auch die Auflagenhöhe naturheilkundlicher Schriften und Zeitschriften

21 Der Naturarzt 44 (1916), S. 111.

22 Landtagsakten aus den Jahren 1922, 1923, 1924 und 1925. Berichte usw. Nr. 1 bis 1082. (Beilage zu den Mitteilungen). Dresden 1925, S. 799.

23 Universitätsarchiv der Universität Leipzig, PA 1248, o. S.

wurde zitiert, um die tiefe Verwurzelung der Naturheilkunde in der Bevölkerung nachzuweisen.

Unterschiede gab es hingegen in der Definition der Naturheilkunde selbst und in der Form der Medizinkritik.

4. Wie definierten die Befürworter der Naturheilkunde diesen Begriff ?

Die Naturheilkunde ist von ihren Verfechtern teils gar nicht, teils sehr unterschiedlich definiert worden. In der 1895/96 eingereichten Petition des Naturheilvereins zu Taura beispielsweise wurden nebeneinander die Bezeichnungen „Naturheilkunde“ und „Naturheilverfahren“ benutzt, ohne eine Abgrenzung der Begriffe zur Schulmedizin vorzunehmen. Die Antragsteller trennten zwar klar zwischen Gesundheitspflege und Naturheilkunde, aber allein die Verknüpfung der beiden Forderungen nach einem Lehrstuhl für Naturheilkunde und nach öffentlichen Vorlesungen über Gesundheitspflege weist darauf hin, in welch engem Zusammenhang beide gesehen wurden. In der Petition der Freien Vereinigung von 1896 hingegen wurden die Bezeichnungen „Physiatrie“ und überwiegend „arzneilose Heilweise“ , „arzneiloses Heilverfahren“ zur Charakterisierung der Naturheilkunde gebraucht, welche schon eine Abgrenzung zur Schulmedizin beinhalten. Auch die Freie Vereinigung verwies darauf, daß „die Naturheilkunde auf dem Gebiete der naturgemäßen Gesundheitspflege segensreich gewirkt“ hätte.[24] In ihrer Anlage zum Gesuch benutzte sie eine Aufzählung der verschiedenen therapeutischen Verfahren zur Definition der Naturheilkunde. Sie setzte sich mit dem Vorwurf der Unwissenschaftlichkeit auseinander und erklärte: „Das Wissen ist allerdings die Grundlage, aber es kann leider bei dem mangelhaften Zustande der Physiologie nicht immer hinreichenden Grund für das eigene Handeln liefern [... dazu] kommt nun ein empirisch gefundenes, aber allmälig immermehr physiologisch begründetes und zu begründendes System von Anwendungsformen hinzu [...] und dies System haben die Naturärzte“.[25] Neben den verschiedensten üblichen physikalisch- diätetischen Anwendungsformen wurde ausdrücklich auch die „geistige Behandlung“ genannt, womit das ganzheitliche Herangehen auch theoretisch erfaßt wurde. In der Diskussion im Landtag stellte Schubert fest: „[...] es handelt sich darum, daß das Naturheilverfahren auf den Boden der Wissenschaft gestellt werden soll, wozu auch die Erfahrungslehre gehört [...] Wenn [...], wie die Vertreter der Naturheilmethode mir mittheilten, es besonders auf Erfahrung in der Anwendung der physikalischen Heilmittel ankommt...“[26] Die Natur-

24 Sächsisches Hauptstaatsarchiv (wie Anm. 4), Bl. 59.
25 Ebenda, Bl. 64.
26 Mitteilungen über die Verhandlungen des ordentlichen Landtags im Königreiche Sachsen während der Jahre 1895–1896. Zweite Kammer. Zweiter Band. Dresden 1896, S. 1373.

heilkunde selbst wurde von ihren Befürwortern reduziert auf eine besondere Kenntnis der sogenannten natürlichen therapeutischen Verfahren.

Erst in der von den Mitgliedern des „Deutschen Bundes ..." getragenen Petition von 1913/14, die von den Krankenkassen und vielen Einzelpersonen unterstützt wurde, wurde eine neue Position bezogen: „Neben dieser praktischen Ausbildung ist es aber eine Notwendigkeit, unsere Medizinstudierenden mit jenen grundsätzlichen Auffassungen vom Wesen der Gesundheit und Krankheit vertraut zu machen, aus denen erst sich die Aufnahme der angeführten ‚natürlichen' Heilfaktoren in den Heilschatz ergibt." Sie behaupteten eine „eigene, biologische Krankheitslehre (Ursachentheorie) und Heilungslehre, die Naturheillehre, die wiederum die vorher empirisch erprobten therapeutischen Maßnahmen sicher begründet hat".[27] Hiermit stellten sich nun die Verfechter der Naturheilkunde auf eine Ebene mit der Schulmedizin, was für deren Vertreter um so bedrohlicher erscheinen mußte, da sie nicht mehr darauf beharren konnten, daß sie ja schon alles Wesentliche selbst lehren würden. Erstmals bezogen die Naturheilvereine in ihre Argumentation eine Definition der Naturheilkunde ein, auf die sich der Verband der Ärztevereine für physikalisch-diätetische Therapie auf seinem Verbandstag 1905 geeinigt hatte und die mit den Worten beginnt: „Das Naturheilverfahren baut sich ausschließlich auf dem Grundsatz auf, daß der kranke Organismus nur durch sich selbst, d.h. durch die Natur geheilt wird, und daß die Aufgabe des Arztes nur darin bestehen kann, die Natur in ihrem Heilbestreben zu unterstützen ..."[28]

Die breite Unterstützung, die der Antrag insbesondere durch die Ortskrankenkassen erhielt, kann nicht als Beweis dafür dienen, daß alle Befürworter der Naturheilkunde die hier formulierten Auffassungen vertraten. In der Debatte im Landtag sprachen sich jetzt zwar Vertreter aller Parteien für die Naturheilkunde aus und wiesen beispielsweise die von Minister Beck geäußerte Ansicht, daß „die Naturheilkunde als solche allein keine Wissenschaft sei", zurück.[29] Jedoch wurde über die Definition der Naturheilkunde nicht gestritten. Der SPD-Abgeordnete Fräßdorf konnte unwidersprochen zusammenfassen, daß „[...] Herren aus allen Fraktionen der Meinung [sind], daß erst dann Ordnung in diese ganze Methode gebracht wird, wenn darüber an der Universität gelehrt wird."[30] Die praktische Relevanz wurde also von allen anerkannt, wenn sie auch eine „Ordnung" der behaupteten wissenschaftlichen Grundlagen für erforderlich hielten.

Die 1921 eingereichten, wortgleichen Petitionen von Vereinen des „Deutschen Bundes ..." gingen ebenfalls davon aus, daß die Naturheilkunde ein eigenes theoretisches Konzept verfolge, daß man sie nicht, wie es oft gesche

27 Sächsisches Hauptstaatsarchiv (wie Anm. 4), Bl. 166.
28 Ebenda, Bl. 165.
29 Mitteilungen über die Verhandlungen des ordentlichen Landtags im Königreiche Sachsen während der Jahre 1913–1914. Zweite Kammer. Dresden 1915, S. 3494.
30 Ebenda, S. 3496.

he, betrachten dürfe als „ein Anhängsel der zurzeit herrschenden Lehren der Medizinischen Klinik“[31] – was aber genau geschah.

Die Definition der Naturheilkunde entwickelte sich von einem speziellen Methodenrepertoire, das von der Schulmedizin die wissenschaftliche Fundierung erwartete, zu einer Heilkunde mit von der Schulmedizin unterschiedenen theoretischen Grundlagen, die den spezifischen Einsatz der auch in der Schulmedizin verwandten Methoden begründen. Der entscheidende Schritt wurde im Rahmen der hier beschriebenen Bestrebungen 1913 von den im „Deutschen Bund ...“ vereinigten Naturheilvereinen vollzogen.

5. Medizinkritik

Die Kritik an der Schulmedizin fiel insgesamt moderat aus, waren doch die Verfechter der Naturheilkunde bestrebt, eine Gleichstellung mit der Schulmedizin zu erreichen. Ihr Ziel war es ja, wie in dem Gesuch der Naturheilvereine 1895/96 ausgeführt wurde, die Mediziner zu befähigen, „nach ihrem Eintritt in die Praxis [das Naturheilverfahren] ohne die jetzt üblichen Fehler zur Anwendung zu bringen, das tieferschütterte Vertrauen zu den Ärzten [...zu] befestigen, und die Heilerfolge würden ungleich günstigere sein, als dies jetzt der Fall ist.“ Aus dieser Forderung ergab sich schon der Hauptvorwurf der Petenten an die Schulmediziner: „Die Herren Mediziner sind nun leider oft nicht in der Lage, die ihnen übergebenen Kranken in naturgemäßer Weise zu behandeln, da genannte Heilweise [...] tiefes, ernstes Studium und praktische Erlernung erfordert, wozu aber an der Universität keine Gelegenheit geboten wird.“ So nötigten die Ärzte den Patienten Heilmittel auf, „von deren Nutzlosigkeit, ja Schädlichkeit letztere überzeugt sind.“ [32] Damit würde auch das Vertrauen in den Arzt schwinden, das aber ein wichtiger Heilfaktor sei.

Viel weiter in der Argumentation hingegen gingen die Ortskrankenkassen in der Begründung zu ihrer ebenfalls sehr moderat gehaltenen Petition von 1896. Während in dem Gesuch selbst auf Polemik gegen die Schulmediziner verzichtet wurde – lediglich die fehlerhafte Anwendung natürlicher Heilverfahren monierte man –, ging der Verfasser der Anlage unter Bezugnahme auf die Schriften von Dr.med. Prager „Zur Reform des medizinischen Studiums“ und Dr. Klencke „Vernunft und Dogma“ scharf mit der Schulmedizin ins Gericht: Es wurden aufgezählt „gewisse Mißbräuche und Übertreibungen der akademischen Medizin“ , wie eine „übertrieben anatomische Richtung“ (beachtet wenig die Anfänge und Übergänge einer Krankheit), „die übertrieben diagnostische Richtung“, die Verwendung von nichteinheimischen Medikamenten und die Operationsfreudigkeit von Ärzten. „Welcher Unfug von jungen Ärzten mit Rezeptverschreiben getrieben wird,

31 Sächsisches Hauptstaatsarchiv (wie Anm. 4), Bl. 244.
32 Ebenda, Bl. 1.

ist eine bekannte und durch die Erfahrung der Orts-Krankenkassen beglaubigte Thatsache [...] Zum anderen ist außerordentlich viel unnütz operirt worden bei Frauenkrankheiten, ebenso bei einer ganzen Reihe von skrofulösen Knochen- und Gelenkentzündungen [...] die Ernährungsphysiologie [...] nimmt zu wenig Rücksicht auf die Bedürfnisse des Volkes und der ärztlichen Praxis, ist zu vornehm, ist zu theoretisch und oft zu einseitig." Eine Überlegenheit der Naturheilverfahren wurde insbesondere für „alle die konstituierenden Krankheiten: Skrofulose, Rhachitits, Syphilis, Tuberkulose, Bleichsucht, Nervenkrankheit" behauptet.[33] Es folgte schließlich noch eine Polemik gegen den Standesdünkel der Ärzte und die „Faulheit" an den Universitäten.

Ähnlich argumentierte der Naturheilverein zu Taura in seinem 1895 in der Zeitschrift „Natur- und Volksheilkunde" veröffentlichten Antrag an das Kultusministerium, der aber offensichtlich in dieser Form nicht im Ministerium angekommen war, sondern lediglich durch ein Exemplar der Zeitschrift in den Akten überliefert ist. Interessant ist hier der Verweis auf wirtschaftliche Aspekte, wie den Wegfall von Arzneimittelkosten, und auf Nebenwirkungsfreiheit bei den Naturheilmitteln, was eine indirekte Kritik an der Schulmedizin einschloß.

In der Diskussion der Zweiten Kammer des sächsischen Landtags im Jahre 1896 wurde von den Befürwortern der Naturheilkunde aus taktischen Gründen oder auch aus innerer Überzeugung auf diesbezügliche Medizinkritik verzichtet und lediglich wieder herausgestellt, daß der Naturheilkunde noch Mängel anhaften würden, „und diese denken wir uns nicht besser zu beseitigen, [...] als daß diese Heilmethode wirklich anerkannt und praktisch auf den Universitäten geübt wird."[34]

In dem 1903 eingereichten Antrag des Vereins für Volksheilkunde zu Taura, der die Begriffe Naturheilkunde und Vorbeugung nicht zu trennen vermochte oder wollte, wurde darauf verwiesen, „[...] daß die bis jetzt an den deutschen Universitäten errichteten Lehrstühle für Gesundheitspflege die in sie gesetzten Hoffnungen leider nicht erfüllten, indem sie sich meistens zu Lehrstühlen für Bakteriologie entwickelt haben."[35] Letztlich wurde der falsche Umgang der Menschen mit der Natur als Ursache für Krankheiten und Epidemien angesehen, wenn etwa die einseitige Düngung des Bodens oder der hohe Befall des Viehbestandes mit Tuberkulose kritisiert wurden. Gleichzeitig forderte man die praktische Unterweisung der Medizinstudenten in naturgemäßer Behandlung, da diese bis jetzt zwar behauptet, aber nicht durchgeführt worden sei.

Die Freie Vereinigung hielt sich in ihrer Petition von 1910 sehr zurück und beschränkte sich auf die Feststellung, daß ein Mangel an in der Naturheilkunde ausgebildeten Ärzten immer fühlbarer wäre. Damit kritisierte sie indirekt die Ausbildung an den Universitäten.[35]

33 Ebenda, Bl. 62, 63.
34 Mitteilungen (wie Anm. 26), S. 1374.
35 Sächsisches Hauptstaatsarchiv (wie Anm. 4), Bl. 141–143.
36 Ebenda, Bl. 153.

Betrachtet man nun die Gesuche aus den Jahren 1913/14, lassen sich einige neue Aspekte erkennen: Rohr verwies darauf, daß das „Spezialistentum" es den Studenten erschweren würde, sich einen Überblick über das Gesamtgebiet der Medizin zu erarbeiten. Zudem warf er den Chirurgen vor, zu viel und oft unnötig zu operieren. Aus einem statistischen Vergleich folgerte er: Je höher die Intelligenz der Bevölkerung, desto kritischer stehe diese den Schulmedizinern gegenüber![37] Weniger aggressiv argumentiert wurde in der von den Allgemeinen Ortskrankenkassen massiv unterstützten Petition der Naturheilvereine, aber auch diese versuchten, eine behauptete Überlegenheit der Naturheilkunde gegenüber der Schulmedizin statistisch zu belegen: Unter Bezugnahme auf den Geschäftsbericht der Ortskrankenkasse Barmen für das Geschäftsjahr 1896 wurde festgestellt, daß nach Zulassung der Naturheilkunde eine Senkung der Arzneikosten um 53% und der durchschnittlichen Dauer des Krankheitsfalls von 24,3 auf 18,6 Tage erreicht worden sei.[38]

Um mit dem Antrag der Naturheilvereine aus dem Jahre 1921 zu enden: Auch hier verzichtete man auf eine umfassende Kritik an der Schulmedizin und beklagte lediglich die unzureichende Ausbildung an den Universitäten. Dieser Gesichtspunkt war der Ausgangspunkt jeglicher Kritik, der je nach Überzeugung und / oder taktischer Linie ergänzt wurde durch mehr oder weniger harsche Ablehnung der Schulmedizin. Während die Freie Vereinigung bereits 1896 pauschal auf eigene Erfahrungen verwies, bedienten sich die Verfechter der Naturheilkunde erst 1914 statistischen Materials, das sie wiederum von einer Ortskrankenkasse bezogen, um ihre Behauptungen zu stützen.

6. Das Engagement der Ortskrankenkassen in Sachsen

Dieser Einsatz der Ortskrankenkassen für die Naturheilkunde darf in seiner Bedeutung nicht unterschätzt werden. Er ist besonders bemerkenswert, wenn man die zum Teil restriktive Haltung mancher Krankenkassen gegenüber alternativen Heilmethoden in der Gegenwart bedenkt.

In Sachsen ist die Geschichte der Ortskrankenkassen eng verknüpft mit dem Namen eines Mannes, der bereits oben genannt wurde: Julius Fräßdorf, geboren 1857 in Neuzelle. Er arbeitete als Töpfer in Übigau und war seit 1893 Vorsitzender der Dresdner Ortskrankenkasse. Zugleich war er von 1895 bis 1901 und von 1909 bis 1918 Mitglied des sächsischen Landtags für die SPD, 1903 bis 1906 Abgeordneter des Deutschen Reichstags. Seit 1903 nahm er die Interessenvertretung der Versicherten bei der Landesversicherungsanstalt Sachsen wahr. Im Oktober 1918 noch in die sächsische Regierung geholt, engagierte er sich vom 9. November 1918 bis zum 25. Februar

37 Ebenda, Bl. 160.
38 Ebenda, Bl.166.

1919 im Vereinigten revolutionären Arbeiter- und Soldatenrat Groß-Dresden. 1921 war er Präsident des sächsischen Landtags und Vorsitzender der Landesversicherungsanstalt Sachsen. Als er 1932 in Dresden verstarb, hatte er die Geschicke der Ortskrankenkassen in Dresden und Sachsen über 30 Jahre mitbestimmt und in erster Linie die Interessen der Versicherten vertreten, wie sein Einsatz für die Naturheilkunde beweist.[39]

Bereits in der Diskussion über die von ihm unterzeichnete Petition der Dresdner Ortskrankenkasse 1896 in der zweiten Kammer des sächsischen Landtags verdeutlichte er seine Haltung und die seiner Kollegen: „[...] ich wünsche als Mitglied einer Krankenkasse, daß es mir freigestellt wird, mich so behandeln zu lassen, wie ich es als Mitglied [...] für nothwendig halte.“ Weiter führte er aus: „Der Naturarzt soll nicht allein der Heilende sein, sondern auch der Belehrende, er soll zugleich lehren, wie man Krankheiten verhindert und seinen Körper pflegen und abhärten muß [...]“ Aus der Tatsache, daß in weit über 300 Petitionen von Naturheilkundigen und Anhängern der Naturheilmethode gefordert wurde, den nichtapprobierten Naturheilärzten das Recht zu erteilen, Krankenscheine zu unterschreiben, zieht er die Schlußfolgerung: „[...] wenn aber die Regierung darauf besteht, daß Naturheilkundige Krankenscheine nicht unterschreiben dürfen, dann muß sie dafür sorgen, daß für diese Heilmethode auch praktisch approbirte Leute herangebildet werden [...] es besteht ein großes Verlangen bei den Mitgliedern der Krankenkasse nach naturärztlicher Behandlung, und die Krankenkassen sind nicht in der Lage, diesem Verlangen zu entsprechen.“[40]

Sehr modern mutet die Argumentation der Ortskrankenkasse in ihrer Petition 1910 an, wenn sie beklagt, daß viele Patienten wegen eines Krankenscheines einen Arzt aufsuchten, die verordneten Medikamente jedoch nicht nähmen und „in Ermangelung von in der Naturheilkunde ausgebildeten Ärzten“ zu einem „Heilkünstler“ gingen, was die Genesung noch verzögerte. Sie beklagen deshalb „[...] viel unnötige Ausgaben für Krankengeld und Arzneien, ein Umstand, [...] auf [den] das ständige Steigen der diesbezüglichen Aufwendungen zweifellos zurückzuführen ist, ohne daß im allgemeinen von einer Hebung der Volksgesundheit gesprochen werden kann.“[41]

In der Landtagsdebatte im Jahr 1914 diskutierte Fräßdorf ähnlich und belegte die Inanspruchnahme naturheilkundlich orientierter Ärzte mit konkreten Zahlen aus Dresden: „Wir haben z.B. bei der Allgemeinen Ortskrankenkasse 8 approbierte Naturheilärzte zugelassen, die in überaus großem Umfange als solche tätig sind und geradezu überlastet sind. In den großen Städten kann man den Wünschen der Patienten noch einigermaßen gerecht werden, aber in mittleren Städten und auf dem Lande erst recht, ist das geradezu unmöglich.“ [42] Er zog in dieser Debatte, in der es zugleich um die Errichtung eines Lehrstuhls für Homöopathie in Leipzig ging, auch den

39 Der sächsische Landtag 1909–1915. Biographisch-statistisches Handbuch. Dresden [1915], o. S.

40 Mitteilungen (wie Anm. 22), S. 1368, 1374.

41 Sächsisches Hauptstaatsarchiv (wie Anm. 4), Bl. 153.

42 Mitteilungen (wie Anm. 29), S. 3496.

Vergleich zur homöopathischen Heilweise und verwies darauf, daß es in Dresden nur zwei nicht voll beschäftigte approbierte Ärzte für Homöopathie gäbe.

Aus den Äußerungen Fräßdorfs und den Petitionen der Ortskrankenkassen selbst ist allerdings nicht ersichtlich, daß sie den unterschiedlichen theoretischen Ansatz von Naturheilkunde und Schulmedizin erkannt hätten. Die Ortskrankenkassen unterstützten zwar den Antrag der Naturheilvereine 1913/14 in großem Umfange. Fräßdorf als der Repräsentant der Ortskrankenkassen konnte aber noch im Jahre 1914 auf die Behauptung des Ministers Beck, daß die Naturheilkunde keine Wissenschaft sei, nur wenig überzeugend antworten: „Die Behandlung eines Menschen, einer Krankheit muß doch wissenschaftlich betrieben werden. Wenn das schon heute Mediziner nach dieser Methode tun, so ist das doch bereits eine Wissenschaft, und soweit es das noch nicht ist, soweit die Frage noch nicht geklärt ist, muß man danach streben, sie zur Wissenschaft zu machen, und versuchen, eine gewisse Ordnung in diese Methode hineinzubringen, und das wollen wir."[43]

Fräßdorfs Einsatz für die Naturheilkunde resultierte, wie er 1916 während der Landtagsdebatte ausführte, aus seinen langjährigen Erfahrungen: „Ich bin kein engagierter Anhänger der Naturheilmethode; ich kenne wohl ihren Wert, ich habe sie in meiner langjährigen Praxis kennen gelernt und wünsche ihr dieselben Freiheiten wie den anderen Heilmethoden."[44]

Die materiellen Voraussetzungen dafür sicherte die Dresdner Ortskrankenkasse ebenfalls, wie die 1915 in Betrieb genommene Hydrotherapeutische Anstalt verdeutlicht. Sie wurde im Gebäude der Ortskrankenkasse am Dresdner Sternplatz auf einer Fläche von 800m^2 eingerichtet und stand unter der Leitung eines Nervenarztes, dem 1919 ein weiterer Arzt zur Assistenz beigeordnet wurde. In den Abteilungen für Hydrotherapie und Massagen, für Lichttherapie, für Elektrotherapie, für Gymnastik und im Inhalatorium wurden bereits im ersten Jahr des Bestehens (März 1915–31.12.1915) 1.621 Personen behandelt und 5208 Beratungen durchgeführt. In den Folgejahren stiegen diese Zahlen wesentlich. Die Anstalt stand allen bei der Kasse tätigen Ärzten für ihre Kranken zur Verfügung.[45]

Die Ortskrankenkassen gingen also bei ihrem Eintreten für die Naturheilkunde stets aus vom Bedürfnis ihrer Mitglieder und erkannten die therapeutischen Erfolge der Naturheilkunde auf Grund eigener Erfahrungen an. Auch aus wirtschaftlichen Erwägungen heraus plädierten sie für eine Ausbildung der Medizinstudenten auf dem Gebiet der Naturheilkunde. Den unterschiedlichen theoretischen Ansatz erkannten sie wohl nicht. Ihre Wertschätzung der physiotherapeutischen Verfahren dürfte aber zu einem Gutteil auf ihre positiven Erfahrungen mit der Naturheilkunde zurückzuführen sein.

43 Mitteilungen (wie Anm. 29), S. 3490.

44 Mitteilungen (wie Anm. 20), S. 1216.

45 Geschäftsbericht der Allgemeinen Ortskrankenkasse für Dresden auf das Jahr 1914. Dresden 1916; sowie dass. für die Jahre 1916–1924.

7. Argumentation der Gegner der Naturheilkunde

Bereits in der ersten Diskussion um Naturheilkunde und Kassenpraxis im sächsischen Landtag im Jahr 1894 wurde das Grundmuster deutlich, nach dem alle weiteren Versuche zur Abwehr der Naturheilkunde von Seiten der Schulmediziner erfolgten: Die Naturheilkunde wurde abgewertet als Kurpfuscherei, indem man sie mit anderen, obskuren Verfahren gleichsetzte. Zudem wurde behauptet, daß die Schulmedizin sämtliche wirksamen Verfahren der Naturheilkunde selbst anwenden würde und somit eine spezielle Naturheilkunde eigentlich überflüssig sei.

Allerdings konzedierte Minckwitz, der die Debatte 1894 mit seinem Antrag heraufbeschworen hatte, der Naturheilbewegung noch eine positive Ausstrahlung: „Wenn ich vor 30 Jahren ein kaltes Bad verordnete, [...] da begegnete man dem kolossalsten Widerstande, das ist immerhin etwas ins Publikum gedrungen, und da es von unten herauf kommt, findet es viel mehr Anklang, als wenn man es auf vernünftige Weise klar macht.“[46] Bemerkenswert ist der ärztliche Standesdünkel, der in dem von Minckwitz verwendeten Gegensatz Ausdruck kommt: „Auf vernünftige Weise“ vermittelt der Arzt das Wissen, was hingegen „von unten herauf kommt“ ist angeblich unvernünftig. Folgerichtig versicherte er dann zwei Jahre später, in der Debatte 1896: „[...] aber es ist mir noch nicht vorgekommen, daß die Naturheilkunde die Gesundheitspflege beförderte; sie befördert im Gegentheil den Aberglauben und alles Mögliche andere.“[47] Während Minckwitz 1894 der einzige Arzt in der zweiten Kammer des sächsischen Landtags gewesen war und die Interessen seines Standes allein vertreten mußte, wurde vor der nächsten Debatte 1896 bei der Medizinischen Fakultät der Universität Leipzig ein Gutachten eingeholt. Der Senat der Fakultät beauftragte daraufhin den Dekan, damals Heinrich Curschmann (1846–1910), mit der Abfassung einer „motivierten Ablehnung“ und verlangte, daß der Entwurf „circuliren möge“. Curschmann argumentierte ähnlich wie Minckwitz: Nach der Verächtlichmachung der Naturheilkunde, indem sie in einem Atemzug genannt wird mit zweifelhaften Verfahren, folgt die Behauptung: „Es gibt nur eine wissenschaftlich begründete praktische Heilkunst und nebenher, nicht entfernt in gleichwerthigem Gegensatz zu ihr, eine Anzahl mehr oder weniger geschickt in System gebrachte Behandlungsmethoden Kranker, die überwiegend social, weit weniger inhaltlich das Interesse der gebildeten Ärzte erregen. [...] Wenn überhaupt, so ist ihre Wirksamkeit eine suggestiv begründete. Die wenigen wirklich erfolgreichen [...] erkennt man als altbewährtes Rüstzeug der wissenschaftlichen Medicin [... und sind] in der Hand des gebildeten Arztes [...] gewiß wirksamer als in der des kurierenden Pastors, Schäfers oder Schusters.“[49] Das drei Seiten umfas-

46 Mitteilungen (wie Anm. 11), S. 396.
47 Mitteilungen (wie Anm. 22), S. 1374.
48 Universitätsarchiv der Universität Leipzig, Med. Fak. A I 81, Bd. 6, Bl. 21.
49 Sächsisches Hauptstaatsarchiv (wie Anm. 4), Bl. 29.

sende Gutachten ist insgesamt in einem Ton abgefaßt, der zwar eine gewisse Schärfe beinhaltet, aber doch auch die Überzeugung, daß mit ein paar vernichtenden Worten jegliche weitere Debatte sich erübrigen würde. Die immerhin von der Petitionskommisssion der zweiten Kammer eingesetzte Regierungskommission machte sich die Argumentation der Fakultät zueigen und kam zu dem Schluß: „[...] entweder die Naturheilmethode stellt sich auf den Boden der wissenschaftlichen Medicin und dann ist ein besonderer Lehrstuhl für die Naturheilmethode überflüssig, oder sie stellt sich in Gegensatz zu der wissenschaftlichen Medicin und dann würde die Errichtung eines besonderen Lehrstuhles für Naturheilkunde nichts anderes bedeuten, als daß die Regierung das Vertrauen zu der Medicinischen Facultät und zu den dort gebildeten Ärzten selbst untergrübe." Zudem müßte der Lehrende, da er sich nicht auf dem Boden der wissenschaftlichen Medizin bewegen würde, allein Anatomie, Physiologie und Heilmittellehre vom Standpunkt der Naturheilkunde lesen und „auch noch jenen gewissen Instinct, der angeblich die Naturheilkünstler auszeichnet und die lebhafte Phantasiethätigkeit derselben seinen Zuhörern einimpfen". Das erschien Regierungskommissar Waentig schier unmöglich und auch deshalb nicht durchführbar, da man Patienten eines Krankenhauses eine so einseitige Behandlung wie die der Naturheilkunde nicht zumuten dürfe.[50]

Letztlich liefen alle Argumente darauf hinaus, daß die Naturheilkunde unwissenschaftlich, deshalb minderwertig und keiner Förderung wert sei.

Die gleiche Position vertrat die Medizinische Fakultät auch 1903, als sie sich zum Antrag des Vereins für Natur- und Volksheilkunde zu Taura äußern sollte. Sie verwies kurzerhand auf ihr Gutachten von 1896, allerdings mit dem Zusatz, „daß die physikalischen Heilmethoden [...] aus der Fortentwickelung der wissenschaftlichen Heilkunde heraus im letzten Jahrzehnt besonders große Fortschritte gemacht haben, auf allen Hochschulen den gebührenden Platz einnehmen und zu den wichtigsten Heilmethoden der wissenschaftlichen Ärzte gehören." Es folgte der Hinweis auf entsprechende Lehrveranstaltungen und die Behauptung: „Unsere medizinische Klinik darf sich rühmen, eines der größten und besonders vollständig eingerichteten Institute für Wasserheilkunde, Massage, Electricität und verwandte Fächer zu besitzen."[51] Unversehens hatte sich in den selbstbewußten Tenor des Schreibens ein defensiver Ton gemischt, der noch deutlicher 1911 bei einem neuerlichen Gutachten der Fakultät zu Tage tritt. Auf den Antrag der Ortskrankenkassen reagierte Dekan Paul Flechsig (1847–1929) u.a. mit den Worten: „Wenn die Vertreter der sogenannten ‚Naturheilkunde' der wissenschaftlichen Medizin zum Vorwurf machen, daß diese die sogenannten natürlichen Heilfaktoren – Wärme, Kälte, Licht, Wasser, Luft – nicht genü-

50 Mitteilungen (wie Anm. 22), S. 1371.

51 Sächsisches Hauptstaatsarchiv (wie Anm. 4), Bl. 145. Tatsächlich wurde unter dem Direktorat von Curschmann für die Medizinische Klinik ein Hydrotherapeutisches Institut errichtet, in dem sowohl hydrotherapeutische Verfahren als auch Massagen, Mechanotherapie, heiße Sandbäder und Schwitzbäder durchgeführt werden konnten.

gend würdige und anwende, so trifft gegenwärtig dieser Vorwurf keineswegs mehr zu." Diesem indirekten Eingeständnis früherer Defizite folgte eine detaillierte Aufzählung der entsprechenden Anwendungen, Einrichtungen und Lehrveranstaltungen in Leipzig, ehe wieder der Naturheilkunde der Vorwurf der Unwissenschaftlichkeit gemacht und die Behauptung aufgestellt wurde: „Insofern aber die ‚Naturheilkunde' Anspruch auf Wissenschaftlichkeit erheben kann, ist sie bereits längst ein Teil der allgemeinen medizinischen Wissenschaft und bedarf keiner besonderen Vertretung, da sie nicht als abgegrenztes Spezialgebiet, sondern nur als ein Ausschnitt aus der Gesammtheit der therapeutischen Methoden zu betrachten ist".[52] Der Senat hatte im übrigen auf einer Sitzung einen Entwurf für das Gutachten diskutiert und mit Zusätzen versehen, was die Bedeutung dieser Angelegenheit für dieses Gremium unterstreicht.[53]

Gleiches gilt für das Vorgehen des Senats 1913/14, der wiederum nach Diskussion den Dekan mit der Abfassung des Schreibens beauftragte.[54] Hubert Sattler (1844–1928) formulierte in sehr scharfen Worten die alten Argumente, vermehrt durch den Hinweis, „daß die Richtung der modernen Medizin sich gerade zuspitzt in der Erforschung des Naturheilvermögens, und daß die modernen Heilverfahren gerade dahin abzielen, die natürlichen Heilkräfte des Organismus auszunützen und zu unterstützen. Beruht doch gerade hier die ganze Immunitätslehre, die Erforschung der Abwehrvorgänge im Organismus gegen alles Blutfremde u.a. mehr, aus welchen Forschungsgebieten schon viele segensreiche Ergebnisse für die Erkennung, Verhütung und Heilung von Krankheiten hervorgegangen sind." Damit reagierte die Medizinische Fakultät auf die Definition der Naturheilkunde, wie sie in dem Antrag der Naturheilvereine verwendet worden war. Wiederum versuchte man darzulegen, daß eine Naturheilkunde überflüssig sei, da ja die Schulmedizin diese Probleme längst erkannt und wissenschaftlich bearbeitet hätte. Wie stark sich die Medizinische Fakultät bedroht fühlte, mögen folgende Worte verdeutlichen: „Und dazu soll die Hochschule, die medizinische Fakultät die Hand reichen? Vielleicht soll sie sich auch noch den Naturheilapostel, der vom Staat angestellt werden soll, von jenen bestimmen lassen? Ja noch mehr, es soll dem Betreffenden eine Klinik mit Krankenmaterial zur Verfügung gestellt werden, damit an dieser nur die in jenen Köpfen die Allheil bedeutenden Methoden versucht, angewendet und gezeigt werden können?" [54] So konkret war bisher nicht auf die Forderungen der Anhänger der Naturheilkunde eingegangen worden, sie klangen in den Ohren der Schulmediziner zu absurd. Jetzt mußte mit der Wiederholung derselben die Zumutung für die Medizinische Fakultät verdeutlicht werden.

Auch das Landesgesundheitsamt, das 1913 um eine Stellungnahme gebeten worden war, äußerte sich in ähnlicher Weise wie die Fakultät, bezog

52 Ebenda, Bl. 154f., 156.
53 Universitätsarchiv der Universität Leipzig, Med. Fak. A I 81, Bd. 7, Bl. 168.
54 Universitätsarchiv der Universität Leipzig, Med. Fak. A I 81, Bd. 8, Bl. 138, 156.
55 Sächsisches Hauptstaatsarchiv (wie Anm. 4), Bl. 189f., 192.

sich aber noch auf die statistischen Angaben der Ortskrankenkassen, indem sie diese pauschal anzweifelt: „Auf die in der Eingabe enthaltenen statistischen Mitteilungen aus den Berichten der Krankenkassen in Barmen und Hannover kann hier nicht eingegangen werden, da eine richtige Bewertung einer solchen Statistik nur bei genauer Kenntnis aller näheren Umstände möglich ist. Es ist bekannt, daß an anderen Orten von Krankenkassen entgegengesetzte Erfahrungen gemacht worden sind" – was aber nicht belegt wurde. Immerhin empfahl das Landesgesundheitsamt, „in Erwägung darüber zu treten, ob es angezeigt erscheint, im Zusammenhang mit der medizinischen Klinik einen besonderen Lehrauftrag für die Darstellung der physikalisch-diätetischen Therapie zu erteilen",[56] was von der Regierung aufgegriffen wurde.

Wie sehr sich die Schulmediziner inzwischen bedrängt fühlten, erhellt auch die Tatsache, daß sich erstmals Ärzte außerhalb von Landtag und Universität ungebeten zur Petition der Vereine für naturgemäße Lebens- und Heilweise zu Wort meldeten. Die Ärztekammer zu Dresden, der ärztliche Bezirksverein Dresden-Stadt und die Gesellschaft für Natur- und Heilkunde, eine altehrwürdige medizinisch-wissenschaftliche Gesellschaft, wandten sich ihrerseits mit einer Petition an den Landtag. Nach den üblichen Vorwürfen der Unwissenschaftlichkeit wurde den Naturheilvereinen zwar zugestanden, sich „durch den Hinweis auf eine vernünftige Lebensführung um ihre Mitglieder Verdienste" erworben zu haben, darauf sollten diese sich auch beschränken und „die Heilweise aber den berufenen Sachverständigen überlassen". Die Ärzte schreckten auch nicht davor zurück, die Naturheilbewegung politisch zu diffamieren: „Wir sind [...] der Ansicht, daß gerade die Bestrebungen und agitatorisch verbreiteten Lehren der ‚Naturheilkunde' darauf aus sind und noch darauf ausgehen, das Vertrauen der Ärzte im Volke zu erschüttern. Schrankenloser Freiheitsdrang und Ablehnung aller und jeder Autorität, wie sie in gewissen politischen Anschauungen unserer Zeit eine Rolle spielen und die urteilslose Menge hinreißen, sie bilden auch die geistesverwandte Grundlage für die agitatorischen Erfolge der Naturheilapostel gegen die Vertreter der staatlich autorisierten Heilwissenschaft. Da wird teils in Broschüren, teils in erregten Versammlungen das Gift der Auflehnung gegen gesetzliche Vorschriften, sowie der Afterlehre und des Mißtrauens verbreitet gegenüber einer Wissenschaft, um deren Hochstand die ganze gebildete Welt das deutsche Volk beneidet."[57] Wieviel Standesdünkel, welche Überhebung über ihre Patienten, wieviel Angst um ihre Besitzstände sprechen aus diesen Worten!

Allerdings fanden die Ärzte mit ihrem Versuch, den Initiator der Petition, also den sich bewußt politisch neutral verhaltenden „Deutschen Bund ...", als politisch extreme Kraft zu stigmatisieren, wenig Anklang. Sprachen sich doch bei der Debatte in der zweiten Kammer des Sächsischen

56 Ebenda, Bl. 198.
57 Ebenda, Bl. 229.

Landtags 1914 sowohl ein Gutsbesitzer (bäuerlicher Mittelstand) als auch ein Abgeordneter der Freisinnigen, Fräßdorf als SPD-Mitglied und ein Nationalliberaler für den Antrag aus, der Regierung die Petitionen zur Kenntnis zu geben. Mit Recht konnte Fräßdorf sich darauf berufen, daß „[...] Herren aus allen Fraktionen [...] der Meinung [sind], daß erst dann Ordnung in diese ganze Methode gebracht wird, wenn darüber an der Universität gelehrt wird.“[58] Ein entsprechender Antrag wurde schließlich mit nur 16 Gegenstimmen angenommen.

Die 1914 geführte Debatte war der Höhepunkt der Auseinandersetzungen um einen Lehrstuhl für Naturheilkunde an der Universität Leipzig. Darin spiegelte sich die beginnende Krise der Medizin wider, die seit Mitte der zwanziger Jahre von den Schulmedizinern selbst konstatiert wurde. Die Ursachen dafür – unter anderem ein „mechanistisches“ medizinisches System, der Vertrauensverlust der Bevölkerung in die Medizin – bewirkten eine distanziertere Haltung vieler, auch mancher Politiker, gegenüber der Schulmedizin. Es ist jedoch paradox, daß es zu einer Zeit, als in der Ärzteschaft selbst die Erneuerung der Medizin durch die Aufnahme auch nicht naturwissenschaftlich gewonnener Erkenntnisse gefordert wurde, im „Mutterland“ der Naturheilbewegung, in Sachsen, zu keiner engagierten Auseinandersetzung über einen Lehrstuhl für Naturheilkunde mehr kam.

Zu einer Zeit also, in der in Berlin beispielsweise diese Frage diskutiert wurde, erregte sie hier nicht mehr die Gemüter.

Zusammenfassung

Von 1894 bis 1924 wurden von Einzelpersonen, Vereinen der Naturheilbewegung und von den sächsischen Ortskrankenkassen insgesamt sieben Versuche unternommen, mit Hilfe von Anträgen und Petitionen die Errichtung eines Lehrstuhls für Naturheilverfahren an der Medizinischen Fakultät der Universität Leipzig durchzusetzen. Die differierende Einstellung innerhalb der Naturheilbewegung zur Schulmedizin war eine Ursache für das unterschiedliche Engagement der nebeneinander bestehenden Naturheilorganisationen: Der „Deutsche Bund ...“ vertrat vor 1900 „[...] die Position, der allopathischen Schulmedizin mit einer Professionalisierung der Naturheilkunde zu begegnen.“[59] Folgerichtig unterstützte er stärker die Naturheilkundigen (heute: Heilpraktiker). Die entsprechenden Debatten im Landtag 1894 und 1896 wurden im „Naturarzt“[60] kommentarlos mitgeteilt, wenn auch in anderen Beiträgen in dieser Zeitschrift die Lehre der Naturheilverfahren an Universitäten befürwortet wurde.[61] Nach 1900 änderte der „Deut-

58 Vgl. Anm. 26.
59 Stollberg (wie Anm. 13), S. 298.
60 Vgl. Naturarzt 22 (1894), S. 69–71.; Naturarzt 24 (1896) S. 156f.
61 Ein Beispiel dafür ist der Aufsatz von Hermann Hufschmidt: Naturheilkunde und Medizin. In: Der Naturarzt 24 (1896), S. 109–113.

sche Bund ..." seine Einstellung und setzte auf Ärzte für Naturheilverfahren. Aber erst 1913, als der „Deutsche Bund ..." auf dem Höhepunkt seiner Mitgliederentwicklung stand, initiierte er selbst eine von vielen Ortskrankenkassen und Einzelpersonen mitgetragene Kampagne für die Errichtung eines Lehrstuhls für Naturheilkunde an der Leipziger Universität.

Diese Forderung war demgegenüber von den Mitgliedern des auf Sachsen begrenzten und wesentlich kleineren „Verbandes der Vereine für Natur- und Volksheilkunde" bereits in den Jahren 1895/96 und 1903 in entsprechenden Petitionen erhoben worden. Sie gingen vom Wunsch breiter Bevölkerungsteile nach naturheilkundlicher Behandlung aus, die aber von den Ärzten durchgeführt werden sollte. Großen Wert legten sie dabei auf eine Verknüpfung des geplanten Lehrstuhls mit allgemeinverständlichen, öffentlichen Vorlesungen zur Gesundheitspflege. Sie beschrieben die Naturheilkunde als besondere Kenntnis der Anwendung physikalischer Therapiemethoden. Erst in der 1913 vom „Deutschen Bund..." formulierten Petition wurde die Naturheilkunde als eine auf eigenen wissenschaftlichen Grundlagen basierende Heilkunde definiert.

Die Ortskrankenkassen verfaßten ebenfalls Petitionen mit dem Ziel, die Naturheilkunde an der Medizinischen Fakultät zu etablieren, um dem Bedürfnis ihrer Mitglieder nach qualifizierter naturheilkundlicher Behandlung durch approbierte Ärzte besser entsprechen zu können. Wirtschaftliche Gesichtspunkte spielten dabei ebenso eine Rolle wie das Recht des Patienten, sich nach einem Heilverfahren behandeln zu lassen, dem er vertraut. Die Vertreter der Schulmedizin reagierten jeweils nach dem gleichen Muster mit Verächtlichmachung der Naturheilkunde und der Behauptung, daß sie unwissenschaftlich und im übrigen überflüssig sei, da alle erfolgreichen Verfahren der Naturheilkunde schon viel länger und besser von der Schulmedizin angewendet würden. Auf Grund des gewachsenen Einflusses der Naturheilbewegung in Sachsen reagierten die Ärzte aber zunehmend defensiv und immer aggressiver auf die Vorstöße der Anhänger der Naturheilbewegung. Der Höhepunkt der Auseinandersetzungen war mit der Debatte im sächsischen Landtag im Jahre 1914 erreicht. Diese zielte auf die Einrichtung eines Lehrauftrags für physikalisch-diätetische Therapie an der Klinik für Innere Medizin, was erst 1919 von der nunmehr sozialdemokratischen Regierung umgesetzt wurde. Da aber die neu geschaffene Stelle mit einem Schulmediziner besetzt wurde, blieb letztlich die Forderung unerfüllt, die Naturheilkunde als Disziplin mit grundsätzlich von der Schulmedizin abweichenden Auffassungen über das Wesen der Gesundheit und Krankheit den Medizinstudenten zu vermitteln.

Medizinkritik der Impfgegner im Spannungsfeld zwischen Lebenswelt- und Wissenschaftsorientierung[1]

Eberhard Wolff

Vor gut 125 Jahren, am 4. Mai 1869, hielt der Stuttgarter Arzt und Impfgegner Carl Georg Gottlob Nittinger in der Leipziger Tonhalle einen Vortrag. Damit versuchte er, auch „hier im Herzen Deutschlands die Fahne des Impfprotestantismus aufzupflanzen".[2] Nach seiner eigenen Darstellung hatte Nittinger einen durchschlagenden Erfolg: „Die Versammlung von über zweitausend Herren und Damen empfing mich mit stürmischem Gruße. Auf einen Wink mit der Hand trat lautlose Stille ein. Die Gesellschaft lauschte $1^1/_2$ Stunden lang mit stets gleicher Spannung meinem Vortrag, unterbrach ihn bloß durch Beifallsrufe und lohnte am Ende ihn mit volltönigen Bravo's."[3]

In Versammlungen wie dieser spiegelte sich – vornehmlich in der zweiten Hälfte des 19. Jahrhunderts – eine der prominentesten medizinkritischen Massenbewegungen, die Impfgegnerschaft. Sie wandte sich gegen die zu Beginn des 19. Jahrhunderts in die Medizin eingeführte Maßnahme der sogenannten „Vakzination", der Impfung der Bevölkerung zum Schutz gegen die Pockenkrankheit. Impfgegner argumentierten in der Hauptsache, daß dieser Eingriff die Gesundheit ihrer geimpften Kinder gefährde und ohnehin keinen Schutz vor den Pocken böte. Aus dieser Kritik erwuchs ein jahrzehntelanger Streit zwischen der wissenschaftlichen Medizin und ihren impfgegnerischen Kontrahenten.

In diesem Beitrag soll es allenfalls nebenbei darum gehen, wer im Impfstreit des 19. Jahrhunderts wie weit „recht" hatte. Eine solche Bewertung auf der Basis heutiger Erkenntnisse würde die Geschichtsschreibung auf eine Schiedsrichterrolle reduzieren, in der lediglich beurteilt wird, wer unserem heutigen Wissen am nächsten gekommen ist. Auch geht es nicht darum, wer dem damals möglichen Wissensstand am nächsten gekommen ist. Statt dessen soll das historische Phänomen Impfgegnerschaft als Ausdruck allgemeinerer geschichtlicher Umstände bzw. Entwicklungen untersucht werden. Als ein solcher allgemeiner historiographischer Rahmen dient hier, angeregt durch die Themenstellung des 40. Deutschen Historikertags in Leipzig, die im untersuchten Zeitraum mit vorher ungekannter praktischer Breitenwirkung aufgebrochene Spannung von „Wissenschaft und Lebenswelt".[4] Ich werde im folgenden versuchen, das vorliegende Phänomen

1 Für Kommentare und Hinweise danke ich PD Dr. Martin Dinges und Dr. Thomas Schlich, beide Stuttgart, sowie Dr. Sybilla Nikolow und Dr. Ragnhild Münch, beide Berlin.

2 Carl Georg Gottlob Nittinger: Verwerfung der Impfung. Rede, gehalten in der Tonhalle zu Leipzig am 4. Mai 1869. Stuttgart o.J. [1869] S. 3.

3 Ebd.

4 Bericht über die 40. Versammlung Deutscher Historiker in Leipzig, 28. September bis 1. Oktober 1994. Leipzig 1995.

von Medizinkritik in dieses Modell einzuordnen und gleichzeitig die vorgegebene Dichotomie zu hinterfragen. Dies geschieht, wenn auch nicht ausschließlich, so doch immer wieder anhand von Beispielen aus dem Raum Sachsen.[5]

Über das Phänomen „Impfgegnerschaft" ist in den letzten Jahren von Fachhistorikern viel gearbeitet worden.[6] Breite Bewegungen gegen Maßnahmen der sich zu dieser Zeit etablierenden Schulmedizin wurden in der Fachgeschichtsschreibung in der Regel als Gegenbewegungen gegen Modernisierungsphänomene verstanden.[7] Dieser Überlegung liegt die Vorstellung zugrunde, daß sich mit der modernen Gesellschaft Wissenschaftswelt und außerwissenschaftliche Alltagswelt auseinanderentwickelten. Oppositionsbewegungen gegen die wissenschaftliche Medizin können deshalb als Ausdruck des Konflikts gedeutet werden, der darin bestand, daß die auf wissenschaftliche Erkenntnis aufbauenden Anforderungen an die Bevölkerung von dieser nicht mehr nachvollzogen werden konnten oder ihren Interessen widersprachen.

Impfgegnerschaft unter Nichtärzten verspricht in diesem Sinne – wie andere medizinkritische Bewegungen – auf den ersten Blick ein Paradebeispiel des Ausdrucks eines „Unbehagens in der Modernität"[8] zu sein, eine Auflehnung dagegen, daß mit dem Prozeß der Verwissenschaftlichung der Medizin in dieser Zeit die Wissenschaft immer größeren Einfluß auf das alltägliche Leben ausübte und zunehmend höhere Anforderungen an das

5 Auf diese Region konzentrierte sich die Sektion des Historikertags, auf die der vorliegende Band ursprünglich zurückgeht.

6 Ausführliche Literaturübersichten habe ich an anderer Stelle veröffentlicht. Vgl. Eberhard Wolff (1995a): Pockenschutzimpfung und traditionale Medikalkultur. Das Beispiel Württemberg 1801–1818. Soz. Diss. Tübingen 1995. Erscheint 1996 in Stuttgart in der Beiheftreihe von „Medizin, Gesellschaft und Geschichte"; Ders. (1995c): „Triumph! Getilget ist des Scheusals lange Wuth". Die Pocken und der hindernisreiche Weg ihrer Verdrängung durch die Pockenschutzimpfung. In: Hans Wilderotter i. Verb. mit Michael Dorrmann (Hg.): Das große Sterben. Seuchen machen Geschichte. Katalog zur Ausstellung im Deutschen Hygiene-Museum Dresden. Berlin 1995, S. 158–189; ders. (1994): Die „Schlacht auf dem Zahlenberge". Impfgegnerschaft im späten 19. Jahrhundert. Das Beispiel Sachsens. In: Ragnhild Münch (Hg.): Pocken zwischen Alltag, Medizin und Politik. Ausstellungskatalog. Berlin 1994, S. 113–128; Andreas-Holger Maehle: Präventivmedizin als wissenschaftliches und gesellschaftliches Problem. Der Streit über das Reichsimpfgesetz von 1874. In: Medizin, Gesellschaft und Geschichte 9 (1990) S. 127–148.

7 Siehe dazu einzelne Beiträge in diesem Band. Für eine kritische Untersuchung dieser These anhand eines konkreten Beispiels s. Eberhard Wolff: Gesundheitsverein und Medikalisierungsprozeß. Der Homöopathische Verein Heidenheim/Brenz von 1886 bis 1945. Tübingen 1989.

8 Die längste Zeit wurden medizinkritische Bewegungen unter dem Etikett modernisierungs- und wissenschaftskritischer Fluchtbewegungen gehandelt. Vgl. z.B. Gunnar Stollberg: Volk und Gesundheit im Verein. Städtische Gesundheitsvereine von 1880 bis 1933. In: Jürgen Reulecke und Adelheid Gräfin zu Castell Rüdenhausen: Stadt und Gesundheit. Zum Wandel von „Volksgesundheit" und kommunaler Gesundheitspolitik im 19. und 20. Jahrhundert. Stuttgart 1991, S. 247–256, hier S. 247. Wolfgang R. Krabbe: Gesellschaftsveränderung durch Lebensreform. Göttingen 1974.

Alltagsverhalten stellte. Für diese „Auflehnungs-These“ spricht der Umstand, daß vor allem Nichtärzte Impfgegner waren und daß sie häufig im medizinkritischen Milieu der Anhänger von Naturheilkunde, Homöopathie oder Antivivisektionismus zu finden waren.

Der Pockenhistoriker Paul Kübler entdeckte dementsprechend bereits 1901 in den Schriften der nichtärztlichen Impfgegner „eine entschiedene Feindseligkeit gegen die medizinische Wissenschaft und den ärztlichen Stand“ und untermauerte das mit der Nähe zu den verschiedenen außerschulmedizinischen Bewegungen und deren „Neigung zur Selbsthilfe bei Erkrankungsfällen“. Sie alle seien sich einig „in ihrer Feindschaft gegen den ärztlichen Stand und in ihrer Abneigung gegen ein gründliches wissenschaftliches Studium“. Letzten Endes seien diese nur Impfgegner geworden aus „Gegensatz zur wissenschaftlichen Medizin“, weil die Vakzination von ihr anerkannt und monopolisiert worden sei.[9]

Impfgegnerschaft könnte darüber hinaus als Protest verstanden werden gegen die Enteignung des Körpers durch die Wissenschaft, gegen den Eingriff des Staates und der Schulmedizin in die „abgeschlossene“, „autonome“ Körperhülle, den Eingriff in natürliche Krankheitsprozesse, gegen die Entzauberung der Welt durch säkulares medizinisches Machbarkeitsdenken. Impfgegnerschaft scheint auf den ersten Blick eine relikthafte Vorstellung der leibseelischen Ganzheitlichkeit des Körpers zu spiegeln, die noch nicht dem zerteilenden Zugriff einer biomedizinischen Sichtweise unterlegen ist. Sie verspricht ein Paradebeispiel für Technik- und Innovationsfeindlichkeit, ja Zivilisationskritik zu sein, wie sie auch in anderen medizinkritischen Bewegungen vorzufinden ist.

Sicherlich, die schillernde Impfdebatte könnte für all dies Hinweise liefern. Fundamentalistische Sekten glaubten etwa wirklich, nicht mit der Impfung in die Werke Gottes eingreifen zu dürfen. Die vielen Pamphlete Nittingers malten die Degeneration des deutschen Volkes wortreich aus. „Der lebende grüngelb schwärzliche Todtenkopf der Geimpften“ sei „das Kainszeichen der strafenden Natur“, lautete der Leitspruch seines Leipziger Vortrags.[10] Die Impfung, hob er an, sei ein „Feind, der langsam aber unwiderbringlich die Zahl, die Arbeits- und Wehrkraft des Volkes abschwächt, der wie ein Krebsgeschwür den schönen Leib der Germania zerfrißt“.[11] Nittinger machte die zwangsweise Impfung für jede negative demographische Entwicklung Württembergs verantwortlich, vom verlangsamten Bevölkerungswachstum über die sinkende Zahl der Ehen, die vielen künstlichen Geburten bis zur Zahl der Irren und der Militäruntauglichen.[12] Es ist dar-

9 P(aul) Kübler: Geschichte der Pocken und der Impfung. Berlin 1901, S. 336f.

10 Nittinger (1869) (wie Anm. 2) Titelblatt.

11 Ebd., S. 3.

12 Ebd., S. 17–23. Er hielt dem entgegen, wie ohne Impfzwang „Sachsens Volk stetig wächst und blüht“, und endete seinen Tonhallenvortrag mit einem „Es lebe Sachsen“. Daß auch dort die meisten Menschen geimpft waren (s.u.), wußte Nittinger offensichtlich nicht.

über hinaus nicht schwer, einzelne Überschneidungen der Impfgegnerschaft mit dem antisemitischen Milieu aufzudecken.

Der Umstand, daß einige Protagonisten der Impfgegnerschaft skurrile Persönlichkeiten waren und teils in Randbereichen der Bewegung (aus unserem heutigen Wissen heraus) absurde Ansichten vertreten wurden, verführt allerdings dazu, das untersuchte Phänomen lediglich anhand seiner kuriosen Erscheinungen zu betrachten. Diese verdecken jedoch häufig die in der Regel wesentlich pragmatischere Basis der Impfgegnerschaft als Massenphänomen.

Die hochgradig „emotional gefärbte Agitation“[13] vieler prominenter Impfgegner mag den Eindruck einer irrationalen Protestbewegung noch unterstreichen. Dabei darf dies aber einerseits nicht als repräsentatives Abbild der Impfgegnerschaft insgesamt betrachtet werden. Andererseits sollte man nicht übersehen, daß sich die Reaktionen der Ärzte, die die Impfung gegen solche Angriffe in Schutz nehmen wollten, zum Teil ebenfalls durch Unsachlichkeit auszeichneten. Diese Ärzte bauten sich etwa zur Erklärung des Phänomens Impfgegnerschaft ein simples Feindbild auf, das vor allem ihr eigenes Unvermögen ausdrückte, die vielfältigen Ursachen der verbreiteten Impfgegnerschaft zu verstehen: Böswillige Agitatoren verführten demnach ein dummes Volk.[14] Die Abnahme der Impfwilligkeit wurde stereotyp erklärt als „unzweifelhaft die Frucht der Agitation der Impfgegner, welche in der Indolenz und Stumpfheit der ungebildeteren Klassen ihre Bundesgenossen findet“.[15] Der Leipziger Bezirksarzt Siegel sah in der Impfgegnerschaft „Aberwitz, Verkehrtheit, Entstellung, Lüge und Bosheit“,[16] sein Kollege Thomas sah „Böswilligkeit, Nachlässigkeit und Unverstand“.[17]

Schaut man sich aber einmal das ganze Spektrum der impfgegnerischen Schriften und Argumentationsweisen an, tritt hinter Kuriositäten und Emotionalitäten ein wesentlich nüchternerer und pragmatischerer Alltag des Impfstreits hervor. Untersucht man die Begründungen, warum die Impfung abgelehnt wurde nach ihrer Häufigkeit, so zeigt sich, daß zwei von ihnen den allergrößten Teil der Befürchtungen ausmachten. Die eine war der Zweifel an der Wirksamkeit der Impfung, die andere die Furcht vor ihren medizinischen Risiken – wie die mögliche Überimpfung von übertragbaren Krankheiten oder die Unverträglichkeit des Impfstoffes selbst. Impfgegneri-

13 Axel Helmstädter: Post hoc – ergo propter hoc? Zur Geschichte der deutschen Impfgegnerbewegung. In: Geschichte der Pharmazie 42 (1990) S. 19–23, hier S. 20, 22.

14 Zweifel an diesem Zusammenhang äußert auch Dagmar Otto: Geschichte der Pockenschutzimpfung in Sachsen. Ms., Berlin 1993, S. 15.

15 „Oeffentliche Gesundheitspflege“ [Nachdruck aus der Dresdener constitut. Zeitung]. In: Medicinisches Correspondenz-Blatt des Württembergischen ärztlichen Vereins 43 (1873) S. 198–200, hier S. 199.

16 Siegel: Die Pockenepidemie des Jahres 1871 im Umkreise von Leipzig. In: Archiv der Heilkunde 14 (1873) S. 125–156, S. 132.

17 L. Thomas: Beiträge zur Pockenstatistik insbesondere aus der Leipziger Epidemie von 1871. In: Archiv der Heilkunde 13 (1872) S. 167–191, hier S. 181.

sche Argumentationen heben weit vor allem anderen die Gefährlichkeit der Impfung für die Gesundheit des Impflings und die Nutzlosigkeit des Eingriffs als Schutz vor den Pocken hervor.[18] Zeitgenössische schulmedizinische Repliken argumentieren dagegen immer wieder mit der Ungefährlichkeit und Wirksamkeit der Impfung. Beide Einwände gegen die Impfung mögen aus heutiger Perspektive übertrieben erscheinen, sie waren aus damaliger Sicht jedoch nicht völlig aus der Luft gegriffen. Beide sollen im folgenden in zwei eigenständigen Kapiteln daraufhin untersucht werden, wie sie sich aus der Perspektive des aufbrechenden Dualismus von Wissenschaft und außerwissenschaftlicher Alltagswelt im späten 19. Jahrhundert darstellten. Daraus ergibt sich ein wesentlich komplexeres Bild als das der eingangs angesprochenen pauschalen Gegenbewegung gegen den Prozeß der Verwissenschaftlichung der Gesellschaft in dieser Zeit. Um das Phänomen der Impfgegnerschaft besser einordnen zu können, ist es zuvor allerdings notwendig, dieses Phänomen etwas genauer zu umreißen.

Das Phänomen der Impfgegnerschaft

Die Einführung der Pockenschutzimpfung mit Kuhpockenlymphe bereits zu Beginn des 19. Jahrhunderts („Vakzination“) war eine der wesentlichen frühen Errungenschaften der akademischen Medizin. Diese Innovation konfrontierte die Bevölkerung in damals kaum vergleichbarer Breitenwirkung mit einem naturwissenschaftlich orientierten präventivmedizinischen Eingriff in den Körper und mit einem entstehenden Gesundheitssystem, in dem der Staat und ein sich professionalisierender Ärztestand immer mehr auf das Individuum zugriffen.[19] Die Konfrontation wurde um so bedeutsamer, als im Lauf der Jahrzehnte zunehmend mehr deutsche Staaten die Impfung verpflichtend einführten. Im Königreich Sachsen[20] galt ein allgemeiner Impfzwang allerdings erst mit Erlaß des Reichsimpfgesetzes des Jahres 1874.

Kritiker der Impfung gab es, seitdem Impfungen durchgeführt wurden. Seit der Mitte des 19. Jahrhunderts entstand jedoch etwas quantitativ wie qualitativ Neues,[21] eine breitenwirksame öffentliche Debatte außerhalb en-

18 Bereits Maehle (s. Anm. 6) entdeckte die gleichen Schwerpunkte und untersuchte sie (S. 130–137).

19 Vgl. Eberhard Wolff (1993): Medikalkultur und Modernisierung. Über die Industrialisierung des Gesundheitsverhaltens durch die Pockenschutzimpfung und deren Grenzen im 19. Jahrhundert. In: Michael Dauskardt, Helge Gerndt (Hg.): Der industrialisierte Mensch. 28. Volkskunde-Kongreß in Hagen. Münster 1993, S. 191–212, sowie die darin aufgeführte Literatur.

20 Zur Vorgeschichte der Vakzination in Sachsen siehe Otto (wie Anm. 14).

21 Huerkamps Aussage, diese Gegnerschaft sei „of course, nothing new“ stimmt nur bei äußerst oberflächlicher Betrachtung. Claudia Huerkamp: The History of Smallpox-Vaccination in Germany. A First Step in Medicalization of the General Public. In: Journal of Contemporary History 20 (1985) S. 617–635, hier S. 628. Das Wesentliche sind m.E. nicht die Gemeinsamkeiten, sondern die Unterschiede in Argumenten, Argumentations- und Publikationsformen, sozialem Hintergrund etc.

ger medizinischer Kreise um Sinn und Nutzen der Impfung – und als Kern der Kritik eine regelrechte, teils organisierte Impfgegnerbewegung, die mehrheitlich von Nichtärzten getragen wurde. Sie ähnelt mit ihren Organisationsstrukturen (Vereinen) und ihrer Öffentlichkeitsarbeit (Zeitschriften, Petitionen) äußerlich den anderen medizinkritischen Bewegungen. Bedeutsam wurde die Impfgegnerschaft jedoch weniger durch Organisationen mit hoher Mitgliederzahl (wie etwa unter den Naturheilern), sondern aufgrund einer steten latenten oder manifesten Skepsis in der Bevölkerung gegenüber dieser Maßnahme, die bis zu ihrer offenen Ablehnung führen konnte und ein stetes Hindernis für die erwünschte „Durchimpfung" der gesamten Bevölkerung darstellte. Dieses Mißtrauen in der Bevölkerung gegenüber der Pockenprävention brachte im Kaiserreich eine äußerst breite öffentliche Debatte hervor, mit der die Ärzteschaft in vorher kaum gekannter Weise in ihrem Selbstverständnis angegriffen wurde. Der Umfang und die Bedeutung dieser Medizinkritik erschließt sich erst durch die Diskussionen um die Vakzination, die sich von Jahrzehnt zu Jahrzehnt forsetzten. Klagen und Anklagen von seiten der Kritiker der Impfung ebenso wie von deren Befürwortern ziehen sich wie ein roter Faden durch akademische wie populärmedizinische Zeitschriften, durch Tageszeitungen und Unterhaltungsblätter sowie durch die Sitzungsprotokolle der Parlamente. Nicht zuletzt zeigt sich der Umfang dieser Debatte in unzähligen Büchern, Schriften, Broschüren und Flugblättern für, viel häufiger aber gegen die Vakzination.[22]

Ihren Ausgang nahm die Impfdebatte in den 1850er Jahren mit den Schriften des eingangs zitierten Nittinger. Eine schillernde Einzelpersönlichkeit wie dieser Arzt[23] konnte zwar nicht die Ursache einer solchen Bewegung sein. Doch wurde Nittinger bis zu seinem Tod im Jahre 1874 zum Kern einer immer weiter um sich greifenden Skepsis, was Nutzen und Unbedenklichkeit der Pockenschutzimpfung anbetraf. Von Stuttgart bzw. Württemberg breitete sich diese Debatte über ganz Deutschland aus und gelangte auch ins Königreich Sachsen, wo ärztliche Berichte im Jahr seines dortigen Vortrags, 1869, erstmals erschreckt das Aufkommen einer breiteren Ablehnung der Impfung und gleichzeitig rapide sinkende Quoten der noch freiwilligen Impfung registrieren.

Vor 1868 war die Impfgegnerschaft nur „in mässigem Grade" aufgetreten und „hauptsächlich auf die naturärztlichen Vereine beschränkt" gewesen.[24] Doch blieb damals ihr Erfolg noch gering: Von den sächsischen

22 Vgl. die Grafik in Helmstädter (wie Anm. 13) S. 21, die auf einer zeitgenössischen Sammlung einschlägiger Titel basiert. Diese Sammlung wies im Zeitraum zwischen 1861 und 1910 über eintausend impfgegnerische Publikationen nach.

23 Dieser wohl bekannteste unter den Impfgegnern veröffentlichte im Mai 1848 seine erste zwölfseitige Schrift gegen die Vakzination. Bis zum Jahr 1874 war sein Werk auf 25 Buchtitel mit über 2500 Seiten angewachsen, in denen er fanatisch und mit allen literarischen Stilmitteln gegen den von ihm so genannten „Aberglauben" ankämpfte, „daß ein dem menschlichen Körper eingeimpftes Thiergift, die Jauche aus der Eiterbeule des Kuheuters, ihn gesund, kräftig und blühend machte". [Carl Georg Gottlob Nittinger]: Dr. Nittinger's Biographie, Stuttgart 1874, S. 36f.

24 Siegel (wie Anm. 16) S. 132.

Rekruten der Jahre 1859 bis 1863 waren höchstens drei Prozent weder geimpft, noch hatten sie die Pocken durchgemacht, obwohl es keinen gesetzlichen Impfzwang gab.[25] Eine Untersuchung der 1869 in die Elementarschule eingetretenen Kinder erbrachte ähnliche Ergebnisse.[26] Bereits in diesem Jahr aber zeigte „sich ein merkliches Zurückgehen" der Impfungen, das die Medizinalbehörden auf „die in der Presse und in Vereinen mit großer Lebhaftigkeit betriebene Agitation der sogenannten Naturärzte gegen das Impfen, als eine die Vergiftung der Menschen bewirkenden Einrichtung"[27] zurückführten. Für den Leipziger Professor Thomas war die Agitation „auf alle mögliche Weise [...] ja selbst durch Volksversammlungen in Scene gesetzt und betrieben" worden.[28] Im Stadtbezirk Leipzig fiel die Zahl der Impfungen 1869 auf 57%, im Folgejahr auf 38% des Ausgangswertes von 1868.[29] In den östlichen Vorstadtdörfern von Leipzig war es noch schlimmer. Hier lagen die entsprechenden Vergleichszahlen bei runden 30 und dann 15%.[30] Als 1871 die größte Pockenepidemie seit langem auch über Sachsen zog, war hingegen z.B. in Dresden „die Panique, welche die Epidemie in fast allen Kreisen hervorrief, [...] ganz enorm [...]; alle Welt wollte revaccinirt sein."[31] Es wurden nun zwar „auch viele in der Angst vor der mörderischen Krankheit den Lehren der Impfgegner untreu".[32] Doch die angeblich „fanatisch geschürte Renitenz" gegen die Impfung ging gleichfalls weiter.[33] Die Impfquoten zeigten nach der Epidemie schließlich wieder die vorangegangenen Werte.[34]

Das Reichsimpfgesetz von 1874 mit seinem Impf- und Wiederimpfungszwang lieferte der Debatte zusätzliche Nahrung. Aufgrund eben dieses Zwangs aber sagen Impfquoten für sich genommen ab diesem Zeitpunkt

25 Andersherum waren mehr als 90% geimpft. Vgl. Erster Jahresbericht des Landes-Medicinal-Collegiums über das Medicinalwesen im Königreich Sachsen 1867 (im folgenden: Jahresbericht [...] auf das Jahr 1867. Dresden 1869, S. 35.

26 Dritter Jahresbericht [...] auf das Jahr 1869. Dresden 1872, S. 34f. Eine Unsicherheit dieser Zahlen ergibt sich allerdings daraus, daß sie teils auf Angaben der Eltern basierten und nicht immer durch Impfscheine belegt waren. In Chemnitz waren die Zahlen mit 84% Geimpften und ca. 9% Ungeschützten schlechter. S. Flinzer: Die Blatternepidemie in Chemnitz und Umgegend in den Jahren 1870 und 1871. Mittheilungen des statistischen Bureaus der Stadt Chemnitz. Erstes Heft. Chemnitz 1873, hier zitiert nach Kübler (wie Anm. 9) S. 303 bzw. Otto (wie Anm. 14) S. 14.

27 Jahresbericht [...] auf das Jahr 1869 (wie Anm. 26) S. 37; ähnlich Wunderlich: Mittheilungen über die gegenwärtige Pockenepidemie in Leipzig. In: Archiv der Heilkunde 13 (1872) S. 97–106.

28 Thomas (wie Anm. 17) S. 168.

29 Wunderlich (wie Anm. 27) S. 97.

30 Siegel (wie Anm. 16) S. 135.

31 Jahresbericht der Gesellschaft für Natur- und Heilkunde in Dresden. September 1871 bis April 1872. Dresden 1872, S. 47. Hier berichtete ein Arzt am Stadtkrankenhaus Dresden.

32 Vierter Jahresbericht [...] auf das Jahr 1870 und 1871. Dresden 1874, S. 45.

33 Ebd.

34 Oeffentliche Gesundheitspflege (wie Anm. 15) S. 199.

überhaupt nichts Verläßliches mehr über den Umfang der Impfkritik aus. Offene Impfverweigerungen waren immer ein Minderheitenphänomen. Sogenannte „pflichtwidrige Entziehungen" fielen in Sachsen in den ersten fünf Jahren ab 1875 von zunächst 10,3 auf 2,9 Prozent, lagen bis 1885 zwischen zwei und drei Prozent und tendierten bis zur Jahrhundertwende auf ein Prozent.[35] Aber unter diese Zahlen fielen einerseits auch alle lediglich nachlässigen Eltern, andererseits lassen diese Werte die viel größere Anzahl derjenigen übersehen, die sich widerwillig dem Zwang beugten oder die Impfung etwa durch Rückstellung der Kinder zu umgehen suchten. Zwischen 1883 und 1887 etwa wurden um 16% der Impflinge durch ärztliches Attest z.B. wegen Krankheit zurückgestellt, besonders viele eben dort, wo sich auch die Impfgegnerschaft konzentrierte.[36]

Geographische Schwerpunkte hatte die Impfgegnerschaft zum einen in den industrialisierten, städtischen Bezirken wie Leipzig, Chemnitz oder Stolberg und war „am auffälligsten in den Fabrikvorstädten".[37] Besonders im Bezirk Zwickau schien die Impfung „auf großen Widerstand zu stossen",[38] und hier besonders im Medizinalbezirk Glauchau.[39] Zum anderen trat Impfgegnerschaft manchmal lediglich dort auf, wo mehr oder weniger prominente Repräsentanten dieser Bewegung wirkten. 26,8% Verweigerung in Nordhausen gingen angeblich auf den Leipziger Gynäkologieprofessor Heinrich Germann zurück.[40] In den frühen 1880er Jahren konzentrierte sich die Gruppe der sogenannten Impfrenitenten in Sachsen zum allergrößten Teil auf die Städte Hainichen und Zittau mit Entziehungsquoten von bis zu knappen 50%.[41] Im letzteren Ort war der impfgegnerische Dr. Berthelen tätig. 1887 lagen die Schwerpunkte neben Zittau auch in den Bezirken Dresden-Land und Pirna.[42]

35 Burkhardt: Die Entwicklung der sächsischen Bevölkerung in den letzten 100 Jahren. Statistische Untersuchungen unter besonderer Berücksichtigung der Zusammenhänge zwischen Bevölkerung und Wirtschaft. In: Zeitschrift des Sächsischen Statistischen Landesamtes 77 (1931) S. 1–69 (v. a. S. 37, 57f.).

36 Arthur Geissler: Berichte über das Impfwesen im Königreiche Sachsen während des Jahres 1887. In: Korrespondenzblatt der ärztlichen Kreis- und Bezirks-Vereine im Königreiche Sachsen 45 (1888) S. 4–13, 17–20, 24–27, hier S. 19. Speziell in den städtisch-großstädtischen Bezirken von Dresden, Leipzig, Chemnitz, aber auch Hainichen und Glauchau mit 24–28% (ebd. S. 27).

37 Oeffentliche Gesundheitspflege (wie Anm. 15) S. 199.

38 Jahresbericht [...] auf das Jahr 1869 (wie Anm. 26) S. 37.

39 Jahresbericht [...] auf das Jahr 1870 und 1871 (wie Anm. 31) S. 46.

40 Brauser (1876) nach Juliane Heinsdorff: Der Diskurs über die Pockenimpfung in Deutschland im 19. Jahrhundert. Ms., Berlin 1993, S. 27. Zu Germann (1820–1878) siehe Winter: Artikel: Heinrich Friedrich Germann. In: August Hirsch (Hg.). Biographisches Lexikon der hervorragenden Ärzte aller Zeiten und Völker. Dritte Auflage, München, Berlin 1962, Band 2, S. 727.

41 Arthur Geissler: Die Entwicklung des sächsischen Impfwesens mit besonderer Rücksicht auf die Jahre 1880–1883. In: Zeitschrift des k. sächsischen statistischen Bureaus (1884) S. 1–10, S. 9f.

42 Geissler (1888) (wie Anm. 36) S. 19.

Statt in Zahlen zeigte sich dic Bedeutung der Impfgegnerbewegung seit den 1870er vor allem in der Debatte, die sie vom Zaune brach. Und hier konnte Sachsen in der Tat eine Reihe reger Publizisten vorweisen: Neben den genannten Ärzten Germann und Berthelen etwa den Leipziger Rechtsanwalt Hugo Martini oder den Chemnitzer Kaufmann Carl Löhnert. Die lokalen Zentren und publizistischen Aktivitäten waren es dann wohl auch, die einen ärztlichen Beobachter dazu brachten, Sachsen als Zentrum der Impfgegnerschaft in Deutschland zu sehen.[43] Das stimmte allenfalls bedingt. In den reichsweiten Impfberichten des Kaiserlichen Gesundheitsamtes wird das Königreich Sachsen zwischen 1882 und der Jahrhundertwende nicht als Region von besonderer Widerständigkeit gegen das Impfen ausgewiesen. Für das Jahr 1889 hieß es sogar ausdrücklich: „Aus Sachsen [...] wird nichts von einem Widerstande gegen das Impfgesetz erwähnt".[44] Mit einigem Auf und Ab setzte sich diese Debatte bis ins 20. Jahrhundert fort, und nun wurde Dresden zu einem der organisatorischen Angelpunkte der Impfgegnerschaft.

Das Risiko eines Impfschadens

Das erste Hauptargument gegen die Impfung waren ihre befürchteten oder angenommenen schädlichen Nebenwirkungen.[45] In den 1870er Jahren, also vor der Entdeckung mikrobiologischer Krankheitserreger, gab es theoretisch mehrere Gesundheitsrisiken der Vakzination.[46] Im wesentlichen konnte einerseits eine wie auch immer geartete Unverträglichkeit des Impfstoffs auftreten. Andererseits lag ein Gesundheitsrisiko der Impfung in einer Infektion von außen beim Impfen oder durch das Überimpfen von Krankheiten durch infizierten Impfstoff, der in dieser Zeit noch häufig aus einer menschlichen Pockenpustel stammte. Das Risiko z.B. der Syphilis-Überimpfung bestand so lange, bis im Verlauf der 1880er Jahre auch in Sachsen die vom Menschen gewonnene Lymphe durch die von Kälbern gewonnene ersetzt wurde.[47]

Immer wieder erkrankten Kinder nach der Impfung, doch mußte dies nicht unbedingt durch die Impfung verursacht gewesen sein. Das Problem bestand darin, daß eine Ursächlichkeit der Impfung für die Erkrankung in den allermeisten Fällen weder nachgewiesen noch ausgeschlossen werden konnte. Ein plastisches Beispiel hierfür liefert der in der Impfdebatte bekannt gewordene Tod eines Kindes aus Elberfeld nach seiner Impfung im

43 Brauser (1876) zitiert nach Heinsdorff (wie Anm. 40) S. 27.

44 Die Ergebnisse des Impfgeschäftes im Deutschen Reiche für das Jahr 1889. In: Medizinal-statistische Mittheilungen aus dem Kaiserlichen Gesundheitsamte. Erster Band, Berlin 1893, S. 3–27, hier S. 18.

45 Vgl. zu dieser Problematik anhand des frühen 19. Jahrhunderts ausführlicher Wolff (1995a) (wie Anm. 6), Kap. 6.2.

46 Zur Diskussion um die Impfrisiken s.a. Maehle (wie Anm. 6) S. 135–37.

47 Geissler (1888) (wie Anm. 36) S. 18. Hier heißt es: „Fast sämmtliche Impfungen sind im Berichtsjahre mit Thierlymphe ausgeführt worden."

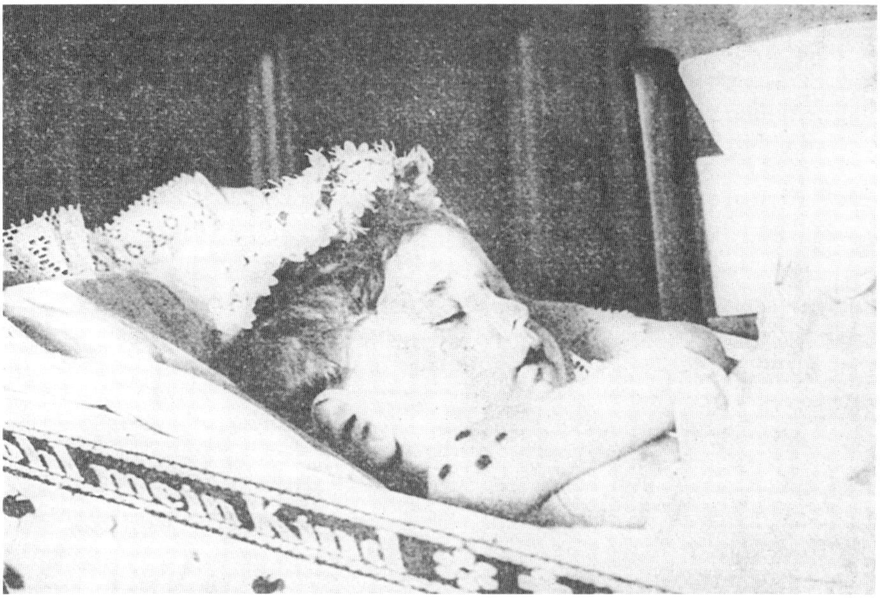

Jahre 1909. Das Foto des toten Kindes (s. Abb.) erschien in verschiedenen impfgegnerischen Publikationen.[48] In der hier abgedruckten Vorlage von 1911 wird es wie folgt beschrieben: „Willy Otto, Elberfeld, ein gesundes Kind vor der Impfung. Geimpft am 17. Mai 1909, erkrankte es am 25. Mai an fieberhaftem Ausschlag. Am 28. Mai stellte der behandelnde Arzt noch Lungenentzündung fest; am 6. Juni ein zweiter Arzt noch Gehirnentzündung und Abends am gleichen Tage erlöste der Tod das arme Geschöpf von seinen Qualen.“[49] Die impfgegnerische Presse nahm wie selbstverständlich an, daß die Impfung verantwortlich für den Tod des Willy Otto war. Ein impffreundliches Buch hingegen griff diesen Fall auf und zitierte die offizielle Erklärung der Behörden dazu, das Kind sei nicht an der Impfung, sondern an Gehirnhautentzündung gestorben: „Ein ursächlicher Zusammenhang zwischen Krankheit und Impfung ist ausgeschlossen“. Der Autor kommentierte: „Lungenentzündung mit nachschließender Gehirnentzündung ist bei kleinen Kindern leider nicht selten. Es kann doch nicht erwartet werden, daß sie bei Kindern, die geimpft sind, nicht auch vorkommt. Diesen Todesfall der Impfung zur Last legen zu wollen, ist daher unberechtigt.“[50] Doch auch dieser generelle Ausschluß einer Verursachung erscheint aus heutiger Perspektive fraglich. Im späten 20. Jahrhundert wurden die „postvakzinale

48 U.a. in Hugo Wegener: Der „Segen“ der Impfung. Wenig von Vielen. Frankfurt/M. 1911.

49 H. Molenaar: Über Impfschäden. In: Ders. (Hg.): Anti-Vaccinator. Illustriertes Jahrbuch des internationalen Impfgegner-Bundes. 1. Bd. Leipzig 1911, S. 122–124, S. 123.

50 Martin Kirchner: Schutzpockenimpfung und Impfgesetz. Berlin 1911, S. 136. Darauf antwortete im selben Jahr wiederum Hugo Wegener: Unerhört!! Verteidigung und Angriff eines Staatsbürgers. Gegen Kirchner. Frankfurt a.M. 1911.

Enzephalopathie und Enzephalitis“ als „die gefürchteten zerebralen Komplikationen der Pockenschutzimpfung“ angesehen, wenngleich sie offensichtlich recht selten auftraten.[51]

Wir wissen deshalb nicht, was die eigentliche Ursache für Willy Ottos Tod war. Retrospektive Diagnostik ist, zumal in einem solchen Fall, ein medizingeschichtliches Vorgehen voller Fallstricke[52] und bringt ihr allenfalls historiographisch wenig relevante Erkenntnisse. Der Fall zeigt aber einerseits das damalige Dilemma, daß Impfschäden kaum zweifelsfrei nachgewiesen oder ausgeschlossen werden konnten. Andererseits illustriert er die Umgangsweisen von Impfgegnern und Impfbefürwortern mit dem Thema Impfrisiko. Es soll deshalb im folgenden nicht darum gehen, wie groß dieses Risiko objektiv war. Von Interesse ist statt dessen, wie sehr und auf welche Art dies von den Kontrahenten jeweils wahrgenommen bzw. dargestellt wurde, weil sich darin diametral entgegengesetzte Zugangsweisen zur Frage der Sicherheit der Impfung spiegeln.

Unterschiedliche Risiko-Einschätzungen

Für die Befürworter war die Impfung eine fast völlig ungefährliche Maßnahme. Der Leipziger ärztliche Zweigverein plädierte 1872 gegenüber dem Medizinalkollegium für die Einführung des Impfzwanges u.a. mit der Begründung der sehr weitgehenden Gefahrlosigkeit der Impfung selbst für zarte Säuglinge. Ausnahmen seien, auch bei der Syphilis[53], verschwindend selten.[54] In Zweifelsfällen sahen die Befürworter eine Kausalität zwischen Impfung und folgender Erkrankung als nicht gegeben an. Dagegen hatten Impfgegner die Tendenz, im Zweifel den schlechtesten Fall anzunehmen und nahezu alle auf die Impfung folgenden Krankheiten als durch sie

51 Heinz Spiess: Pockenschutzimpfung. In: Ders. (Hg.): Impfkompendium. 3. Aufl. Stuttgart, New York 1987, S. 225–235, hier S. 232. Erst 1993 wurde ein solcher Fall in Hamburg für eine 26 Jahre zurückliegende Pockenschutzimpfung und Erkrankung von den Versorgungsbehörden anerkannt und eine Rente bewilligt. Vgl. Südwest Presse v. 23.10.1993.

52 S. dazu für das Beispiel der Pocken neuerdings Johanna Bleker, Eva Brinkschulte: Windpocken, Varioloiden oder echte Menschenpocken? – Zu den Fallstricken der retrospektiven Diagnostik. Eine Untersuchung anhand der Patientendaten des Würzburger Juliusspitals 1819–1829. In: NTM – Internationale Zeitschrift für Geschichte und Ethik der Naturwissenschaften, Technik und Medizin NF 3, 1995, S. 97–116.

53 Aus der subjektiveren Sicht der Impfgegner war die Furcht vor einem Überimpfen der Syphilis offensichtlich viel größer als aus der Sicht der Medizinalbürokratie. Für die letztere behauptete wohl etwas untertreibend der damalige sächsische Medizinalassessor Geissler: „Was die Übertragung der Syphilis anlangt, so ist in Sachsen bisher noch niemals ein solcher Fall vorgekommen; trotz des eifrigen Suchens nach solchen schlimmen Erfahrungen wird in den Listen, die man hierüber zusammengestellt hat, Sachsen glücklicherweise vermisst.“ Geissler (1884) (wie Anm. 41) S. 3.

54 F. Germann – ein offenes Wort gegen Impfung und Impfzwang, gerichtet an das K. Sächs. Landes-Medicinal-Collegium. Leipzig 1873, S. 24.

verursacht anzusehen. Der sächsische Arzt Arthur Geissler sah 1872 die häufige Ursache der Impfablehnung in dem unter der Bevölkerung angenommenen Zusammenhang mit diversen Krankheiten der Kinder: „Die Gegner der Vaccination würden viel weniger Boden unter den Füssen haben, wenn sie nicht hereditäre Lues und das ganze Heer der scrophulösen Krankheitsformen mit der Kuhpocke in Verbindung bringen könnten.“[55]

Daß speziell die Furcht vor der menschlichen Impflymphe verbreitet war, zeigt eine Beobachtung der sächsischen Medizinalbürokratie vom Jahre 1886. Sie führte den Rückgang der Impfverweigerungen auf die nun allgemein verwandte, sicherere animale Lymphe[56] zurück: „Man darf in dieser Abnahme wohl die Wirkung des allgemein gewordenen Verbrauchs von Thierlymphe sehen, wenigstens zum grösseren Theil, insofern er doch manche Bedenken auch bei sonst willigen Personen zerstreut hat.“[57]

Offensichtlich hatten, wie es Maehle formulierte, sehr viele Eltern andere „Nutzen-Risiko-Abwägungen“ als die Ärzteschaft.[58] Mehr noch, die Bewertungen dieser beiden Gruppen waren zum Teil diametral entgegengesetzt. Aber weshalb war das so? Eine Antwort ist sicherlich, daß hier äußerlich der Optimismus einer im Aufbruch befindlichen Wissenschaft, der Medizin, auf eine tief verwurzelte Skepsis in Teilen der Bevölkerung[59] traf. Der Leipziger Professor Thomas etwa sprach abschätzig von der „zweifelsüchtigen“ Menge, welche die Impfung nicht gebührend schätze.[60]

Weitere Erklärungsmöglichkeiten lassen sich in einem anderen thematischen Zusammenhang übertragen. Unterschiedliche Risikobewertungen von Experten und Laien sind kein historisches Einzelphänomen. Vor allem die breite Ablehnung der Atomkraft vornehmlich in den 1970er und 1980er Jahren gab ein plastisches Beispiel hierfür, das die Forschung über subjektive Risikowahrnehmung ungemein beflügelt hat.[61] Weshalb werden statistisch unwahrscheinliche Risiken wie die der Atomkraft in der Bevölkerung zum Teil als wesentlich bedrohlicher wahrgenommen als bedeutend wahrscheinlichere Risiken, etwa diejenigen eines Verkehrsunfalls? Einschlägige Untersuchungen beantworteten diese Frage z.B. mit dem unterschiedlichen „Katastrophenpotential“ und – so auch beim Impfen – der unterschiedlichen Verantwortlichkeit für das bestehende Risiko.[62]

55 Geissler (1872) (wie Anm. 55) S. 553f.

56 Es waren 99,1% mit Tierlymphe gemacht worden. Arthur Geissler: Berichte über das Impfwesen im Königreiche Sachsen während des Jahres 1886. In: Korrespondenzblatt der ärztlichen Kreis- und Bezirks-Vereine im Königreiche Sachsen 43 (1887) S. 13–16, 22–25, hier S. 14.

57 Ebd., S. 15.

58 Maehle (wie Anm. 6) S. 136.

59 Siehe zur Vorgeschichte dieser verbreiteten Skepsis Wolff (1995a) (wie Anm. 6) passim.

60 Thomas (wie Anm. 17) S. 191.

61 Vgl. Gerd Gigerenzer et al. (Hg.): The Empire of Chance. How Probability Changed Science and Everyday Life. Cambridge etc. 1989, S. 267f.

62 Eine ähnliche Tendenz sieht Bergler auch unter heutigen Impfskeptikern und Impf-

Vieles davon mag auch bei der historischen Furcht vor den Risiken der Vakzination mitgespielt haben. Ich möchte aus den möglichen Erklärungen hier jedoch nur einen bislang kaum wahrgenommenen Grund herausgreifen, nämlich die unterschiedlichen Perspektiven von Eltern und Ärzten auf das zu impfende Kind. Unter einer, ich nenne sie: „lebensweltlichen" Herangehensweise an das Thema Impfung bzw. einer elterlichen Perspektive auf das eigene Kind stellt sich das Risiko einer Maßnahme anders dar als aus einer zumindest intendierten abstrakt-durchschnittsorientierten Wahrscheinlichkeitsperspektive von außen, unter der in der akademischen Medizin das Impfrisiko seit jeher gesehen wurde.[63]

Orientierung am negativen Einzelfall

Gegner der Vakzination bauten ihre Argumentationen häufig auf spektakuläre Einzelfälle von Siechtum und Tod nach der Impfung auf.[64] Oft reichte den skeptischen Eltern ein einziger Fall aus, um Furcht vor Impfschäden zu entwickeln.[65] Dies basierte seit der Einführung der Vakzination[66] auf einer ausgeprägten Aufmerksamkeit gegenüber ihren möglichen Risiken und einer relativ kontinuierlichen Grundhaltung, solche Risiken von vornherein für möglich zu halten. Es war dies ein Denken, das den „größten anzunehmenden Unfall", besser: den schlechtesten möglichen Fall und damit das größte denkbare Risiko dieses medizinischen Eingriffs zur Grundlage ihrer Bewertung machte und wenig Bereitschaft zeigte, für den versprochenen Vorteil (die Immunität) ein Risiko einzugehen. Um gegen die Vakzination zu votieren, reichte zum einen ein einziger Fall und zum anderen im Zweifelsfall allein die Möglichkeit, daß zwischen Erkrankung und Impfung ein ursächliches Verhältnis bestehen könnte – etwa wenn es unmöglich war, dies auszuschließen.

Das Beispiel des Elberfelder Kindes Willy Otto ist hier durchaus typisch, selbst wenn die impfgegnerische Presse diese Fälle aus taktischen Gründen

gegnern. Er diagnostizierte deren Neigung, die Ursachen von Krankheit außerhalb ihres eigenen Verantwortungsbereichs höher einzuschätzen als diejenigen, die eigenen Entscheidungen oder Verhaltensweisen entspringen. Vgl. Reinhold Bergler: Impfbarrieren und Impfmotivation. In: Zentralblatt für Bakteriologie und Hygiene. 1. Abt. Orig. B. 180 (1985) S. 190–222, hier S. 202.

63 Bereits die Variolation mit ihren Risiken gab im 18. Jahrhundert ein Beispiel ab für eine gelehrte Debatte um Wahrscheinlichkeiten. S. Gigerenzer (wie Anm. 63) S. 18.

64 Kübler schrieb dazu: „Ein bevorzugtes Kampfmittel war die Berufung auf angebliche Impfschäden. Abbildungen von Kindern mit beliebigen nach der Impfung entstandenen Krankheiten wurden in Flugblättern massenweise verbreitet." Kübler (wie Anm. 9) S. 338. S.a. Germann (wie Anm. 54), S. 59ff. Ähnlich S. Faller: Meine Erfahrungen über die Impfung und Revaccination und Petition an den hohen Reichstag in Berlin um Aufhebung des Impfzwanges. Freiburg 1873.

65 Siehe dies ausführlicher in Wolff (1995a) (wie Anm. 6) Kap. 6.2.

66 Vgl. ebd., Ms. S. 274–292.

emotional aufbauschte.[67] Ein Nürnberger Impfgegner, der Prediger und Schriftsteller Carl Scholl, schrieb im Jahre 1889 in einer Petition an den Reichstag über einen Fall einer Reihe von angeblichen Impfschädigungen in Elberfeld, den er selber gesehen habe: Das Kind „war am ganzen Körper, besonders am Hals, Nacken, Hinterkopf und den ganzen Rücken hinab voll Pusteln, Geschwüren, Furunkeln, von denen manche oft die Größe eines Taubeneies hatten und wiederholt vom Arzt geschnitten werden mußten. Dieser meinte darum auch, ‚er könne es dem Vater nicht verdenken, wenn er ein Impfgegner werde‘ [...].“[68]

Aber auch unterhalb der Ebene öffentlicher, organisierter Impfgegnerschaft entstand die Ansicht einer allgemeinen Gefährlichkeit der Vakzination durch aufmerksame und skeptische Beobachtung sowie das Herausheben von Einzelfällen. Ein anonymer Impfgegner schrieb 1895 an die württembergische Medizinalverwaltung: „Wer auf dem Lande wohnt, hat oft Gelegenheit, von den Leuten zu hören, daß ihre Kinder gesund gewesen seien, bis man sie geimpft habe; von da an aber haben sie gekränkelt. Auch ist schon manches Kind an den Folgen der Impfung gestorben, ohne daß dies freilich in den Medizinalbericht aufgenommen wäre [...].“[69]

Alltägliche Beobachtung konnte nicht allein unter Nichtärzten zu einem anderen Eindruck über die Gefährlichkeit der Impfung führen als der Blick, den die wissenschaftliche Medizin für sich beanspruchte. Auch Ärzte ‚vor Ort‘ konnten zu anderen Schlüssen kommen als ihre Spezialisten-Kollegen. Treffend brachte der noch junge und keinesfalls impfgegnerische Arzt Arthur Geissler diesen Unterschied zwischen abstrakt-wissenschaftlicher und an der Beobachtung einer bestimmten Anzahl einzelner Fälle orientierter Perspektive zu Papier: „Mag auch die experimentelle Pathologie noch so strict beweisen, dass diese Krankheiten [vor allem die hereditäre Syphilis und die Skrophulose bei der Impfung] nicht übertragbar seien, der Praktiker wird sich immer an seine Erfahrung halten und noch mehr der Laie, der von der Impfung an das Elend in seiner Familie ausgebrochen sieht.“[70]

Der Impfgegner Georg Kolb sah in diesem Zugang, den man empirisch-impressionistisch nennen könnte, sogar den Vorteil, Risiken der Vakzination früher erkennen zu können als die methodisch strengere medizinische Wissenschaft. Als Beispiel nannte er den sogenannten „Impfrotlauf“, der zu einem bestimmten Zeitpunkt in der medizinischen Literatur aufgetaucht sei, aber zweifellos schon vorher aufgetreten und bemerkt worden war: „Mütter

67 Vgl. Heinsdorff (wie Anm. 40) S. 20, die als Beispiel die Zeitschrift „Der Impfgegner“ 1 (1883) nennt.

68 Hauptstaatsarchiv Stuttgart, E 150, 1056II.

69 Ebd.

70 Geissler (1872) (wie Anm. 55) S. 554. Seine Schlußfolgerung daraus ist, im Zitat anschließend: „Der Impfzwang im ersten Lebensjahre würde diese Furcht noch viel mehr steigern, als sie jetzt künstlich genährt wird; lieber lasse man die hereditär syphilitischen Kinder absterben und die scrophulösen Erkrankungen eo ipso manifest werden und dann, das ist im schulpflichtigen Alter, mag man allenfalls den Impfzwang einführen.“ (ebd.)

hatten das Übel längst erkannt, freilich ohne dasselbe medicinisch qualificiren zu können."[71]

Die Orientierung der eigenen Meinung am negativen Einzelfall des Impfschadens hat nun mehrere Ursachen. Eine ist sicherlich die Dominanz des Konkreten. Das Auftreten einer Krankheit nach der Impfung wirkte für die Eltern eindringlicher als die Abwesenheit von Nachkrankheiten der Vakzination. Eine andere ist die Nähe des Risikos. Ein nahes, konkretes Impfrisiko, wie groß es auch gewesen sein mag, hatte offensichtlich mehr Bedrohungskraft als das Risiko einer Pockenepidemie, solange diese verhältnismäßig entfernt und abstrakt war.[72] Auf diese Weise erklärt sich das eingangs beschriebene Nachlassen der Impfgegnerschaft während des massenweisen Pockenausbruchs in den frühen 1870er Jahren. Schließlich gibt es für den Fall der publizistisch agierenden Impfgegnerschaft die Erklärung, daß sie die negativen Einzelfälle wie erwähnt aus taktisch-strategischen (in impffreundlicher Sicht: böswilligen) Gründen heraushob und überzeichnete. Doch so plausibel sie erscheinen, übersehen solche Erklärungen, daß ein Risiko aus zwei Blickrichtungen betrachtet werden kann: einerseits aus der kollektiven Perspektive und andererseits aus der individuellen Einzelfall-Perspektive. Erst so wird verständlich, warum ein Teil der Bevölkerung sich durch die wahrscheinlichkeitsstatistischen Argumentationen nicht beruhigen ließ.[73]

Die Einzelfall-Perspektive

Um eine Impfung aus der individuellen Sicht als etwas Gefährliches wahrzunehmen, mußte ein Risiko nicht wahrscheinlich sein. Die Maßnahme mußte lediglich gefährlich sein können. Wenn der Unglücksfall nämlich beim eigenen Kind eintritt, dann bei diesem einzelnen Individuum nicht in statistischen Bruchteilen, sondern ganz.

Bereits im Jahre 1803 wurde das Problem, hier im Zusammenhang mit dem Impfrisiko, in einem fiktiven Dialog zweier Väter benannt, die in einer allgemeinbildenden, moralischen Zeitschrift veröffentlicht wurde. Der eine Vater versucht darin den anderen von den Vorteilen der Variolation – dem Vorläufer der Vakzination – zu überzeugen, der dagegen einwandte: „Aber es sterben doch auch Kinder an den künstlichen Blattern!" (= Variolation, E.W.). Die Antwort des ersteren war: „Nun ja! Allein die Erfahrung lehrt, daß von acht und zwanzig Eingeimpften nur Einer stirbt, und von Hundert, welche die natürlichen Blattern bekommen, sterben oft weit über die Hälfte." Daraufhin der zweifelnde Vater wieder: „Wenn nun aber mein Kind

71 G(eorg) Fr(iedrich) Kolb: Zur Impffrage. Unzulänglichkeit der bisherigen Ermittelungen und Verlangen nach Aufhebung des Impfzwanges. Leipzig 1877, S. 57.

72 Siehe dies ausführlicher in Wolff (1995a) (wie Anm. 6) Kap 6.2. bzw. Gigerenzer (wie Anm. 63) S. 18. Dies wurde demnach bereits im 18. Jahrhundert als „common logic" bezeichnet.

73 Maehle (wie Anm. 6) S. 136.

von acht und zwanzigen das Eine wäre!" Dem so in die Defensive gedrängten anderen Vater bleibt gegen diesen Einwand nur noch die offensichtliche Flucht in die Religion: „So müßt Ihr Euch der göttlichen Schickung unterwerfen."[74] Ohne dies zu wollen, zeigte der Autor des aufgeklärt-erzieherisch gedachten Dialogs, wie beim Thema des Impfrisikos zwei Logiken zusammentreffen, die nicht miteinander kompatibel sind: die kollektive und die individuelle.

Tendenziell verteilten sich diese beiden Perspektiven auf die skeptische Elternschaft und die Ärzteschaft. Für die außenstehenden Ärzte war es – und ist es – einfacher, sich der Wahrscheinlichkeitsperspektive zu bedienen. Für sie stellt sich ein gestorbenes Kind viel eher als ein, wenngleich trauriger, Unglücksfall neben vielen glücklichen Fällen dar. Die Ärzteschaft konnte mit dem nivellierenden Blick auf die Masse der Geimpften offensichtlich mehr Distanz zu einzelnen Fällen von Impfschädigungen aufbringen.[75] Für die Eltern hingegen kann der eine traurige Fall unter vielen tausend aber das eigene Kind sein.[76] Die Risiken der Impfung, eines medizinischen Eingriffs überhaupt, stehen hier in einem anderen Verhältnis zu den erwarteten Vorteilen. In dieser Hinsicht kann die Perspektive der impfenden Ärzte, und mehr noch die der Medizinalbürokratie, kaum die gleiche wie die der Eltern sein.

Auch für den einen einzelnen Fall behandelnden Arzt kann sich die Situation anders darstellen, als es das statistische Mittel vorgibt. Für den professionellen Medizinbetrieb ist dies alles andere als eine Neuigkeit. Ein frühes Plädoyer für diese Sichtweise kam im übrigen aus dem Zentrum der schulmedizinischen Wissenschaft selbst. Der experimentelle Physiologe Claude Bernard, einer der Begründer der naturwissenschaftlichen Medizin, schrieb bereits 1865 über den Nutzen der medizinischen Statistik: „ [...] Der Arzt kann mit dem, was man ‚Gesetz der großen Zahlen' nennt, nichts anfangen, denn dieses Gesetz ist nach dem Ausspruch eines großen Mathematikers immer im Allgemeinen richtig und im Besonderen falsch. Damit ist gemeint, daß das Gesetz der großen Zahlen nie etwas über den Einzelfall aussagt." Bernard gibt hierfür ein Beispiel: „Ein berühmter Chirurg führt den Steinschnitt immer nach der gleichen Methode aus, dann stellt er eine Statistik der Todesfälle und der Heilungen auf und schließt aus der Statistik, das

74 Theophilanthropos: Blatterninoculation und Schutzblattern. In: Hamburg und Altona. Eine Zeitschrift zur Geschichte der Zeit, der Sitten und des Geschmaks 2 (1803) 3. Bd., S. 273–280, hier S. 274.

75 Dies läßt sich etwa in der Art und Weise vermuten, wie Ärzte von Erkrankungen nach der Impfung sprachen. So war etwa für einen Impfarzt der Fall eines talergroßen Geschwürs „unangenehm", d.h. aber eben nicht beängstigend. Vgl. Geissler (1872) (wie Anm. 55) S. 552.

76 Albrecht hat diese Perspektive bereits am Beispiel der Furcht vor den Variolationsrisiken beiläufig angesprochen: „[...] geimpft und damit gefährdet wurde das einzelne Kind, mein Kind, unser Kind". Peter Albrecht: Versuche zur Popularisierung der Blatterninokulation in der Stadt Braunschweig von 1754 bis 1780. Braunschweig 1989. Unveröffentlichtes Manuskript, S. 15.

Gesetz der Mortalität bei dieser Operation sei 2:5. Nun behaupte ich, daß dieser Quotient [...] keinerlei Gewähr für den Erfolg weiterer Operationen bietet, denn man weiß nicht, ob der nächste Fall unter den Heilungen oder unter den Todesfällen sein wird."[77] Entsprechend ist auch in der heutigen Medizin bei der Frage der medizinischen Prognose ein ähnliches Problem durchaus bekannt. Trotz aller Wahrscheinlichkeit eines Krankheitsverlaufs oder des Risikos eines medizinischen Eingriffs dürfe man „aus statistischem Wissen [...] jedoch niemals einen Schluß auf einen identifizierbaren Einzelfall ziehen."[78]

Was die zitierten Autoren treffend für die Perspektive des einzelnen behandelnden Arztes reklamieren, ließe sich genauso auch auf die Perspektive der Patienten und die sich aus der Entscheidung über die Impfung ergebende Situation übertragen: Man weiß nie, ob der eigene Fall der unglücklich verlaufende sein wird oder nicht.

Auch der Fall des Willy Otto erscheint so in einem anderen Licht. Er ist eben nicht nur Ausdruck des Versuchs der Impfgegnerbewegung, mit einem Einzelbeispiel gegen die Vakzination Propaganda zu machen, indem sie an die elterlichen Gefühle der Leser appellierte. Gerade daß sie dies mit Erfolg zu können glaubte, zeigt, wie von Eltern das Risiko der Pockenschutzimpfung auch wahrgenommen wurde: weniger als Wahrscheinlichkeit oder Unwahrscheinlichkeit des statistischen Mittels, sondern aus der Perspektive des Einzelfalls: Wenn es das eigene Kind trifft, kann es zum Schlimmsten kommen.

Die beiden Perspektiven, die individuelle und die kollektive, sind nicht nur gegenseitig inkompatibel, sie können auch nicht gegeneinander ausgespielt werden. In einer Wahrscheinlichkeitsperspektive auf das Impfrisiko ist die Bedrohungskraft des Einzelfalles durch die zu erwartenden glücklichen Fälle abgemildert. Für eine reine Individualperspektive hingegen ist das Argument der Unwahrscheinlichkeit nicht relevant.

77 Claude Bernard: Einführung in das Studium der experimentellen Medizin (Paris 1865). Leipzig 1961, S. 197, 196. Bernard darf damit allerdings nicht als Verfechter von Patienteninteressen oder eines Subjektivismus in der Medizin mißverstanden werden. Er nutzte diese Kritik, um seiner Forderung nach einer experimentellen statt einer statistischen Medizin Nachdruck zu verleihen, die im Gegensatz zur Statistik die Ursachen bzw. Determinismen für statistisch signifikante Phänomene entdecken kann. Vgl. zu Bernard und die Statistik auch Gigerenzer (wie Anm. 63) S. 126–130. Zu Bernards Konzeption von Wissenschaft siehe Thomas Schlich: Die Konstruktion der notwendigen Krankheitsursache: Wie die Medizin Krankheit beherrschen will. In: Cornelius Borck (Hg.): Anatomien medizinischen Wissens. Frankfurt/M. 1996 (= Fischer Philosophie der Gegenwart), S. 201–229.

78 Wolfgang Wieland: Prognose – Philosophische Überlegungen zu einem Arbeitsbegriff des Arztes. In: K. Raschzok u.a. (Hg.): Prognose und Ethik. Theorie und klinische Praxis eines Schlüsselbegriffs der Ethik in der Medizin [...]. Erlangen 1994, S. 37–57, S. 53.

Die Legitimität der Einzelfallperspektive

Mit diesen Ausführungen soll nicht gesagt sein, daß für Eltern zu impfender Kinder diese individuelle Perspektive auf das Risiko eines medizinischen Eingriffs die einzig angemessene ist. Auch bei der Betrachtung eines einzelnen zu impfenden Kindes kann man das Risiko eines Impfschadens anhand der kollektiven Perspektive der Wahrscheinlichkeit kalkulieren. Es ist zweifellos eine verbreitete Eigenschaft zumindest moderner Gesellschaften, in Wahrscheinlichkeiten denken zu können.[79] Aber Wahrscheinlichkeitsdenken ist hier eben auch nicht – wie häufig angenommen – die einzig angemessene Sichtweise.

In den Darstellungen der Medizingeschichte wurde die Perspektive auf den Einzelfall in der Regel einfach als falsche Sichtweise medizinischer Laien bezeichnet.[80] Darin spiegelt sich das traditionelle Unvermögen dieses Faches, Denk- und Verhaltensweisen von Patienten nachvollziehen zu können. Ein krasses Beispiel einer Interpretation dieser Art gab – allerdings für die Variolation des 18. Jahrhunderts – ein verhältnismäßig bekannter Mediziner und Medizinhistoriker des 19. Jahrhunderts, nämlich Heinrich Haeser. Er nutzte das Phänomen, die Bewertung des Ganzen vom negativen Einzelfall abhängig zu machen, zur pauschalen Patientenschelte: „Und bekannt genug ist es ja, daß der große Haufe ein Beispiel unglücklichen Erfolgs für hinreichend hält, um hunderte günstige Thatsachen zu entkräften, wenn er durch letztere ein altverjährtes Vorurtheil gefährdet glaubt."[81] Mir ging es im Gegenteil darum zu zeigen, daß die beschriebene individuelle Sichtweise auf ein Impfrisiko mehr ist als die Unfähigkeit zum Wahrscheinlichkeitsdenken, sondern das Ergebnis einer Situation, in der die letztere Denkweise eben nicht die einzig angemessene ist.

Nicht zufällig war und ist gerade der Gesundheitsbereich, wo es viel eher als anderswo um existentielle Fragen geht, prädestiniert, die Grenzen der statistischen Durchschnittsbetrachtung hervortreten zu lassen.[82] Die besondere Komplexität und Individualität von Krankheitsphänomenen ließ des-

79 S. z.B. Gigerenzer (wie Anm. 63). Ein aktuelles Beispiel, wie sich Wahrscheinlichkeitsdenken im Alltagsleben durchsetzt, ist der Umstand, daß in Wettervorhersagen das erwartete Klima zunehmend in Prozenten etwa der Regenwahrscheinlichkeit angegeben wird.

80 Ähnlich entdeckte die neuere Forschung über die subjektive Risikowahrnehmung vor allem Irrationalität. Vgl. ebd., S. 268.

81 Heinrich Haeser: Artikel: Impfung. In: J. S. Ersch, J. G. Gruber (Hg.): Allgemeine Encyklopädie der Wissenschaften und Künste, 2. Sektion, Bd. 16. Leipzig 1839, S. 345–353, hier S. 347. Vgl. ähnlich die referierte Meinung des Volkes, daß umgekehrt ein Arzneimittel, das einmal gewirkt habe, immer wirken müsse, in Senfft's Gesundheitskatechismus, zitiert in Jutta Dornheim: Zum Zusammenhang zwischen gegenwarts- und vergangenheitsbezogener Medikalkulturforschung. Argumente für einen erweiterten Volksmedizinbegriff. In: Hessische Blätter für Volks- und Kulturforschung, NF 19 (1986) S. 25–41, hier S. 30.

82 Gigerenzer (wie Anm. 63) S. 261.

halb die Kritik an statistischem Herangehen auch besonders früh und intensiv in der Medizin entstehen.[83]

Macht man sich die verschiedenen Perspektiven auf das Impfrisiko klar, wird es auch zweifelhaft, ob es sinnvoll, ja richtig ist, die Kategorien von richtig und falsch dermaßen vorschnell anzuwenden. Denn soll es einer höheren Rationalität oder Legitimität des Individuums entsprechen, von eigenen, individuellen Interessen zu abstrahieren?

Über die Legitimität dieser individuellen Perspektive läßt sich sicherlich streiten, zumal eine solche Hochbewertung von Risiken kollektiven Interessen wie einer Gruppenimmunität zur Eindämmung einer übertragbaren Krankheit widerspricht. Auf der anderen Seite werden Risiken von Innovationen mit möglichen irreversiblen Schäden für die Gesamtgesellschaft – wie die Kernenergie – heute mit dem Maßstab des „größten anzunehmenden Unfalls“ bewertet. Der Begriff des „GAU“ ist sogar in den allgemeinen Sprachgebrauch eingegangen. Sollen dann nicht auf der individuellen Ebene Risiken irreversibler Schäden beispielsweise für die Familie zumindest ähnlich bewertet werden dürfen? Die Beantwortung dieser Frage ist ein medizinethisches Problem und führt letzten Endes zu der Überlegung, ob kollektive Gesundheitsinteressen in jedem Fall über individuellen stehen. Dies ist aus gutem Grund bis heute nicht beantwortet, weil sich dieser Widerspruch nicht lösen, sondern nur politisch entscheiden läßt.[84]

Wie auch immer die Einschätzung einer solchen Hochbewertung des Impfrisikos aussehen mag, das Phänomen an sich repräsentiert eine Denk- und Betrachtungsweise, die sich gegenüber der Verwissenschaftlichung des außerwissenschaftlichen Alltagslebens (m.E. bis heute) durchaus resistent gezeigt hat.

„Lebenswelt“

Das Beispiel der Individualperspektive auf die Risiken medizinischer Maßnahmen ist indes nur ein Teilphänomen des an sich banalen Umstands, daß Sichtweisen, Deutungen, Interessen, ja die Logik einzelner Personen oder kleinerer Gruppen gegenüber denen größerer Gruppen differieren können. Verschiedentlich wurde bereits versucht, diesen Unterschied zu konzeptualisieren. Hermann Bausinger etwa griff den bereits im 18. Jahrhundert von Justus Möser gebrauchten Terminus der „Lokalvernunft“ auf.[85] Beide Auto-

83 Ebd., S. 45–48.

84 Vgl. Eberhard Wolff: Prävention, Impfzwang und die Rolle der Medizinethnologie. Ein Beitrag zu Akzeptanz und Durchsetzbarkeit prophylaktischer Maßnahmen und der Legitimität präventiven Zwangs – aus historisch-ethnologischem Blickwinkel. In: curare 14 (1991) S. 79–90, S. 87f. Vgl. auch den Beitrag von Sauerteig in diesem Band.

85 Vgl. Bausinger hierzu erstmals 1977 in: Hermann Bausinger: Provinz im Aufwind? Wer oder was bewegt die neue Dialektpoesie? In: Matthias Spranger (Hg.): Dialekt. Wiederentdeckung des Selbstverständlichen? Eine alemannisch-schwäbische Bestandsaufnahme. Freiburg 1977, S. 12–26. Zu diesem Begriff auch Harm-Peer Zimmermann: Sitte und Konvention. Ferdinand Tönnies' Version einer Dichotomie von Überle-

ren zielten damit jedoch auf etwas, das von der hier angesprochenen Dichotomie „Individuum versus Kollektiv“ ein Stück weit abweicht. Sie meinten damit, daß lokale und regionale Besonderheiten des Verhaltens, die mit zentralistischer Vernunft im Widerspruch stünden, dennoch eine eigene Rationalität haben könnten.[86] Ähnlich diesem Konzept hat Wessling ein Medizinsystem, das nicht allein nach den Regeln staatlicher Medizinalpolitik, sondern nach den Interessen der einzelnen Beteiligten und den Erfordernissen ‚vor Ort‘ betrieben wird, „Customary Medicine“ (im Gegensatz zur „Official Medicine“) genannt.[87]

Am treffendsten wie auch am gebräuchlichsten zur Beschreibung der hier vorgestellten Perspektive dürfte der Begriff der Lebensweltlichkeit sein. Allerdings ist der Terminus „Lebenswelt“ „alles andere als klar umrissen“;[88] im Gegenteil wird er häufig recht schwammig verwandt und oft fahrlässig mit dem Begriff des „Alltags“ bzw. mit lokalen oder regionalen Gesellschaften in eins gesetzt.[89] In den historischen Wissenschaften setzt sich jedoch mittlerweile ein spezifisches Verständnis von „Lebenswelt“-orientierter Forschung durch, das darunter – anders als Jürgen Habermas[90] – eine Sichtweise auf Geschichte versteht, die strukturgeschichtliche, makrohistorische oder „zentristisch“[91] angelegte Darstellungen als defizitär betrachtet, weil in abstrahierter bzw. aggregierter Geschichte der Einzelfall zunehmend unkenntlich bzw. nur begrenzt verstehbar ist – und damit letztlich auch das Gesamtsystem nur bedingt erklärt werden kann. „Lebenswelt“-orientierte historische Forschung will dieses Manko mit Hilfe der Untersuchung konkreter historischer Einzelbeispiele wie Personen, Orte, Ereignisse etc. mit ihrem je spezifischen Umfeld und ihrer Eigenheit, eben in ihrer „Lebenswelt“, überwinden. Verstehbar[92] wird das Handeln historischer Akteure aber nur,

benslogik und Herrschaftslogik. In: Zeitschrift für Volkskunde 88 (1992) S. 67–99, 229–247, hier S. 243.

86 Bausinger (1977) (wie Anm. 87) zielt hier auf den demokratischen Charakter der regionalistischen Protestbewegungen des alemannischen Oberrheingebiets dieser Zeit.

87 Mary Nagle Wessling: Official Medicine and Customary Medicine in Early Modern Württemberg: The Career of Christoph Friedrich Pichler. In: Medizin, Gesellschaft und Geschichte 9 (1990) S. 21–44.

88 Dies und das folgende sinngemäß in Rudolf Vierhaus: Die Rekonstruktion historischer Lebenswelten. In: Hartmut Lehmann (Hg.): Wege zu einer neuen Kulturgeschichte. Göttingen 1995 (= Göttinger Gespräche zur Geschichtswissenschaft, Bd. 1), S. 7–28, hier S. 9ff.

89 Vgl. Reinhard Sieder: Sozialgeschichte auf dem Weg zu einer historischen Kulturwissenschaft? In: Geschichte und Gesellschaft 20 (1994) S. 445–468, hier S. 461, Fußnote 62.

90 Unter lebensweltlichem Denken wird hier nicht die sog. „kommunikative Vernunft“ des verständigungsorientierten Handelns verstanden, wie sie Habermas als Gegenüber der systemischen Vernunft, der Herrschaftslogik, verstanden hat. S. Jürgen Habermas: Theorie des kommunikativen Handelns. 2 Bde. Frankfurt/M. 1981.

91 Hans Medick: Entlegene Geschichte? Sozialgeschichte und Mikro-Historie im Blickfeld der Kulturanthropologie. In: Joachim Matthes (Hg.): Zwischen den Kulturen? Göttingen 1992 (= Soziale Welt, Sonderband 8), S. 167–178.

92 Zum „Verstehen“ vgl. ebd. sowie Eberhard Wolff (1995b): Der „willkommene Würge-

wenn gleichzeitig ihre eigene, subjektive Wahrnehmung und Deutung der Dinge in die Untersuchung einfließt. Denn die Wirklichkeit stellt sich für die historischen Subjekte nie objektiv dar, statt dessen ist die für sie selbstverständliche Wirklichkeit aus ihrer Sichtweise geschaffen oder konstruiert. Relevant ist diese subjektive Sichtweise über den Aspekt des Verstehens hinaus auch, weil die soziale Wirklichkeit und die Vorstellungen, die die in ihr Lebenden von ihr haben, in dialektischer Interaktion stehen: Als Handelnde gestalten die Vertreter dieser ‚subjektiven' Sichtweisen die ‚objektive' Wirklichkeit mit.[93]

Lebenswelt ist in diesem Verständnis im Gegensatz zur vermeintlich objektiven Wirklichkeit die vom Menschen erfahrene, wahrgenommene und gedeutete, von der Gesellschaft konstruierte, kulturell ausgeformte und symbolisch gedeutete Wirklichkeit.[94] Andere Autoren definieren die lebensweltliche Perspektive als die Sichtweise der von der Geschichte Betroffenen bzw. die subjektive Logik der unmittelbaren Lebenspraxis.[95] Um nun in diesem Sinne die Bedeutung historischer Phänomene verstehen zu können, ist es unumgänglich, diese subjektive Sichtweise so weit wie möglich zu rekonstruieren. Die am Individuum bzw. Einzelfall orientierte Einschätzung des Impfrisikos gibt ein Beispiel für eine solchermaßen lebensweltliche Perspektive der historischen Subjekte. Für eine kollektive Sichtweise, man könnte sie auch die außenstehende, wissenschaftliche oder „systemische" nennen, ist sie letzten Endes nicht verstehbar und um so weniger akzeptierbar.

Auch wenn heute eine pauschale Angst, daß Impfungen zum Tod der Kinder führen müßten oder könnten, nicht mehr allgemein auftritt, so ist die

engel". Verstehende Innenperspektive und ‚genaue' Quelleninterpretation – am Beispiel des erwünschten Kindertodes in den Anfängen der Pockenschutzimpfung. In: Martin Dinges; Thomas Schlich (Hg.): Neue Wege der Seuchengeschichte. Stuttgart 1995 (= Medizin, Gesellschaft und Geschichte, Beiheft 6), S. 105–141, passim.

93 Vgl. hierzu, wie auch zu neueren historiographischen Umgangsweisen mit Statistik, die im hier angerissenen Feld durch ihre theoretischen Überlegungen instruktiven Beiträge von Tanner: Jakob Tanner: Die „stets brennender werdende Arbeiterlohnfrage": Klassengesellschaft und Sozialstatistik in der Schweiz (bis zum Ersten Weltkrieg). In: Jean Batou et al. (Hg.): Pour une histoire des gens sans Histoire. Ouvriers, exclues et rebelles en Suisse 19e–20e siècles. Lausanne 1995, S. 47–62; ders.: Der Tatsachenblick auf die „reale Wirklichkeit": zur Entwicklung der Sozial- und Konsumstatistik in der Schweiz. In: Schweizerische Zeitschrift für Geschichte 45 (1995) S. 94–108.

94 Vierhaus (wie Anm. 90); Sieder (wie Anm. 91) S. 461 spricht vom „Sinnhorizont" der historischen Subjekte bzw. den „Deutungen und Sinnsetzungen der Akteure". Dort wie auch bei Vierhaus weitere Literatur.

95 Vgl. zu diesem Verständnis von „lebensweltlichem Denken" Zimmermann (wie Anm. 87) S. 242–247. Der von Zimmermann der „Herrschaftslogik" gegenübergestellte Begriff der „Überlebenslogik" scheint mir hier inhaltlich nicht sehr treffend und in jedem Fall dramatisierend. Auch geht es m.E. beim lebensweltlichen Denken nicht um das Vorherrschen des a-rationalen, „Gefühlen, Neigungen, Gewohnheiten und Traditionen" (ebd., S. 243) gegenüber einer vernunftbestimmten Herrschaftslogik. Auch lebensweltliches Denken kann aus seiner Sicht rational sein.

Furcht vor Impfrisiken bei den Eltern von Kleinkindern doch in der Regel größer, als es die impfende Ärzteschaft für angemessen hält. Auch in diesen Fällen dürfte eine Ursache dafür in den unterschiedlichen Perspektiven auf ein Kind entweder als Teil einer Gesamtheit von Kindern oder als eigenes Kind liegen. Damit zeigt der Umstand, daß es im Verlauf der Geschichte offensichtlich immer eine nicht zu vernachlässigende Anzahl von Eltern gab, für die nicht das Denken in statistischen Wahrscheinlichkeiten, sondern das Denken vom drohenden Einzelfall aus entscheidungsleitend war, daß – trotz aller Tendenzen der Verwissenschaftlichung – die Wissenschaft den außerwissenschaftlichen Alltag nicht völlig usurpiert hat, sondern daß es durchaus Unvereinbarkeiten gab und gibt.

Die Frage der Wirksamkeit

„Wissenschaftliche Tatsachen“ entstehen nicht schlagartig. Der positive, unanfechtbare Beweis einer Wirksamkeit der Vakzination wurde zwar immer plausibler, konnte aber bis weit ins 19. Jahrhundert nicht endgültig gegeben werden. Nachdem zu Beginn des 19. Jahrhunderts die Vakzination überall eingeführt worden war und bald die große Mehrheit der Bevölkerung geimpft wurde, gingen die bislang so regelmäßig verheerend herrschenden Pockenepidemien deutlich zurück, die Pocken traten nur noch vereinzelt auf. Die Hoffnungen, die Pocken ausrotten zu können, wurden aber dadurch enttäuscht, daß sie nach wenigen Jahrzehnten – wenn auch auf niedrigerem Niveau, aber dennoch merklich – wieder zurückkehrten und trotz der Impfung alles andere taten, als von den epidemiologischen Landkarten zu verschwinden. In Leipzig erschienen die Pocken vor allem in kleineren Epidemien, etwa in den Jahren 1842, 1857 und 1868.[96] Im Jahre 1867 kamen die Blattern in allen sächsischen Bezirken vor.[97] In den frühen 1870er Jahren wurde ganz Europa sogar von einer erschreckenden Epidemie heimgesucht, die in Sachsen von 1870 bis 1873 wütete und ihren Höhepunkt zwischen März und Mai 1871 hatte.[98] Insgesamt forderte sie in dem Königreich 15.504 Todesopfer, in der Stadt Leipzig 1.027.[99] Damit starb an dieser Epidemie etwa jeder 100. Bewohner Leipzigs. Im Leipziger Land-Medizinal-Bezirk, vor allem dort, wo die besonders arme Arbeiterschaft lebte (und die Impfquoten besonders niedrig waren), war es sogar rund jeder 65. Einwohner.[100]

Angesichts der hohen Impfquoten erweckten diese Epidemien erhebliche Zweifel an der Fähigkeit der Vakzination, die Krankheit wirksam zu

96 Thomas (wie Anm. 17) S. 167.
97 Jahresbericht [...] auf das Jahr 1867 (wie Anm. 25) S. 33.
98 Thomas (wie Anm. 17) S. 170.
99 Ebd.
100 Absolut 1485 Personen oder 1,53% der Bevölkerung. Vgl. Siegel (wie Anm. 16) S. 130f.

verhindern. Zu dieser Perspektive auf die Allgemeinheit kam aber noch die auf die Einzelperson. Seit dem frühen 19. Jahrhundert, und nun zunehmend, gab es immer wieder Fälle, bei denen zuvor Geimpfte dennoch an den Pocken erkrankten. Mehr als drei Viertel derjenigen, die zwischen 1852 und 1864 mit Pocken im Leipziger Jakobs-Hospital lagen, waren geimpft.[101] Bei einer Pockenepidemie in Bautzen 1867 war jeder zweite Befallene zuvor geimpft worden.[102] Während der großen Pockenepidemie wurden bis 1872 im Leipziger Hospital 1.727 Pockenkranke aufgenommen, von denen sogar 1.504, das sind fast neun Zehntel, zuvor geimpft worden waren.[103]

Für die Befürworter der Impfung waren dies keine angenehmen Werte, aber auch kein Beweis, daß die Impfung nicht wirksam sei. Carl Wunderlich, der prominente Leipziger Mediziner, gab immerhin zu, daß solche Verhältnisse durchaus „auffallend erscheinen".[104] Und in der Tat konnte das in absoluten Zahlen häufigere Befallenwerden der Geimpften im Vergleich zu den Ungeimpften zu der Täuschung führen, die Impfung würde vielleicht sogar noch die Pocken hervorrufen, zumindest aber nicht vor ihnen schützen. Doch angesichts hoher Impfquoten war das Verhältnis zwischen Geimpften und Ungeimpften so ungleich, daß nicht absolute, sondern nur relative Angaben einen Vergleich ermöglichen konnten. Aber es war damals noch schwer, hierfür verläßliche Zahlen beizubringen.

Für Chemnitz wurden 1873 genaue Angaben veröffentlicht. Mit schlechteren Impfverhältnissen als in Leipzig waren hier nur ein rundes Viertel der Erkrankten geimpft, drei Viertel jedoch nicht. Wirklich auffallend waren dagegen die Zahlen, wenn sie auf Anteile in der Bevölkerung hin gerechnet wurden. Es erkrankten nur 1,6% der Geimpften, aber fast jeder zweite Ungeimpfte.[105]

Daß dennoch Geimpfte an den Pocken erkrankten, erklärten die Befürworter damit, daß die Wirkung einer Vakzination mit den Jahren nachließ. Sie hoben immer wieder hervor, daß die zuvor Geimpften viel leichter an den Pocken erkrankt waren als die Ungeimpften. Unter 15 Gestorbenen im Jakobs-Hospital 1852–64 waren nur drei zuvor Geimpfte,[106] und die Geimpften erkrankten meist an einer milden Form, die Ungeimpften dagegen in der großen Mehrheit an einer heftigen Form.[107] Von den Bautzener Geimpften, die 1867 erkrankt waren, starb kein einziger.[108] Bei der großen Epidemie starben im Leipziger städtischen Krankenhaus bzw. Hospital unter den Ungeimpften 71%, unter den Geimpften nur knappe 8%. Noch

101 Robert Richard Leo: Bericht über das Auftreten der Pocken im Jacobs-Hospitale zu Leipzig und Beobachtungen über die kleine Pockenepidemie daselbst im Jahre 1864. In: Archiv der Heilkunde 6 (1864) S. 481–510, hier S. 481.

102 Jahresbericht [...] auf das Jahr 1867 (wie Anm. 25) S. 34.

103 Wunderlich (wie Anm. 27) S. 97f.

104 Ebd., S. 102.

105 Flinzer (s. Anm. 26) hier zitiert nach Kübler (wie Anm. 9) S. 303f.

106 Leo (wie Anm. 103) S. 482.

107 Ebd.

108 Jahresbericht [...] auf das Jahr 1867 (wie Anm. 25) S. 34.

überzeugender aber schien dem Autor Wunderlich, daß kein geimpftes Kind in das Leipziger Hospital kam, das jünger als acht Jahre alt war. Er schloß daraus, daß die Impfung eben so lange vor den Pocken schütze.[109] Auch sein Kollege Thomas hielt fest: „Insbesondere wurden Kinder nach dem zehnten Jahre 1871 ungewöhnlich oft ergriffen [...].“[110]

Aus der Sicht eben dieses Arztes hätte die Epidemie den Nutzen der Impfung „auch dem blödesten Auge klar machen“ müssen. „Nur ein mit Blindheit Geschlagener oder nicht sehen Wollender kann nach solchen Resultaten an dem Nutzen der Kuhpockenimpfung zweifeln.“[111] Unter denen, die die Impfung ablehnten, herrschte jedoch eine grundlegende Skepsis, was den Nutzen gegenüber dieser Methode anging, und sie wollten sich nicht so schnell von den Berechnungen medizinischer Autoritäten überzeugen lassen. In der Annahme einer nur zeitlich begrenzten Wirkung der Impfung sahen sie eine Ausflucht, ein Rückzugsgefecht der herrschenden medizinischen Anschauungen. Und in der Tat war es dies auch in gewisser Weise: In den ersten Jahrzehnten der Impfung war ihre lebenslängliche Schutzwirkung wie selbstverständlich angenommen worden. Die nach rund zwei Jahrzehnten Impfung immer häufiger auftretenden Fälle von (eher milden) Pocken bei Geimpften erklärten sie mit schlechten Impfungen, falschem Impfstoff bzw. als eine eigene Krankheitsform, die sog. Varioloiden.[112] Nur langsam und verhalten wurde die begrenzte Wirksamkeit und damit eine offensichtliche Fehlannahme zugestanden. Das Vertrauen in die Impfung wie auch in die Autorität ihrer ärztlichen Befürworter war damit merklich angeschlagen.

Statistik als Argumentationsmittel

Besonders interessant scheint mir, wie die Impfgegner auf diese Zahlen reagierten: sie suchten deren Schwachpunkte und stellten Gegenrechnungen auf. Wie bereits Maehle und andere bemerkt haben, argumentierten nämlich nicht nur die Befürworter, sondern auch die Gegner der Vakzination in großem Umfang mit Statistiken,[113] und beide Seiten gingen fahrlässig mit ihnen um.[114] Der impfskeptische Statistiker, populäre Autor und liberale Demokrat Georg Friedrich Kolb schrieb schon 1877: „In Wirklichkeit haben Freunde wie Gegner, man möchte sagen: ganze Berge von Zahlen aufgehäuft, und jeder Theil hält seine Beweise für überzeugend, alle Einwendungen weit überwältigend.“ Es kam auch vor, daß „sogar dieselben Ziffern,

109 Wunderlich (wie Anm. 27) S. 103f.
110 Thomas (wie Anm. 17) S. 170.
111 Ebd. S. 181, 189.
112 Vgl. z.B. Bleker/Brinkschulte (wie Anm. 52); Wolff (1995c) (wie Anm. 6) S. 177.
113 Maehle (wie Anm. 6) S. 130. Siehe auch Heinsdorff (wie Anm. 40) S. 21–23.
114 Vgl. R. M. MacLeod: Law, Medicine an Public Opinion: The Resistance to Compulsory Health Legislation 1870-1907. In: Public Law (o.B.) (1967) S. 107–128, 189–211, hier S. 111f.

von beiden Parteien als schlagende Beweise für ihre Ansichten angerufen wurden."[115]

Diese ‚Schlacht auf dem Zahlenberg' läßt sich hier allenfalls beispielhaft darstellen. Ich möchte den statistischen Argumentationsgang der Impfgegner deshalb vor allem an einer Person durchspielen, nämlich dem Chemnitzer Kaufmann Carl Löhnert, über den der Pockenhistoriker Paul Kübler schrieb, er hätte sich vor seinen Gesinnungsgenossen besonders durch „Eifer und Gewandtheit" ausgezeichnet.[116] Zwischen 1873 und 1878 veröffentlichte er vier impfgegnerische Schriften, die ersten noch unter dem Pseudonym „Dr. Toni".[117]

Statistische Argumentationsgänge sind das Grundgerüst von Löhnerts Veröffentlichungen. Von Anfang an glaubte er, nicht nur die Wirksamkeitsbehauptung widerlegen und den positiven Beweis einer Unwirksamkeit der Impfung erbringen zu können, sondern auch die „absolute Schädlichkeit durch die Statistik noch schlagender nachweisen zu können, als dies bis dahin geschehen war."[118]

Unter Berufung auf Ansichten von Impffreunden stellte er die „wissenschaftliche Begründung" des Impfnutzens in Frage, weil diese angeblich nur auf „Erfahrung", aber eben nicht auf zweifelsfreier Statistik aufbaue.[119] Er kritisierte die impffreundliche Statistik, wenn sie zum Beispiel die Pockenmortalität unterschiedlicher Altersgruppen miteinander verglich.[120] Der Statistiker Kolb lobte Löhnert, er hätte sich dadurch „entschiedene Verdienste erworben", daß seine Schriften „gar manche Blössen ihrer Widersacher, namentlich auf dem statistischen Gebiete, darlegen".[121]

Dabei verglich allerdings auch Löhnert häufiger Äpfel mit Birnen. So verglich er die Pockensterblichkeit bestimmter Gebiete in verschiedenen aufeinanderfolgenden Zeiträumen des späten 18. Jahrhunderts mit der Pockensterblichkeit der gleichen oder anderer Gebiete während der Epidemiejahre um 1871, kam zu einer jeweiligen Verschlimmerung der Pockensterblichkeit und schloß daraus auf die Wertlosigkeit der Impfung.[122] Im 18. Jahrhundert hatten sich die Pocken aber relativ gleichmäßig über die Jahrzehnte verteilt. Indem er für das späte 19. Jahrhundert nicht den langjährigen Durchschnitt nahm, sondern den offensichtlich schlimmsten Zeitraum herausgriff, erschien der Vergleich als deutliche Verschlechterung.[123]

Löhnert versuchte auch Korrelationen aufzuzeigen zwischen besonders hoher Kindersterblichkeit in einzelnen deutschen Ländern und der dort

115 Kolb (wie Anm. 73) S. 22.
116 Kübler (wie Anm. 9) S. 336.
117 Carl Löhnert: Impfzwang oder Impfverbot? Eine Frage für Statistiker, Volkswirthe und Gesetzgeber. Chemnitz 1878, S. 4, 53.
118 Ebd., S. 3.
119 Ebd., S. 19.
120 Carl Löhnert: Graphisches ABC-Buch für Impffreunde. Chemnitz 1876, S. 3.
121 Kolb (wie Anm. 73) S. 34, 10.
122 Löhnert (1876) (wie Anm. 122) S. 4–7.
123 Ähnlich Kübler (wie Anm. 9) S. 254.

besonders verbreiteten bzw. besonders frühen Impfung.[124] In seiner dritten Veröffentlichung, dem „Graphischen ABC-Buch für Impffreunde“ (1876), versuchte Löhnert vor allem quantitativ nachzuweisen, „daß das Ergriffenwerden von den Pocken im höheren Alter gleichen Schritt hält mit dem Vorrücken der geimpften Generation.“[125] Der Gedankengang ging aus von dem Phänomen, daß die Pocken im 19. Jahrhundert von einer typischen Kinderkrankheit zu einer Krankheit geworden waren, die auch Erwachsene in teils höherem Alter ergriff. Löhnert stellte mittels eines einfachen Modells eine Korrelation fest, daß dieses Phänomen analog „mit dem Vorrücken der geimpften Generation“ ablaufe.[126] Er rechnete vor: Wenn seit dem Beginn des 19. Jahrhunderts immer die Kinder geimpft worden sind, hätte sich mit den Jahrzehnten das Geimpftsein auf immer höhere Altersklassen ausgedehnt. Aus alten Quellenzitaten der Epidemie-Literatur schloß er, daß die Pocken mit den Jahrzehnten immer höhere, eben jene Altersklassen ergriffen, die bereits geimpft worden waren.[127] Aus dieser Korrelation schloß er eine Kausalität[128]: „Dies beweist, daß die Vaccination, weit entfernt vor den Pocken zu schützen, im Gegentheil die Ansteckung und Weiterverbreitung der Seuche befördert.“[129]

Auch von Verteidigern der Impfung war zugegeben worden, daß die Pocken, „früher ausschließlich Kinderkrankheit, nunmehr in überwiegender Anzahl (80–90% sämmtlicher Erkrankungen) Erwachsene befällt“.[130] Nur war ihre Interpretation bzw. Kausalverbindung dieses Vorgangs eine andere, daß eben die Impfung nur einen zeitlich begrenzten Schutz biete und nun nicht mehr die meisten Kinder in den ersten Lebensjahren befallen würde, weil sie jetzt frisch geimpft seien, sondern erst viele Jahre später, wenn der Impfschutz nachließe. Dies sei noch dadurch verstärkt, daß die selteneren Pocken die Ungeschützten nicht gleich, sondern vielleicht erst nach Jahrzehnten träfen.

Impfgegner und Wissenschaft

Für uns ist es heute weitgehend klar, daß die Impfbefürworter in Hinsicht auf die Wirksamkeitsfrage zumindest im Prinzip recht hatten. Selbst auf der Basis des damals möglichen Wissensstands war diese Ansicht wohl plausibler. Aber dies ist für die hier verfolgte Fragestellung nicht relevant. Es ist

124 Löhnert (1876) (wie Anm. 122) S. 20f.
125 Löhnert (1878) (wie Anm. 119) S. 5.
126 Ebd. S. 5, ähnlich Kolb (wie Anm. 73) S. 58.
127 Löhnert (1876) (wie Anm. 122) S. 9ff.
128 Auf das im Impfstreit zentrale Problem der Kausalität kann hier nicht genauer eingegangen werden. Vgl. dazu Helmstädter (wie Anm. 13) S. 22, bzw. Maehle (wie Anm. 6).
129 Löhnert (1876) (wie Anm. 122) S. 16.
130 G. Cless: Impfung und Pocken in Württemberg, Stuttgart 1871, S. 75. Zitiert nach Kolb (wie Anm. 73) S. 58 bzw. Löhnert (1878) (wie Anm. 119) S. 20.

auch zunächst nicht bedeutend, wer welche statistischen Fehler beging bzw. wer wie mit Statistik „log".[131] Die Impf- und Pockenstatistik ist nur eines von vielen Beispielen für medizinalstatistische Kontroversen dieser Zeit auf der Basis unzulässiger Korrelationen: „Testverfahren für Korrelationen waren noch nicht verbreitet, die kausale Verbindung zwischen zwei Testverfahren, ohne danach zu fragen, ob es noch andere Phänomene gibt, war sehr üblich."[132]

Der hier wesentliche Punkt besteht nicht darin, festzustellen, wie die nichtmedizinischen Impfgegner auf der Basis von Zahlen und Statistiken arbeiteten, sondern daß sie es überhaupt bzw. in diesem großen Umfang taten. Die Wirksamkeitsfrage sollte nämlich beispielhaft zeigen, wie weit sich die Impfgegner auf den Streit mit Zahlen einließen. Man mag einwenden, es sei nicht verwunderlich, wenn ein Kaufmann mit Zahlen argumentiere. Aber es war mehr als das. Nichtärztliche Impfgegner begaben sich hier auf die gleiche argumentative Ebene wie die Experten, die sie kritisierten. Die Statistik als Methode der medizinischen Wissenschaft trat im Verlauf des 19. Jahrhunderts ihren Siegeszug an, etablierte sich aber erst um die Wende zum 20. Jahrhundert als eigenständige Wissenschaft.[133] Das Kaiserliche Gesundheitsamt war 1876 nicht zuletzt gegründet worden, um eine reichseinheitliche medizinische Statistik, und hier an hervorragender Stelle auch eine Impfstatistik, zu erstellen.[134] Die Zahl war zum Symbol für Objektivität schlechthin und damit für Wissenschaftlichkeit geworden.[135] Und „Wissenschaftlichkeit" wurde als „symbolische Sinnwelt" in der werdenden Industrie- und Wissenschaftsnation des deutschen Kaiserreichs zu einem hoch besetzten, sich selbst legitimierenden Wert.[136] Statistisches Denken beschränkte sich nun nicht mehr auf die gelehrten Kreise, es begann auch den (gesundheitlichen) Alltag außerhalb der Wissenschaft zu beeinflussen und dort „die soziale Realität zu gestalten".[137]

131 Vgl. Walter Krämer: So lügt man mit Statistik. Frankfurt/M., New York. 4. Aufl. 1991.

132 Dr. Sybilla Nikolow an den Verfasser am 8. Januar 1996.

133 Vgl. z.B. Ulrich Tröhler: Was ist therapeutische Erfahrung? Die historische Entwicklung der Therapiebewertung zwischen subjektiv sicherem Wissen und objektiv wahrscheinlichen Kenntnissen. In: Deutsches Ärzteblatt 88 (1991) S. B-2156–B2162.

134 Vgl. Reichsgesundheitsamt (Hg.): Das Reichsgesundheitsamt 1876–1926. Festschrift. Berlin 1926; Reinhard Spree: Historische Statistik des Gesundheitswesens. In: Nils Diderich u.a. (Hg.): Historische Statistik in der Bundesrepublik Deutschland. Stuttgart 1990 (= Forum der Bundesstatistik, Bd. 15), S. 107–126. Als Beispiel für die auch in Leipzig zunehmende Bedeutung der Medizinalstatistik siehe neuerdings Ingrid von Stumm: Gesundheit, Arbeit und Geschlecht im Kaiserreich am Beispiel der Krankenstatistik der Leipziger Ortskrankenkasse 1887–1905. Frankfurt/M. etc. 1995.

135 Vgl. Theodore M. Porter: Trust in Numbers. The Pursuit of Objectivity in Science and Public Life. Princeton, NJ 1995. Vgl. demnächst auch Volker Hess (Hg.): Die Normierung von Gesundheit. Messende Verfahren der Medizin als kulturelle Praktik. Erscheint Husum 1997 (= Abhandlungen zur Geschichte der Medizin und der Naturwissenschaften).

136 Alfons Labisch: Homo Hygienicus. Gesundheit und Medizin in der Neuzeit. Frankfurt/M., New York 1992, S. 32–34, 144.

137 Claudine Herzlich: Soziale Repräsentationen von Gesundheit und Krankheit und ihre

Maehle nannte die besonders tendenziösen impfgegnerischen Argumentationen dieser Zeit die „Quantifikation des eigenen Vorurteils".[138] Sicherlich wurde Statistik auf beiden Seiten häufig eingesetzt, um bereits bestehende, auf anderem Wege gewonnene Überzeugungen zu belegen, nicht sie zu hinterfragen. Dies ändert aber nichts an der Tatsache, daß die Quantifikation einer Meinung einen großen qualitativen Sprung darstellt im Vergleich zur reinen Postulierung einer Meinung.

Wenn die nichtmedizinischen Impfgegner somit an prominenter Stelle ein Argumentationsverfahren übernahmen, das in den Wissenschaften gerade seinen Siegeszug antrat, dann kann die These einer generellen Wissenschaftsfeindlichkeit dieser medizinkritischen Bewegung so nicht stimmen. „Wissenschaft" hatte für Löhnert und die anderen Impfgegner statt dessen einen ungemein hohen Stellenwert. Er wollte mit seinen Arbeiten eine gängige Ansicht der Wissenschaft mit wissenschaftlichen Mitteln schlagen, in seinen Worten: „die Probleme der Wissenschaft mit lösen zu helfen".[139]

Eine außerwissenschaftliche Interessengruppe griff hier die formalen Mittel der Wissenschaftswelt auf breiter Basis auf, und dies nicht nur mit Zahlenschlachten. Die Argumentation der Impfgegner berief sich häufig auf wissenschaftliche „Autoritäten". Löhnert z.B. vermerkte stolz, wie der Statistiker Kolb seine Arbeiten wahrgenommen, begutachtet und freundlich bewertet hatte.[140] Die öffentliche Impfdebatte war auch auf seiten der Impfgegner zum großen Teil ein „Gutachterstreit" der Fachleute. Ähnlich heutigen Bürgerinitiativen verstrickten sich hier medizinische bzw. statistische Laien mehr und mehr in einen medizinisch-statistischen Fachdiskurs. Nachdem einzelne Impfgegner mit Schriften an die Öffentlichkeit getreten waren, gingen ihre nachfolgenden Publikationen zumeist auf die Kritik ein, die die meist ärztlichen Verteidiger der Impfung an ihren Werken geübt hatten.

Die Kontrahenten der Impfgegner trafen diese zudem an einem empfindlichen Punkt, wenn sie ihnen die Wissenschaftlichkeit nicht anerkannten. Löhnert beschwerte sich mehrfach, wenn die von ihm angesprochenen oder angeschriebenen impffreundlichen Experten nicht mit ihm in eine Debatte treten wollten.[141] Und wenn diese seine Berechnungen als „eine Art Neuruppiner Bilderbogen"[142] abqualifizierten, dann ignorierten sie deren wesentliches Charaktermerkmal: den zumindest versuchten quantitativen Nachweis. Der impfskeptische Statistiker Kolb forderte deshalb auch, nicht „über den in ganz rationeller Weise zu begründen gesuchten Einwand

Dynamik im sozialen Feld. In: Uwe Flick (Hg.): Alltagswissen über Gesundheit und Krankheit. Subjektive Theorien und soziale Repräsentationen. Heidelberg 1991, S. 296.

138 Maehle (wie Anm. 6) S. 132.

139 Löhnert (1876) (wie Anm. 122) S. 9.

140 Z.B. Löhnert (1878) (wie Anm. 119) S. 5.

141 Ebd. S. 4.

142 Ebd. S. 26. S. a. Hugo Martini: Der Impfzwang in seiner moralischen und wissenschaftlichen, insbesondere juristischen Unhaltbarkeit. Ein ernstes Wort in ernster Zeit. Leipzig 1879, S. 93.

Löhnert's, wie es geschehen ist, ohne jedes wissenschaftliche Eingehen, blos mit ein paar Schlagwörtern hinwegzukommen.“[143]

Fazit

Dieser Beitrag intendierte nicht, das historische Phänomen der Impfgegnerschaft umfassend zu erklären, dazu ist deren Bedeutung zweifellos zu komplex. Untersucht man jedoch die beiden zentralen Argumente der Impfgegner entlang des Interpretationsmodells „Wissenschaft und Lebenswelt“ bzw. zutreffender: „Wissenschaft und außerwissenschaftliche Alltagswelt“, so wird schnell deutlich, daß hier eben nicht einfach ein Protestphänomen gegen die Verwissenschaftlichung des Alltagslebens im 19. Jahrhundert vorliegt. Diese Deutung ist zu sehr durch den Blickwinkel einer von ärztlichen Professionsinteressen geprägten Medizingeschichte bestimmt, die in medizinkritischen Bewegungen vor allem inkompetente Querulanten und einen Störfaktor für den medizinischen Fortschritt sah. Ein unvoreingenommenerer Blick zeigt Impfgegnerschaft hingegen nicht einfach als Versuch, die außerwissenschaftliche Alltagswelt gegen den Einzug naturwissenschaftlich geprägter Denkweisen und Verhaltensanforderungen zu behaupten und eine vormoderne Welt aufrecht zu erhalten oder romantisch wiederherzustellen, die von Ganzheitlichkeit und Natürlichkeit geprägt war.

Sicherlich unterschieden sich Denk- und Argumentationsweisen der Impfgegner in einigen Grundstrukturen von den in der medizinischen Wissenschaft in bezug auf die Vakzination vorgefundenen. Dies sollte das Beispiel des Impfrisikos mit der Unterscheidung von aggregiert-wissenschaftlicher Wahrscheinlichkeitsperspektive und lebensweltlicher Einzelfall-Perspektive aufzeigen. Demgegenüber sollte die Debatte um die Wirksamkeit der Vakzination deutlich machen, wie Impfgegner im Grunde die Methodik der medizinischen Wissenschaft aufgriffen. Zudem stand für die Gegner der Vakzination die Frage der effizienzorientierten Produktion (oder Erhaltung) der Gesundheit genauso im Vordergrund wie unter den Befürwortern der Impfung. Impfgegnerschaft war zwar auch eine Kritik an der Wissenschaftswelt. Sie wollte sich zweifellos nicht unhinterfragt allen Ansichten der herrschenden medizinischen Wissenschaft beugen. Löhnert kritisierte z.B. diejenigen, die „im guten Glauben an die Unfehlbarkeit der medicinischen Autoritäten jeden Zweifel an dem, was dieselben zur Zeit gerade für wissenschaftlich begründet halten, als [sic!] eine Sünde gegen den heiligen Geist“ halten.[144] Damit kritisierte er aber unkritische Wissenschaftshörigkeit und nicht Wissenschaftlichkeit an sich.

Es soll hier nicht die Ansicht vertreten werden, daß Impfgegner ausschließlich wissenschaftlich dachten. So ist es etwa möglich, daß sie die formellen Mittel der Wissenschaft eher aus strategischen Gründen aufgrif-

143 Kolb (wie Anm. 73) S. 59.
144 Löhnert (1876) (wie Anm. 122) S. 9.

fen, der Wissenschaftswelt aber eigentlich skeptisch gegenüberstanden. Dem steht allerdings beispielsweise der statistische Enthusiasmus einer Person wie Löhnert entgegen. Wie weit welche Interpretation jeweils zutreffen mag, muß hier offen bleiben. Doch selbst wenn die Orientierung an Statistik und Experten nur taktisch motiviert gewesen wäre, griffe es zu kurz, diese medizinkritische Bewegung lediglich unter den Widerständen gegen Verwissenschaftlichungsprozesse zu verbuchen.

Die Untersuchung der Impfgegnerschaft konnte über das Thema medizinkritischer Bewegungen hinausgehend das Verhältnis von Wissenschaft, außerwissenschaftlicher Alltagswelt und Lebensweltlichkeit ein Stück weit beleuchten. Einerseits standen sich wissenschaftlich-abstrakt intendierte und lebensweltlich-empirische Denkweisen in einem Bereich („Risiko") unvereinbar gegenüber. In einem anderen Bereich („Statistik") aber waren wissenschaftliche Argumentationsweisen so stark, daß sie sich auch in solchen außerwissenschaftlichen Lebensbereichen ausbreiteten, in denen gemeinhin lediglich Resistenz gegen sie vermutet wird.

Wenn im Verlauf des 19. Jahrhunderts die Wissenschaft in immer weiteren Bereichen des außerwissenschaflichen Alltagslebens ihre Spuren hinterließ, dann führte dies zweifellos zu Reibungen, wofür die Impfgegnerschaft ein plastisches Beispiel abgibt. Doch daraus das Modell einer reinen Dichotomie zwischen Wissenschaft und außerwissenschaftlicher Welt zu entwickeln, würde den Tatsachen widersprechen. Bereits vor mehr als zehn Jahren hat Hermann Bausinger auf dem Berliner Historikertag davor gewarnt, „System" und „Lebenswelt" nur in strikten Oppositionen zu sehen.[145] „Wissenschaft" und außerwissenschaftliche Alltagswelt zeigen sich auch in unserem Beispiel nicht als getrennt gegenüberstehende Größen. Wissenschaftliche Denk- und Argumentationsweisen konnten genauso auch ins außerwissenschaftliche „Lager" diffundieren. Andersherum dachten und handelten praktizierende Wissenschaftler immer auch lebensweltlich, d.h. geprägt von ihrer subjektiven Deutung der Dinge. Die Wissenschaft stellt dementsprechend einen wichtigen Gegenstand für sozialhistorische Untersuchungen dar.[146] Aber dies führt über die Fragestellung nach medizinkritischen Bewegungen hinaus.

145 Bausinger äußerte „Bedenken gegen die Antinomie von Lebenswelt und ausdifferenzierten rationalen Systemen". Statt dessen sei auch nach Aneignungsprozessen und Anverwandlungen sogenannter kolonialer Formen zu fragen. S. Hermann Bausinger: Traditionale Welten. Kontinuität und Wandel in der Volkskultur. In: Historische Zeitschrift 241 (1985), S. 265–286, hier 76f.

146 Karin Knorr-Cetina: Die Fabrikation von Erkenntnis. Zur Anthropologie der Naturwissenschaft. Frankfurt/M. 1991; dies.: The Couch, the Cathedral, and the Laboratory. On the Relationship between Experiment and Laboratory in Science. In: Andrew Pickering (Hg.) Science as Practice and Culture. Chicago, London 1992, S. 113–138, zur Lebensweltlichkeit insbesondere S. 129, 133, 135; Ernan McMullin (Hg.): The Social Dimensions of Science. Notre Dame 1992, darin insbesondere Timothy Lenoir: Practical Reason and the Construction of Knowledge: The Lifeworld of Haber-Bosch, S. 163–197.

Organisierte Tierversuchsgegner: Gründe und Grenzen ihrer gesellschaftlichen Wirkung, 1879–1933

Andreas-Holger Maehle

Einleitung: Von England nach Deutschland[1]

Debatten über den wissenschaftlichen Wert und die moralische Berechtigung des Tierexperiments – historisch häufig als „Vivisektion“ bezeichnet - lassen sich bis ins 17. Jahrhundert zurückverfolgen. Sie blieben jedoch lange auf eine kleine, akademisch und literarisch gebildete Elite beschränkt.[2] Erst in der zweiten Hälfte des 19. Jahrhunderts, als sich die tierexperimentelle Methode in Physiologie, Pharmakologie, Pathologie und Bakteriologie fest etablierte, entwickelte sich die Tierversuchsgegnerschaft zu einer medizinkritischen gesellschaftlichen Bewegung. Diese nahm ihren Ausgang von England, dem Mutterland des organisierten Tierschutzes.[3] So wurde 1875 in London ein erster Antivivisektionsverein gegründet, die Victoria Street Society, welche auf ein gesetzliches Verbot von Tierversuchen hinarbeitete. In ihr engagierten sich Spitzenvertreter der Aristokratie, der Gerichtsbarkeit und der Geistlichkeit sowie Frauen aus den höheren Gesellschaftskreisen. Trotz des Protests der organisierten Ärzteschaft reglementierte das britische Parlament mit dem 1876 verabschiedeten Cruelty to Animals Act die tierexperimentelle Tätigkeit: Die Forscher mußten nach diesem Gesetz fortan staatliche Lizenzen für Tierversuche beantragen, ihre Labors wurden von Inspektoren des Innenministeriums kontrolliert, und Anästhesie der Ver-

1 Vorliegender Beitrag wurde während eines Wellcome Forschungsstipendiums verfaßt und basiert auf meinem Vortrag auf dem 40. Historikertag in Leipzig vom 29. September bis 1. Oktober 1994. Ich danke den Diskussionsteilnehmern sowie PD Dr. Martin Dinges als Herausgeber für wertvolle Anregungen und den Organisatoren des Historikertags und dem Wellcome Trust für finanzielle Unterstützung.

2 Andreas-Holger Maehle: Kritik und Verteidigung des Tierversuchs. Die Anfänge der Diskussion im 17. und 18. Jahrhundert. Stuttgart 1992; ders.: The Ethical Discourse on Animal Experimentation, 1650–1900. In: Andrew Wear, Johanna Geyer-Kordesch u. Roger French (Hg.): Doctors and Ethics. The Earlier Historical Setting of Professional Ethics. Amsterdam 1993, S. 203–251.

3 Zur Geschichte der englischen Tierschutzbewegung siehe James Turner: Reckoning with the Beast. Animals, Pain, and Humanity in the Victorian Mind. Baltimore 1980; Brian Harrison: Peaceable Kingdom. Stability and Change in Modern Britain. Oxford 1982, S. 82–122; Harriet Ritvo: The Animal Estate. The English and Other Creatures in the Victorian Age. Cambridge, Mass. 1987. Zur deutschen Tierschutzbewegung siehe Miriam Zerbel: Tierschutz im Kaiserreich. Ein Beitrag zur Geschichte des Vereinswesens. Frankfurt a. M. 1993. Allgemein zur Geschichte der Mensch-Tier-Beziehung siehe Aubrey Manning u. James Serpell (Hg.): Animals and Human Society. Changing Perspectives. London 1994.

suchstiere wurde vorgeschrieben. Bei Verstößen sah das Gesetz Geldstrafen oder Haft bis zu drei Monaten vor.[4]

Diese gravierenden Entwicklungen in Großbritannien blieben nicht ohne Auswirkungen auf Deutschland. Durch den Erfolg der dortigen „Agitation" angeregt, begann sich gegen Ende der 1870er Jahre auch hier eine Bewegung gegen den Tierversuch zu formieren. Sie läßt sich grob in drei Phasen einteilen. Nach einer ersten Phase der Konstituierung und des anfänglichen Erfolgs setzte nach 1885 eine lange zweite Phase des Scheiterns ein, die bis Ende der 1920er Jahre anhielt. Um 1930 blühte die Bewegung wieder auf. In ihrer dritten Phase kam es zu einer kurzen, mit hohen Erwartungen verknüpften Allianz mit den Nationalsozialisten. Diese Allianz erwies sich jedoch rasch als verhängnisvoll für die Tierversuchsgegner, die um 1935 völlig ins Aus gerieten.

Im folgenden sollen diese drei Phasen näher charakterisiert werden, wobei besonders auf die Gründe für den Erfolg wie für den Mißerfolg der deutschen Antivivisektionsbewegung einzugehen ist. Es wird sich hierbei zeigen, daß diese Gründe zum großen Teil in der spezifischen Ideologie und der sozialen Zusammensetzung der Bewegung lagen. In diesem Kontext werden auch die Beziehungen zu anderen medizinkritischen Bewegungen, insbesondere Naturheilkunde und Impfgegnertum, kurz in den Blick genommen.

Konstituierung und anfänglicher Erfolg

Treibende Kraft in der ersten deutschen Kampagne gegen Tierversuche war der sächsische Rittergutsbesitzer und Reiseschriftsteller Ernst von Weber (1830-1902), der als stellvertretender Vorsitzender des Dresdener Tierschutzvereins fungierte. Mit seiner nach englischem Vorbild gestalteten und zum großen Teil aus englischen Quellen schöpfenden Agitationsschrift von 1879, „Die Folterkammern der Wissenschaft. Eine Sammlung von Thatsachen für das Laien-Publikum", gelang es ihm, die deutsche Öffentlichkeit für die sogenannte „Vivisektionsfrage" zu sensibilisieren.[5] Seine Schrift wurde ausgiebig in der deutschen Tagespresse rezensiert (wobei er wahrscheinlich etliche Besprechungen selbst lancierte). Innerhalb von drei Jahren in acht Fremdsprachen übersetzt, scheint seine Publikation auch im europäischen

4 Vgl. Richard D. French: Antivivisection and Medical Science in Victorian Society. Princeton 1975; Nicolaas A. Rupke (Hg.): Vivisection in Historical Perspective. 2. Aufl. London 1990.

5 Ernst von Weber: Die Folterkammern der Wissenschaft. Eine Sammlung von Thatsachen für das Laien-Publikum. Berlin 1879. Siehe hierzu sowie auch allgemein zur ersten deutschen Antivivisektionskampagne Hubert Bretschneider: Der Streit um die Vivisektion im 19. Jahrhundert. Verlauf – Argumente – Ergebnisse. Stuttgart 1962; Ulrich Tröhler u. Andreas-Holger Maehle: Anti-Vivisection in Nineteenth-Century Germany and Switzerland: Motives and Methods. In: Rupke (wie Anm. 4), S. 149–187.

Ausland eine gewisse Verbreitung gefunden zu haben. So bot sie zum Beispiel in Schweden den Zündstoff für den dortigen Vivisektionsstreit.[6] Von Webers erklärte Strategie bestand darin, die Tierschutzvereine für das Ziel eines gesetzlichen Tierversuchsverbots zu gewinnen. Ein entsprechender Vorstoß auf dem Deutschen Tierschutzkongreß 1879 in Gotha führte indessen zu einer Spaltung der organisierten Tierschützer. Die Mehrheit stimmte – wohl mit Blick auf das britische Gesetz – lediglich dafür, daß Tierexperimente beschränkt, staatlich überwacht und durch obligate Anästhesie sowie Tötung der Tiere am Versuchsende „humanisiert" werden sollten. Von Weber ließ sich daraufhin von der radikalen Minderheit zum Vorsitzenden einer strikt abolitionistischen Gesellschaft wählen, die den Namen „Internationaler Verein zur Bekämpfung der wissenschaftlichen Thierfolter" erhielt. Vereinssitz wurde von Webers Adresse in Dresden.[7] Ab 1881 gab der Verein die antivivisektionistische Monatsschrift „Der Thier- und Menschenfreund" heraus, die ununterbrochen bis 1926 und unter dem neuen Titel „Tier und Mensch" bis 1935 Bestand hatte. Von Webers Internationaler Verein entwickelte sich rasch zum Aktionszentrum der deutschen Tierversuchsgegner.

Die in Gotha zutage getretene Trennung in gemäßigte und radikale Kritiker des Tierexperiments setzte sich in mehreren deutschen Großstädten fort. In Leipzig, Berlin, Hannover und Hamburg spalteten sich sogenannte „neue", streng antivivisektionistische Tierschutzvereine ab. Dies geschah auch in Dresden selbst, wo von Weber den Tierschutzverein bald nicht mehr auf seiner radikalen Linie halten konnte, 1881 ausgeschlossen wurde und darauf einen eigenen, „neuen" Verein gründete.[8] Einerseits verdeutlichen diese Spaltungen die Schwierigkeiten, welche die Antivivisektionisten selbst bei den organisierten Tierschützern hatten; andererseits waren es gerade die neuen, radikalen Vereine, die nun mit Petitionen an den Reichstag politisch aktiv wurden.

Nachdem 1880 die ersten Bittschriften um ein Verbot von Tierversuchen in der Petitionskommission des Reichstags gescheitert waren – Rudolf Virchow (1821–1902) als liberaler Abgeordneter und Sachverständiger erstellte das Gutachten –, hatte ein zweiter Anlauf im nächsten Jahr Erfolg. Im Januar 1882 wurde die „Vivisektionsfrage" im Plenum verhandelt. Als Sprecher für ein gesetzliches Einschreiten traten der konservative Abgeordnete Freiherr Wilhelm von Minnigerode (1840–1913) und der Vorsitzende der Zentrumspartei, Ludwig Windthorst (1812–1891), auf. Als Verteidiger der tierexperimentellen Forschung sprachen Virchow und der Greifswalder Chirurg Karl Hüter (1838–1882). Virchow nutzte die Schwächen der Rede

6 Vgl. Lennart Bromander: The Vivisection Debate in Sweden in the 1880s. In: Rupke (wie Anm. 4), S. 214–235. Zum deutschen und englischen Einfluß auf die Vivisektionsdebatten in der Schweiz siehe Roland Neff: Der Streit um den wissenschaftlichen Tierversuch in der Schweiz des 19. Jahrhunderts. Basel 1989.

7 Tröhler u. Maehle (wie Anm. 5), S. 161f.

8 Ebd., S. 165.

von Minnigerodes, machte sich über dessen Verknüpfung von Materialismus und Zellulartheorie lustig und warf ihm unzureichende Vorbereitung vor. Der preußische Minister der geistlichen, Unterrichts- und Medizinal-Angelegenheiten, Gustav von Goßler (1838–1902), obschon eindeutig auf seiten der Forscher, versuchte zu vermitteln. Schließlich wurde mit den Stimmen aller Liberaler, einiger Konservativer und einiger Mitglieder des Zentrums die Empfehlung der Petitionskommission angenommen, keine legislativen Maßnahmen zu ergreifen. Die Antivivisektionisten ließen sich jedoch durch diesen Mißerfolg nicht entmutigen. In Absprache mit von Webers Internationalem Verein richtete der Hannoveraner Neue Tierschutzverein im selben Jahr eine abolitionistische Petition an den Preußischen Landtag. Von Weber versuchte auf die Behandlung dieser Petition durch die Regierung Einfluß zu nehmen, indem er direkt an Bismarck schrieb. Er erhielt umgehend Antwort vom Kanzler, der aber nur allgemein den Mißbrauch von Tieren verurteilte, auf den Tierquälereiparagraphen des Reichsstrafgesetzbuches verwies und die Frage eines gesetzlichen Verbots von Tierversuchen geschickt umging. Die Petitionskommission des Preußischen Landtags konnte sich zu keiner Empfehlung entschließen, so daß im April 1883 die Tierversuchsfrage im Abgeordnetenhaus debattiert wurde. Von Minnigerode und Windthorst traten erneut zugunsten der Antivivisektionisten auf. Eine eindeutige Mehrheit aus Stimmen der Konservativen und des Zentrums überwies die Petition an die Regierung.[9]

Gustav von Goßler als zuständiger Minister führte daraufhin eine Enquete bei den medizinischen Fakultäten Preußens durch, in der er nach der Notwendigkeit und dem tatsächlichen Einsatz von Tierversuchen in Forschung und Lehre fragte und sich erkundigte, ob die geltende Tierschutzgesetzgebung zur Verhinderung von Mißbräuchen ausreiche. Das Ergebnis der Umfrage überzeugte den ohnehin für die medizinische Forschung eingenommenen von Goßler davon, daß keine Mißbräuche vorlagen. Wegen dieses Ergebnisses und weil nur fünf oder sechs der rund 140 deutschen Tierschutzvereine die Hannoveraner Petition öffentlich unterstützt hatten, entschied er sich für eine rein administrative Lösung. Im Februar 1885 brachte er einen Erlaß zur Regelung der Tierversuchspraxis an den Universitäten heraus. Dessen Bestimmungen entsprachen zwar in manchen Punkten denen des britischen Gesetzes: So durften Versuche an lebenden Tieren „nur zu ernsten Forschungs- oder wichtigen Unterrichtszwecken" vorgenommen werden, Anästhesie wurde – soweit dem Versuchszweck nicht zuwiderlaufend – vorgeschrieben, und Versuche an niederen Tieren sollten solchen an höheren womöglich vorgezogen werden. Anders als in Großbritannien wurde aber keine Lizenzpflicht für Tierversuche eingeführt (Professoren und Dozenten der medizinischen Fakultäten waren ex officio dazu befugt), es wurden keine Kontrollmechanismen geschaffen und schließlich auch keine Strafandrohungen gemacht. Von der bayerischen Regierung war

9 Vgl. ebd., S. 166–169 sowie Bretschneider (wie Anm. 5).

schon 1880 eine ähnlich gemäßigte Verordnung herausgegeben worden. Bis zur Jahrhundertwende übernahmen die anderen Gliedstaaten des Kaiserreichs die Regelungen des Goßler-Erlasses.[10]

Vom Erfolg zum Scheitern

Zweifellos hatten die Antivivisektionisten mit dem Goßler-Erlaß einen gewissen Erfolg erzielt, in dem Sinne, daß es überhaupt zu einer offiziellen Regelung kam. Andererseits waren sie mit dieser administrativen Lösung höchst unzufrieden und verstärkten ihre Agitation. Doch nun setzte die zweite, lange Phase des Scheiterns ein. Zwar wurde die „Vivisektionsfrage" um die Jahrhundertwende erneut im Preußischen, Sächsischen und Bayerischen Landtag sowie 1909 im Reichstag debattiert, doch stets wurde eine weitere Beschränkung oder gar ein Verbot der Tierversuche unter Hinweis auf die bestehenden Verordnungen abgelehnt. Das gleiche Schicksal hatten einige weitere Eingaben, die in den ersten Jahren nach dem Ersten Weltkrieg an die Regierungen von Reich und Ländern gerichtet wurden.[11] So stellt sich die Frage, warum die Antivivisektionisten anfänglich Erfolg hatten, dann aber nach 1885 in ihren Bemühungen scheiterten.

Eine naheliegende, wenngleich eher oberflächliche Antwort auf den zweiten Teil der Frage ist, daß der Goßler-Erlaß den Tierversuchsgegnern eben auf lange Zeit den Wind aus den Segeln nahm. Man mag auch berücksichtigen, daß nun erstmals die präventiven und therapeutischen Erfolge der experimentellen Medizin für weite Bevölkerungskreise offensichtlich wurden. Erinnert sei hier etwa an die Pasteursche Tollwutschutzimpfung (1885), das von Behringsche Diphtherieheilserum (1895) und – bis zum Ersten Weltkrieg – die Impfungen gegen Diphtherie und Tetanus, Cholera und Typhus. Auch fehlte es nicht an prominenten Wissenschaftlern, die in allgemeinverständlicher Form mit dem medizinischen Nutzen von Tierversuchen argumentierten. Für den deutschen Raum seien hier nur der Breslauer Physiologe Rudolf Heidenhain (1834–1897), der Hallenser Pharmakologe Erich Harnack (1852–1915) und der Göttinger Kliniker Wilhelm Ebstein (1836–1912) genannt.[12] Auf einer anderen Ebene läßt sich jedoch das lang-

10 Vgl. Tröhler u. Maehle (wie Anm. 5), S. 169 und Bretschneider (wie Anm. 5).

11 Siehe Klaus-Peter Schweiger: „Alter Wein in neuen Schläuchen": Der Streit um den wissenschaftlichen Tierversuch in Deutschland 1900–1935. med. Diss. Göttingen 1993 (masch.), S. 58–66.

12 Rudolf Heidenhain: Die Vivisektion im Dienste der Heilkunde. Leipzig 1879; ders.: Die Vivisection. Auf Veranlassung des Königlich Preußischen Ministers der geistlichen, Unterrichts- und Medicinal-Angelegenheiten besprochen. Leipzig 1884; Erich Harnack: Tierschutz und Vivisektion. In: T. Kappstein (Hg.): Das moderne Christentum, Heft 3. Berlin 1906; Wilhelm Ebstein: Der medizinische Versuch mit besonderer Berücksichtigung der „Vivisektion". Wiesbaden 1907. Zu Heidenhains Argumentation siehe Andreas-Holger Maehle: Tierversuchsdiskussion und Naturverständnis vor 100 Jahren. Die Kontroverse Grysanowski-Heidenhain. In: Niedersächsisches Ärzte-

fristige Scheitern der Antivivisektionisten, wie auch ihr anfänglicher Erfolg, mit ihrer Ideologie und Sozialstruktur erklären.

Der Kreis der aktiven Gründungsmitglieder des Internationalen Vereins um von Weber war recht elitär. Hierzu zählten die ebenso vermögende wie tierschützerisch engagierte Schriftstellerin Marie-Espérance von Schwartz alias Elpis Melena (1818–1899), der bekannte Komponist Richard Wagner (1813–1883) und der Arzt Dr. med. et phil. Ernst Grysanowski (1824–1888), ehemals Attaché an der preußischen Gesandschaft in Rom. Ein entsprechendes Gepräge hatte die Ideologie, welche aus den antivivisektionistischen Publikationen dieses Kreises hervortrat. Von Weber verstand Tierversuche als Ausdruck „sittlicher Verwilderung“ und „geistiger Zuchtlosigkeit“ im zeitgenössischen Deutschland.[13] Wagner verurteilte sie als Ausgeburt eines verwerflichen Nützlichkeitskultes in einer industrialisierten, technisierten und militarisierten Gesellschaft. Auf diese Weise verband er seine Medizinkritik mit einer generellen Zivilisations- und Kulturkritik. Den vermeintlichen Mißbrauch von Tieren durch die Wissenschaft führte er im Gefolge Arthur Schopenhauers (1788–1860) darauf zurück, daß sich in der modernen Welt eine altestamentliche, jüdische Sichtweise der Tierwelt ausgebreitet habe, die deren Nutzen für den Menschen betone.[14] In der Tat finden sich frühzeitig judenfeindliche Züge in der antivivisektionistischen Agitation, so – mit Nationalismus gepaart – bei dem Leipziger Professor der Astrophysik Karl Friedrich Zöllner (1834–1882), der von Webers Kampagne als „grosses Verdienst um Deutschland“ lobte und 1880 eine eigene Schrift über den „wissenschaftlichen Missbrauch der Vivisection“ beisteuerte.[15] Zu dieser Tendenz trug vor allem auch die Wagnersche Hauszeitschrift „Bayreuther Blätter“ bei, in der beispielsweise der fanatische Antisemit

blatt 61 (1988), Nr. 6, S. 36–40; zu Harnacks Schrift siehe Schweiger (wie Anm. 11), S. 26f., 48, 57; zu Ebsteins Beitrag ebd., S. 28 sowie Bartel Kratsch: Das Leben des Geh. Med.-Rathes Wilhelm Ebstein, Ordinarius an der Georg-August-Universität Göttingen. med. Diss. Göttingen 1989 (masch.), S. 53f.

13 Vgl. von Weber (wie Anm. 5), S. 4.

14 Richard Wagner: Offener Brief an Ernst von Weber, Verfasser der „Folterkammern der Wissenschaft“. Berlin 1880. Zu Wagners Beitrag siehe die detaillierte Analyse von Joachim Thiery und Ulrich Tröhler: Zweifel am Fortschrittsglauben. Der Tierversuchsgegner Richard Wagner: Seine Zeitkritik und die Reaktion seiner Zeit. In: Wolfgang Wagner (Hg.), Programmhefte der Bayreuther Festspiele 1987, „Parsifal“ Programmheft II (1987), S. 1–64. Über Arthur Schopenhauers Kritik des Mensch-Tier-Verhältnisses und des Tierversuchs siehe auch Maehle: Discourse (wie Anm. 2), S. 227f.

15 Vgl. Friedrich Zöllner: Über den wissenschaftlichen Missbrauch der Vivisection mit historischen Documenten über die Vivisection von Menschen. Leipzig 1880, S. 4f. sowie Arnold Arluke u. Boria Sax: Understanding Nazi Animal Protection and the Holocaust. In: Anthrozoös 5 (1992), Nr. 1, S. 6–31, hier S. 22f. Zu Zöllners Wissenschafts- und Kulturkritik siehe im Einzelnen Christoph Meinel: Karl Friedrich Zöllner und die Wissenschaftskultur der Gründerzeit. Eine Fallstudie zur Genese konservativer Zivilisationskritik. Berlin 1991 (Berliner Beiträge zur Geschichte der Naturwissenschaften und der Technik, Bd. 13).

Bernhard Förster (1843–1889) mit entsprechenden Seitenhieben auf Politiker und Journalisten jüdischer Herkunft die Behandlung der Tierversuchsfrage im Reichstag kommentierte.[16]

Im Vordergrund der Bewegung stand indessen ein ausgesprochener Konservativismus und Antimodernismus, gepaart mit dem Anspruch höherer Gesellschaftskreise auf Autorität in moralischen Fragen. Von Weber wandte sich zuvorderst an die „höher gebildeten Klassen“ und das „große gebildete Publikum“ in der Hoffnung, hier Gehör und Unterstützung für seine „Forderungen der Humanität und des ethischen Moralgefühls“ zu finden. Mit Blick auf das englische Vorbild appellierte er – wie auch von Schwartz – insbesondere an „unsere deutschen Edelfrauen“, von denen er großen gesellschaftlichen Einfluß als „Hüterinnen des Sittengesetzes“ erwartete.[17] Von Webers zentrales Argument lautete, die Freiheit der Wissenschaft müsse hinter den berechtigten Ansprüchen der Moral unbedingt zurücktreten. Entsprechend begründete er auch ein Recht gebildeter Laien, in einer medizinischen Frage wie der des Tierversuchs mitzureden. Allzu lange habe man in Deutschland in „blindgläubiger Ehrfurcht“ den „Priestern der Wissenschaft“ vertraut.[18] Von Weber wandte sich hiermit gleichsam gegen die Definitionsmacht der Spezialisten und artikulierte so einen Konflikt zwischen Lebenswelt und Wissenschaft.

Jene gesellschaftlich-moralische Perspektive wurde durch Grysanowskis medizinische Argumentation ergänzt, welche auf Jahrzehnte für die Antivivisektionisten verbindlich blieb. Das Experiment sei der „verwirrenden Transcendenz des Organischen“ unangemessen. Nicht „begriffloses Experimentieren“, sondern Beobachten und Denken, klinische Erfahrung und Erkenntnisse aus Obduktionsbefunden brächten die Heilkunde voran. Die Reduktion der Körperprozesse auf einfache physikalisch-chemische Vorgänge, wie sie die zeitgenössische Experimentalphysiologie anstrebte, galt ihm als bedrohlicher „wissenschaftlicher Materialismus“. Tierversuche waren in Grysanowskis Sicht oft nicht auf den Menschen übertragbar und prinzipiell überflüssig. Anstelle der diagnostischen und therapeutischen Detailforschung müsse die Medizin vielmehr auf Prävention durch Hygiene setzen. Was die Therapie anbelange, so müsse man sich unter Verzicht auf

16 Bernhard Förster: Die Frage der Vivisektion im Deutschen Reichstage. Ein Stück Kulturkampf. In: Bayreuther Blätter 5 (1882), S. 90–96. Zur Vermischung von Antisemitismus und Antivivisektionismus im Bayreuther Kreis siehe Thiery u. Tröhler (wie Anm. 14), S. 42–44 sowie Arluke u. Sax (wie Anm. 15), S. 21f.

17 Vgl. von Weber (wie Anm. 5), S. 14, 37, 51, 63f., 71; ders.: Vier Jahre in Afrika. 1871–1875. Leipzig 1878, 2. Teil, S. 292, 579. Elpis Melena: Gemma oder Tugend und Laster. München 1877. Diese antivivisektionistische Novelle sollte vor allem die weibliche Leserschaft in den höheren Gesellschaftsschichten gefühlsmäßig ansprechen. Zur Rolle von Frauen in der englischen Antivivisektionsbewegung siehe Coral Lansbury: The Old Brown Dog. Women, Workers, and Vivisection in Edwardian England. Madison 1985; Mary Ann Elston: Women and Anti-Vivisection in Victorian England, 1870–1900. In: Rupke (wie Anm. 4), S. 259–294.

18 Vgl. von Weber (wie Anm. 5), S. 6, 27–30, 60.

die mit unmoralischen Mitteln gewonnenen „Resultate der Vivisection" letztlich auf die „vis medicatrix naturae", die hippokratische Heilkraft der Natur, verlassen.[19] Grysanowski stellte sich damit in deutlichen Gegensatz zur sich in dieser Zeit etablierenden Schulmedizin, die gerade auf die naturwissenschaftlichen, experimentellen Grundlagen von Diagnostik und Therapie setzte.

Eine quantitative Entsprechung dieses konservativ-elitären Gepräges findet sich in der Sozialstruktur des von Weberschen Internationalen Vereins. Eine Stichprobe für das Jahr 1888 weist knapp 900 Einzelmitglieder aus, von denen fast ein Viertel dem Adel angehörte, welcher über vierzig Prozent der Finanzbeiträge leistete. Ein weiteres Viertel war akademisch gebildet. Über ein Drittel der Mitglieder waren Frauen.[20]

Angesichts jener Ideologie und Sozialstruktur wird es verständlich, daß das Anliegen der Antivivisektionisten in konservativen Kreisen Anklang fand. In von Weber hatte die Bewegung zudem einen energischen Führer, der sich politisches Gehör zu verschaffen wußte. Andererseits zeigte sich bald, daß die frühe Antivivisektionsbewegung zu antimodernistisch war, um auf Dauer erfolgreich zu sein. Grysanowskis Konzept der Medizin gehörte eher dem Anfang als dem Ende des 19. Jahrhunderts an. Der alte Anspruch des Adels auf moralische und kulturelle Autorität, der sich in der deutschen – wie auch in der englischen – Bewegung gegen Tierversuche manifestierte, erwies sich in der modernen, zunehmend technik- und wissenschaftsgeprägten Industriegesellschaft als nicht mehr haltbar.[21] Nicht zuletzt wurden wohl auch Zweifel an von Webers persönlicher Integrität und Glaubwürdigkeit geweckt. Im August 1884 wurde er zusammen mit einem seiner Mitstreiter, dem evangelischen Pfarrer Emil Knodt (1852–1924), wegen beleidigender Berichterstattung in einem antisemitisch gefärbten Artikel im „Thier- und Menschenfreund" zu einer mehrwöchigen Gefängnisstrafe verurteilt, die allerdings vom König von Sachsen in eine Geldstrafe umgewandelt wurde.[22] Auch noch nach von Webers Tod im Jahr 1902 schickten sich Verteidiger des Tierversuchs an, ihn und damit die Antivivisektionsbewegung zu diskreditieren, indem sie darauf hinwiesen, daß der bekannte Tierschützer in seinem Reisebericht „Vier Jahre in Afrika" (1878) das Auspeitschen als Bestrafungsform für die farbigen, südafrikanischen Diamantgrubenarbeiter gebilligt hatte.[23]

So überrascht es nicht, daß die organisierten Tierversuchsgegner um die Jahrhundertwende in eine Krise gerieten, zumal auch andere aktive Mitglie-

19 Vgl. Ernst Grysanowski: Gesammelte antivivisectionistische Schriften. Münster 1897, insbesondere: Die Vivisection, ihr wissenschaftlicher Werth und ihre ethische Berechtigung. Leipzig 1877 (Ges. antiviv. Schrift., S. 1-84). Siehe hierzu auch Maehle (wie Anm. 12).

20 Vgl. Tröhler u. Maehle (wie Anm. 5), S. 174.

21 Vgl. für England Rupke (wie Anm. 4), S. 8.

22 Thiery u. Tröhler (wie Anm. 14), S. 44.

23 Ebstein (wie Anm. 12), S. 46; Schweiger (wie Anm. 11), S. 27. Vgl. von Weber (wie Anm. 17), 1. Teil, S. 83, 270, 273, 2. Teil, S. 292.

der der ersten Stunde inzwischen verstorben waren. Von Webers Nachfolger als Vorsitzender des Internationalen Vereins wurde Bernhard Försters jüngerer Bruder, der Berliner Gymnasialprofessor Paul Förster (1844–1925). Dieser hatte in den 1890er Jahren als Mitglied der deutschnational und antisemitisch ausgerichteten Deutsch-Sozialen Reformpartei dem Reichstag angehört und war hier vor allem gegen das Reichsimpfgesetz von 1874, d. h. gegen den Zwang zur Pockenschutzimpfung, aufgetreten.[24] Er fungierte auch als erster Vorsitzender des radikal antivivisektionistischen Neuen Berliner Tierschutzvereins und hatte schon zu von Webers Zeiten (1883) die Schriftleitung des „Thier- und Menschenfreundes" übernommen, welcher offizielles Organ auch dieses Berliner Vereins sowie der „neuen" Vereine in Dresden, Leipzig und Hamburg geworden war. Unter Paul Förster verlagerte sich das Zentrum antivivisektionistischer Aktivitäten von Dresden nach Berlin. Im Bewußtsein nachlassender Gefolgschaft entwarf dieser außerdem zur Jahrhundertwende eine neue Strategie. Mit dem Motto „Getrennt marschieren, vereint schlagen" rief er dazu auf, Bundesgenossen unter den Anhängern der Naturheilkunde, den Impfgegnern und den Vegetariern zu gewinnen.[25] Ein Vorstandsmitglied des Vereins, der Versicherungskaufmann Hermann Stenz (gest. 1922), hielt zudem regelmäßig Vorträge vor Arbeiterversammlungen, und ein Flugblatt „Die Vivisektion und die Arbeiter" wurde in einer Auflage von einer halben Million versandt.[26] Das erklärte Ziel war nun, die Basis zu verbreitern, eine wirkliche Massenbewegung gegen den Tierversuch zu organisieren.

Jenes neue Programm, die Tierversuchsgegnerschaft zum einen in das Spektrum der lebensreformerischen und medizinkritischen Bewegungen einzubinden und zum anderen gezielt in die Arbeiterschaft hineinzutragen, stand teilweise in direktem Gegensatz zur früheren Ausrichtung unter von Weber und Grysanowski. Diese war nicht nur gesellschaftlich eher exklusiv gewesen, sondern hatte sich bewußt auf das eine Ziel, gesetzliches Verbot der Tierversuche, konzentriert. So hatte Grysanowski etwa beklagt, die „Vegetarianer" hätten „der Antivivisektionssache mehr geschadet als genützt" und gewarnt, man müsse „nicht zuviel auf einmal revolutionieren wollen".[27]

24 Zu Paul Förster siehe im Einzelnen Schweiger (wie Anm. 11). Zur Impfgegnerschaft siehe Andreas-Holger Maehle: Präventivmedizin als wissenschaftliches und gesellschaftliches Problem: Der Streit über das Reichsimpfgesetz von 1874. In: Medizin, Gesellschaft und Geschichte 9 (1990), S. 127–148 sowie Eberhard Wolffs Beitrag im vorliegenden Band.

25 Paul Förster: Zusammenschluß im Kampf um das Recht: Getrennt marschieren, vereint schlagen. In: Der Impfgegner 17 (1899), S. 41–43; ders.: Zum neuen Jahrhundert. In: Der Thier- und Menschenfreund 20 (1900), S. 2–3.

26 Vgl. Tröhler u. Maehle (wie Anm. 5), S. 175; Schweiger (wie Anm. 11), S. 127–129. Zur Rolle der organisierten Arbeiterschaft im englischen Antivivisektionismus siehe Lansbury (wie Anm. 17).

27 Vgl. Elpis Melena: Dr. E. G. F. Grisanowski. Mitteilungen aus seinem Leben und seinen Briefen. Nebst einer Würdigung der Schriften Dr. E. G. F. Grisanowski's von Pastor Emil Knodt. Hannover 1890, S. 179.

Inhaltlich-argumentatorisch gab es für Försters neues Programm genügend Anknüpfungspunkte, die im „Thier- und Menschenfreund" und andernorts ausgiebig entwickelt wurden. Die Naturheilkunde wurde als „vivisektionsfreie" und damit „schuldfreie" Alternative zur naturwissenschaftlich geprägten Schulmedizin gepriesen. Impfungen galten wegen ihrer tierexperimentellen Basis als verwerflich. Eine vegetarische Lebensführung wurde als Ausdruck einer konsequent tierschützerischen Haltung begrüßt.[28] Und die um die Jahrhundertwende heftige Diskussion um Humanexperimente gab reichlich Anlaß zur Befürchtung, Arbeiter würden in öffentlichen Krankenhäusern als Versuchskaninchen mißbraucht. In letzterer Debatte machten sich antisemitische Tendenzen weiter breit: Mit Blick auf experimentell tätige Mediziner jüdischer Herkunft wurden Human- und Tierversuche als Folge eines „jüdischen Materialismus" hingestellt.[29]

Welchen praktischen Erfolg hatte das neue Programm?

Ein Zuwachs bei den Einzelmitgliedern des Internationalen Vereins gelang nicht, vielmehr kam es zu einem Rückgang von rund 900 Mitgliedern um 1900 auf etwa 600 bis 700 vor dem Ersten Weltkrieg.[30] Die angestrebte gesellschaftliche Erneuerung und Verbreiterung wurde ebenfalls nicht erreicht. Dies zeigt ein bereits an anderer Stelle veröffentlichter Vergleich der Sozialstruktur der Tierversuchsgegner mit derjenigen der Impfgegner im Zeitraum von 1898 bis 1914 anhand der Beitragsquittungen, die im „Thier- und Menschenfreund" und seinem Pendant, dem „Impfgegner", abgedruckt wurden.[31] Ein geringer Anteil an Ärzten (welche oft der Naturheilkunde nahestanden) weist beide Bewegungen als medizinische Laienbewegungen aus, in der jedoch Angehörige anderer akademischer Berufe eine wichtige Rolle spielten. Eher gering in Anbetracht der ethischen Implikationen war die Beteiligung Geistlicher an beiden Bewegungen. Tatsächlich klagten die Antivivisektionisten immer wieder über mangelndes Engagement der katholischen wie der evangelischen Kirche in der Tierversuchsfrage.[32] Der Anteil des Adels bei den Antivivisektionisten blieb recht stark, insbesondere der des weiblichen Adels, welcher bei den Impfgegnern überhaupt nicht in Erscheinung trat. Insgesamt war der Frauenanteil bei den Tierversuchsgegnern mit durchschnittlich 44 Prozent fast neunmal so hoch wie bei den Impfgegnern (5 Prozent). Chronologisch betrachtet wies der Anteil des weiblichen Adels in der Tierversuchsgegnerschaft einen leichten Rückgang

28 Siehe im Einzelnen Schweiger (wie Anm. 11), S. 119–127.
29 Vgl. Barbara Elkeles: Der moralische Diskurs über das medizinische Menschenexperiment im 19. Jahrhundert. Stuttgart 1996.
30 Vgl. Schweiger (wie Anm. 11), Anhang, Tab. 1 u. 2.
31 Siehe Maehle (wie Anm. 24), S. 138–140.
32 Im Detail siehe Schweiger (wie Anm. 11), S. 130–132.

auf, der jedoch durch andere weibliche Mitglieder ausgeglichen wurde.[33] Dem entsprechen zeitgenössische Artikel, die antivivisektionistisches und impfgegnerisches Engagement mit der Emanzipation der „modernen Frau" verknüpfen wollten.[34]

Die Antivivisektionsbewegung blieb also weiter von den Gebildeten und Besitzenden geprägt und zeichnete sich durch eine signifikant hohe Beteiligung von Frauen aus. Bei den Korporativmitgliedern scheint allerdings Försters Programm gegriffen zu haben. Nach 1900 bildete sich ein Stamm von rund 50 bis 60 körperschaftlichen Mitgliedern aus. Es handelte sich hierbei in der Tat um die sogenannten „sinnesverwandten Vereine" aus dem medizinkritisch-lebensreformerischen Spektrum, vor allem Naturheilvereine.[35] Es ist aber zu fragen, inwieweit zum Beispiel ein Arbeiter, der Mitglied eines Naturheilvereins war, welcher als Körperschaft Försters Internationalem Verein angehörte, deshalb als überzeugter Tierversuchsgegner eingeschätzt werden darf. Bei den aktivsten, der Spitze der organisierten Antivivisektionisten angehörenden Personen läßt sich eine Verflechtung der verschiedenen Bewegungen allerdings leicht nachweisen. Das beste Beispiel ist Paul Förster selbst, der nicht nur Antivivisektionist und Impfgegner war, sondern auch dem deutschen Vegetarierbund angehörte und im Deutschen Bund der Vereine für naturgemäße Lebens- und Heilweise, der lebensreformerischen Gesellschaft für Deutsche Erziehung und in der Gartenstadtbewegung aktiv war.[36] Auch warben die führenden Vereinszeitschriften „Der Thier- und Menschenfreund", „Der Impfgegner" und „Der Naturarzt" füreinander und veröffentlichten Artikel zu den jeweils anderen Interessensgebieten. Vor allem die wirtschaftliche Not des Ersten Weltkriegs führte jedoch bald zu einem drastischen Rückgang der zahlenden Mitglieder im Internationalen Verein: Bis 1917 war die Zahl der Einzelmitglieder auf 151, die der Korporativmitglieder auf 7 gesunken.[37]

Auf der Basis dieser Befunde erscheint es zumindest zweifelhaft, ob die Antivivisektionsbewegung wirklich als eine medizinkritische Massenbewegung, wie etwa die Naturheilbewegung, eingeschätzt werden darf. Vielmehr scheint es, als ob sie mit einer solchen Massenbewegung mitschwamm, ohne selbst eine solche zu werden. Es ist ferner fraglich, ob eine echte Integration der Tierversuchsgegner in das medizinkritisch-lebensreformerische Umfeld über ihre aktiven Spitzen hinaus erfolgte.

33 Vgl. ebd., Anhang, Tab. 1 u. 2. sowie Abb. 4.

34 Zum Beispiel Eugen Bilfinger: Der Impfzwang und die Frauenbewegung. In: Der Impfgegner 21 (1903), S. 17–19.

35 Vgl. Schweiger (wie Anm. 11), S. 129 u. Anhang, Tab. 1 u. 2. Zu den Naturheilvereinen siehe den Beitrag von Cornelia Regin im vorliegenden Band sowie dies.: Naturheilkundige und Naturheilbewegung im Deutschen Kaiserreich. Geschichte, Entwicklung und Probleme eines Bündnisses zwischen professionellen Laienpraktikern und medizinischer Laienbewegung. In: Medizin, Gesellschaft und Geschichte 11 (1992), S. 177–202.

36 Weitere Beispiele bei Maehle (wie Anm. 24), S. 138 sowie Schweiger (wie Anm. 11), S. 122f.

37 Vgl. ebd., Anhang, Tab. 2.

Trügerische Hoffnungen und vorläufiges Ende

Dieses „Mitschwimmen“ kennzeichnete auch die dritte und vorerst letzte Phase der deutschen Antivivisektionsbewegung. Nach internen Auseinandersetzungen über ein mögliches Einschwenken auf einen gemäßigten, nur die Einschränkung von Tierversuchen fordernden Kurs, nach der wirtschaftlichen Misere im Gefolge des Ersten Weltkriegs und dem Tod Paul Försters im Jahr 1925 war sie auf einem Tiefpunkt angelangt. Um 1930 erhielt sie jedoch neuen Auftrieb im Rahmen der Diskussionen um eine „Krise der Medizin“. Selbst in der Schulmedizin wurden jetzt Forderungen laut, von einer allzu reduktionistischen, naturwissenschaftlichen Perspektive zugunsten einer ganzheitlichen Betrachtung des Kranken abzurücken, was den Vorstellungen der Tierversuchsgegner in der Tradition Grysanowskis entgegenkam und von ihnen genutzt wurde.[38] Das Impfunglück von Lübeck im Jahr 1930, bei dem 75 mit dem neuen Tuberkuloseimpfstoff BCG geimpfte Kinder starben, entfachte auch wieder die Diskussion um Humanexperimente.[39] Zudem fanden um diese Zeit im Strafrechtsausschuß des Reichstags Beratungen über eine Neufassung des allgemeinen Tierquälereiparagraphen statt. Tierexperimente sowie das jüdische Schächten sollten von diesem Paragraphen allerdings ausdrücklich ausgenommen werden. Im Gefolge des diesbezüglichen Ausschußbeschlusses gab der preußische Kultusminister Adolf Grimme (1889–1963) im April 1930 einen Erlaß zur Regelung von Tierversuchen an den Hochschulen, Krankenanstalten und medizinischen bzw. veterinärmedizinischen Instituten heraus. Die Bestimmungen wiederholten aber nur den Goßler-Erlaß in modernisierter Form, zum Beispiel mit der Forderung, Filme von Tierexperimenten im Unterricht einzusetzen.[40]

Nach diesem für die Antivivisektionisten enttäuschenden Ergebnis knüpften sich ihre Hoffnungen nun an den Aufstieg und die Machtergreifung der Nationalsozialisten. Die Vorliebe Hitlers und anderer führender Nationalsozialisten für lebensreformerisches Gedankengut und ihre zur Schau gestellte „Tierliebe“ waren bekannt.[41] Anknüpfungspunkte bot ferner das nationalso-

38 Siehe ebd., S. 39-41. Zur „Krise der Medizin“: Eva-Maria Klasen: Die Diskussion über eine „Krise“ der Medizin in Deutschland zwischen 1925 und 1935. med. Diss. Mainz 1984 (masch.); Heinz-Peter Schmiedebach: Zur Standesideologie in der Weimarer Republik am Beispiel Erwin Liek. In: Der Wert des Menschen. Medizin in Deutschland 1918–1945, hg. v. Ärztekammer Berlin in Zusammenarbeit mit der Bundesärztekammer. Berlin 1989, S. 26–35.

39 Zum Beispiel Julius Moses: Der Totentanz von Lübeck. Radebeul bei Dresden 1930. Siehe Susanne Hahn: „Der Lübecker Totentanz“. Zur rechtlichen und ethischen Problematik der Katastrophe bei der Erprobung der Tuberkuloseimpfung 1930 in Deutschland. In: Medizinhistorisches Journal 30 (1995), S. 61–79. Die Zahl der Todesopfer erhöhte sich später auf 77.

40 Vgl. Schweiger (wie Anm. 11), S. 72–77 sowie Martin F. Brumme: Tierarzt und Tierschutz in Deutschland in der ersten Hälfte des 20. Jahrhunderts. Eine Skizze zur Historisierung einer aktuellen Diskussion. In: Argos (1991), Speciale uitgave, S. 29–39, hier S. 32.

41 Siehe Schweiger (wie Anm.11), S. 86f. sowie Arluke u. Sax (wie Anm. 15), S. 14–19.

zialistische Konzept einer Neuen Deutschen Heilkunde mit seiner Betonung von Natur- und Volksheilkunde.[42] Die Tradition antisemitischer Tendenzen in der tierversuchsgegnerischen Agitation dürfte ebenfalls eine Rolle gespielt haben.[43] Zwar ließen sich noch 1930 die organisierten Antivivisektionisten in Berlin vernehmen, es sei ein schwerer Fehler gewesen, die Schächtfrage den Nationalsozialisten überlassen zu haben, da diese sich eindeutig aus antisemitischen Gründen gegen das Schächten gerichtet und so aus einer kulturellen Frage eine politische gemacht hätten. Doch als im April 1933, kurz nach der Machtergreifung, das Schächten per Reichsgesetz verboten wurde, bestärkte dies die Hoffnungen der Tierversuchsgegner, daß nun auch bald das langersehnte Vivisektionsverbot folgen würde.[44]

Bereits 1931 hatten sich die Nationalsozialisten erboten, das „Vereinsziel“ der Antivivisektionisten zu unterstützen; im November 1932 stellten sie im Preußischen Landtag einen Antrag auf massive Einschränkung und Überwachung von Tierversuchen, der allerdings abgelehnt wurde.[45] Das Jahr 1933 schien dann die Wende zugunsten der Tierversuchsgegner zu bringen, die sich jedoch rasch ins Gegenteil verkehrte und schließlich zu einem vorläufigen Ende antivivisektionistischer Aktivitäten in Deutschland führte.

Vorausgegangen war ein „Machtwechsel“ innerhalb der Antivivisektionsbewegung. Unter dem Vorsitz von Försters Nachfolger, dem Kunstmaler Ferdinand Michel Brod (geb. 1869), der unrealistische Projekte wie die Gründung einer „vivisektionsfreien Hochschule“ entwarf, war der Internationale Verein ins Abseits geraten. Zum neuen Zentrum der Bewegung hatte sich die Berliner Abteilung des sogenannten Weltbundes zum Schutze der Tiere und gegen die Vivisektion entwickelt (einer Dachgesellschaft, die 1900 von Paul Förster gegründet worden war). Um 1930 waren die wesentlichen Personen in dieser Abteilung der Berliner Oberbaurat Clemens als Vorsitzender und der Naturtierheilkundler und Schriftsteller Cäsar Rhan (geb. 1857) als Redakteur einer eigenen, ab 1927 herausgegebenen Zeitschrift „Tierrecht und Tierschutz“. Sie standen in enger Verbindung zu dem Hannoveraner Arzt und Nationalsozialisten Dr. med. Albert Eckhard, der 1927 einen Verein vivisektionsgegnerischer Ärzte mitgegründet hatte und dessen Vorsitzender wurde.[46]

Den Auftakt zu den für die Tierversuchsgegner relevanten Ereignissen des Jahres 1933 bildete im Mai eine Einladung an Clemens, Rhan, Dr. Eckhard und Dr. med. Wilhelm Winsch, den Vorsitzenden der Reichs-

42 Siehe Eberhard Wolff: Politische Soldaten der Gesundheitsführung. In: J. Pfeiffer (Hg.): Menschenverachtung und Opportunismus. Zur Medizin im Dritten Reich. Tübingen 1992, S. 108–130.

43 Siehe Arluke u. Sax (wie Anm. 15).

44 Vgl. Schweiger (wie Anm. 11), S. 86, 89. Zur Schächtfrage und zum Schächtverbot siehe Brumme (wie Anm. 40).

45 Siehe ebd., S. 32 sowie Schweiger (wie Anm. 11), S. 88.

46 Vgl. ebd., S. 108–114, 138f. Zu Rhan und Eckhard siehe auch Brumme (wie Anm. 40), S. 31f., 36.

Impfgegnerzentrale, ins Ministerium für Landwirtschaft und Ernährung. Die beiden Ärzte durften hier über die Ziele ihrer Vereinigungen vortragen. Am 26. Mai wurde im Rahmen des Gesetzes zur Abänderung strafrechtlicher Vorschriften der Tierquälereiparagraph neu gefaßt: Die Tatbestände der Öffentlichkeit und des Erregens von Ärgernis als Voraussetzungen für die Strafbarkeit von Tierquälerei wurden gestrichen; Haft bis zu sechs Monaten wurde angedroht. Über Tierversuche sagte diese Neufassung allerdings nichts. Der bayerische Justizminister Hans Frank (1900–1946) gab jedoch im Juli Anweisung, die neuen Verfügungen grundsätzlich auch auf den Tierversuch anzuwenden.[47]

In dieser Situation preschte Hermann Göring (1893–1946) als Ministerpräsident von Preußen vor. Am 16. August 1933 verbot er mit einem über den Rundfunk verkündeten Erlaß die „Vivisektion von Tieren aller Art“ für das gesamte preußische Staatsgebiet, mit Wirkung vom 7. September 1933. Bei Zuwiderhandlung wurde Abführung ins Konzentrationslager angedroht; eine gesetzliche Regelung mit hohen Strafen wurde angekündigt.[48] Es war allerdings keineswegs klar, was hier mit „Vivisektion“ gemeint war. Im Rahmen von Beratungen über ein neues Tierschutzgesetz wurden am 29. August 1933 Eckhard, der inzwischen SS-Arzt geworden war, und Rhan zu informellen Gesprächen ins Preußische Herrenhaus geladen. Als Repräsentanten der Wissenschaft wurden zugleich Vertreter aus den Berliner Instituten gehört. Die Antivivisektionisten konnten sich bei dieser Gelegenheit nicht durchsetzen. Dazu scheint insbesondere das ebenfalls anwesende Vorstandsmitglied der I.G. Farben, Professor Heinrich Hörlein (1882–1954), beigetragen zu haben, der Eckhards Aussagen in Frage stellte und warnte, es müsse zu Massenentlassungen kommen, wenn man Görings Erlaß konsequent durchführen wolle.[49]

Die Niederlage der Antivivisektionisten bei diesen Gesprächen spiegelte sich schließlich im neuen Reichstierschutzgesetz wider, das am 24. November 1933 erlassen wurde. Unnötiges Quälen und rohes Mißhandeln von Tieren wurde darin unter eine Strafe von bis zu zwei Jahren Haft oder Geldstrafe bis zu 10.000 RM gestellt. „Versuche an lebenden Tieren“ wurden zwar grundsätzlich verboten, doch sah das Gesetz weitreichende Ausnahmeregelungen vor. Wissenschaftliche Institute und Laboratorien konnten eine Ausnahmeerlaubnis beim Innenministerium oder den Reichsbehörden beantragen. Ausführungsbestimmungen sahen halbjährliche, unangekündigte Kontrollbesuche durch beamtete Ärzte oder Tierärzte vor. Eingriffe an Tieren zu forensischen und diagnostischen Zwecken sowie zur Impfstoffgewinnung waren von dem grundsätzlichen Verbot von vornherein ausgenommen. Für Verstöße wurde Haft bis zu sechs Monaten oder

47 Vgl. Schweiger (wie Anm. 11), S. 88–90.

48 Vgl. die Mitteilung der Reichspressestelle der NSDAP, abgedruckt im Göttinger Tageblatt vom 17. August 1933. Siehe auch Brumme (wie Anm. 40), S. 36; Arluke u. Sax (wie Anm. 15), S. 20; Schweiger (wie Anm. 11), S. 92.

49 Vgl. ebd., S. 92–94.

Geldstrafe angedroht. Ansonsten entsprachen die Bestimmungen denen des Grimme- bzw. Goßler-Erlasses. Im Grunde war mit diesem Gesetz gerade der Stand des britischen Cruelty to Animals Act von 1876 erreicht.[50]

Wohl in der Überzeugung, den Tierschutz und die Tierversuchsfrage endgültig geregelt zu haben, änderte sich nun rasch die Haltung der Nationalsozialisten gegenüber radikal tierschützerischen und antivivisektionistischen Bestrebungen. Schon im September 1933 hatte der Deutsche Tierschutzverein den Weltbund (welcher sich, um nicht länger als internationale Vereinigung zu gelten, in Deutscher Reichsbund für Tierrecht und gegen Vivisektion umbenannt hatte) wegen „Staatsgefährdung" durch pazifistische Betätigung, Ärztefeindlichkeit und kritische Anmerkungen zu Görings Erlaß bei der Geheimen Staatspolizei angezeigt. Clemens wurde daraufhin von der Gestapo verhört.[51] In kurzer Zeit wurde der Tierschutz von den Nationalsozialisten „gleichgeschaltet". Selbständige Vorstandswahlen waren nicht mehr erlaubt, es durften lediglich Vorschläge beim Reichstierschutzleiter eingereicht werden. Öffentliche radikale Äußerungen gegen Tierversuche waren bald nicht mehr möglich. Um 1935 verschwand das Thema „Tierversuch" aus den tierschützerischen Zeitschriften, man wandte sich statt dessen unverfänglichen Themen wie der Tierpsychologie zu.[52] Nach knapp sechs Jahrzehnten war die deutsche Antivivisektionsbewegung vorerst am Ende.

Zusammenfassung und Ausblick

Elitär-moralisierend, antimodernistisch, oberschichtorientiert und mit einem energischen Führer versehen, sprach die deutsche Antivivisektionsbewegung Anfang der 1880er Jahre konservative Kreise an und erreichte mit dem Goßler-Erlaß einen bescheidenen Erfolg. Anschließende Versuche der Bewegung, ihre gesellschaftliche Basis zu verbreitern und ein gesetzliches Verbot von Tierexperimenten zu erzielen, scheiterten jedoch. Um die Jahrhundertwende schwamm sie mit der Naturheil- und Lebensreformbewegung mit. Nach 1930 versuchte sie vom Aufstieg der Nationalsozialisten zu profitieren. Letztere Allianz erwies sich rasch als trügerisch: Sobald die Nationalsozialisten erkannten, daß ein Tierversuchsverbot für Wissenschaft und Industrie untragbar war, ließen sie die Antivivisektionisten fallen und unterdrückten schließlich deren Kritik ganz.

Zu einem Wiederaufleben tierversuchsgegnerischer Aktivitäten kam es in den 1970er Jahren, als das Deutsche Tierschutzgesetz (1972, novelliert 1986) die tierexperimentelle Praxis neu regelte, jedoch im Vergleich zur Gesetzgebung von 1933 nicht wesentlich weiter einschränkte. Die moder-

50 Siehe im Einzelnen Hans Bestelmeyer: Die Vivisektion vom strafrechtlichen Standpunkt aus. jur. Diss. Erlangen 1934. Günzburg a. D. 1935. Siehe auch Brumme (wie Anm. 40), S. 37 und Schweiger (wie Anm. 11), S. 94–99.

51 Ebd., S. 94, 99.

52 Ebd., S. 100f.

nen Tierversuchsgegner knüpften augenscheinlich nicht an die Tradition der deutschen Antivivisektionsbewegung des späten 19. und frühen 20. Jahrhunderts an. Vielmehr griffen sie Argumente und Schlagworte zeitgenössischer philosophischer Kritiker aus dem angloamerikanischen Raum auf. Insbesondere Peter Singers Buch „Animal Liberation“ (1975, deutsch 1982) hat einen erheblichen Einfluß auf die tierversuchsgegnerische Ideologie ausgeübt, der bis heute anhält.[53] Singers auf dem Utilitarismus Jeremy Benthams (1748–1832) basierende Argumentation, Tiere besäßen aufgrund ihrer Leidensfähigkeit den gleichen Anspruch auf Berücksichtigung ihrer „Interessen“ wie Menschen, bereitete die Tierrechtsbewegung der 1980er Jahre vor. Weithin bekannt wurde Singers These, die Nutzung von Tieren in Experimenten oder zur Nahrungsproduktion sei Ausdruck eines menschlichen „Speziesismus“, der ebenso verwerflich sei wie Rassismus und Sexismus.[54] Zweifellos bildeten die verschiedenen „Liberation“-Bewegungen (Frauen, Farbige, Homosexuelle) den zeitgeschichtlichen Kontext für diese Sichtweise. Eine ausführliche Begründung der Existenz von Tierrechten („animal rights“) wurde 1983 von dem amerikanischen Philosophen Tom Regan geliefert.[55]

Diese scheinbar neuartige Ideologie hat indessen zum Teil historische Wurzeln in einer Randströmung der britischen Antivivisektionsbewegung des ausgehenden 19. Jahrhunderts. Singer und Regan stellen sich selbst in die intellektuelle Tradition des englischen Reformdenkers Henry Salt (1851–1939), der 1892 in seiner Schrift „Animals' Rights Considered in Relation to Social Progress“ ein Programm umfassenden Verzichts auf Tiernutzung entwarf und mit seiner ein Jahr zuvor in London gegründeten Humanitarian League zu verwirklichen suchte.[56]

Unter dem Banner von „animal rights“ und „animal liberation“ ist in den letzten zehn Jahren eine Radikalisierung der Tierversuchsgegnerschaft eingetreten, die bis hin zu militanten Aktionen gewisser Gruppierungen geführt hat. Eine neue Ausrichtung scheint sich abzuzeichnen, wenn manche Tierversuchsgegner ihr Anliegen als Teil eines allgemeinen Kampfes gegen die „Ausbeutung“ der Natur verstehen und sich damit in die ökologische Bewe-

53 Peter Singer: Animal Liberation. A New Ethics for Our Treatment of Animals. New York 1975; deutsche Übers. u. d. Titel Befreiung der Tiere. München 1982.

54 Vgl. ebd. sowie ders: Animals and the Value of Life. In: Tom Regan (Hg.): Matters of Life and Death. New Introductory Essays in Moral Philosophy. Raleigh 1980, S. 218–259; P. Singer und Edgar Dahl: Das gekreuzigte Tier. In: E. Dahl (Hg.): Die Lehre des Unheils. Fundamentalkritik am Christentum. Hamburg 1993, S. 280–289.

55 Tom Regan: The Case for Animal Rights. London 1983. Eine kritische Übersicht der angloamerikanischen, philosophischen Tierrechtsdebatte bietet Michael P. T. Leahy: Against Liberation. Putting Animals in Perspective. 2., überarb. Aufl. London 1994.

56 Singer (wie Anm. 53), engl. Ausg., S. 227f., 274, 295f.; Regan (wie Anm. 55), S. 400. Henry Salt: Animals' Rights Considered in Relation to Social Progress. 2. Aufl. New York 1894. Über Salts Leben und Werk siehe George Hendrick: Henry Salt. Humanitarian Reformer and Man of Letters. Urbana 1977.

gung einordnen.[57] Es bleibt allerdings abzuwarten, ob es sich hier um mehr handelt als um ein erneutes „Mitschwimmen“ mit einer breiteren gesellschaftlichen Strömung.

57 Vgl. Bernhard Rambeck: Mythos Tierversuch. Eine wissenschaftskritische Untersuchung. Frankfurt a. M. 1990, S. 11, 250f. Siehe auch Ursula Wolf: Haben wir moralische Verpflichtungen gegen Tiere? In: Zeitschrift für Philosophische Forschung 42 (1988), S. 222–246, hier S. 222.

Eine „antipsychiatrische Bewegung“ um die Jahrhundertwende

Heinz-Peter Schmiedebach

1. Einleitung

In der zweiten Hälfte des 19. Jahrhunderts sahen sich die psychiatrisch arbeitenden Ärzte mehrerer europäischer Länder mit einem Phänomen konfrontiert, das sie in eine Auseinandersetzung zwang, der sie gerne aus dem Weg gegangen wären. Parallel zu dem erfolgreichen Etablierungsprozeß der universitären Psychiatrie in Deutschland und kurz vor der endgültigen Aufnahme dieser Disziplin in das medizinische Ausbildungscurriculum am Anfang des 20. Jahrhunderts[1] formierte sich eine Bewegung, in der psychiatrische Patienten, Juristen, Journalisten, Politiker und auch einige Ärzte heftige Kritik, insbesondere an der psychiatrischen Internierungspraxis und der ärztlichen Feststellung einer Geisteskrankheit übten.[2] Diese Auseinandersetzung blieb keineswegs auf die beiden Gruppen der sogenannten Psychiatriegegner und der psychiatrisch tätigen Ärzte beschränkt, sondern hatte Auswirkungen auf Politik, Recht, Schauspiel und Literatur. Doch spiegelte sich der Streit nicht nur in den kulturellen Erzeugnissen literarischen Schaffens wider; die Bewegung selbst wurde bald zu einem kulturellen Phänomen. Dies ist in einem doppelten Sinne zu verstehen: Zum einen schufen die „Psychiatriegegner“ eine große Zahl von publizierten Erfahrungsberichten und gaben ab 1909 eine eigene Zeitschrift, die „Internationale volkstümliche Zeitschrift des Bundes für Irrenfürsorge und Irrenrechts-Reform“ heraus, entwickelten also eine eigene laienhaft geprägte, das Irrenwesen betreffende Publikationskultur; zum anderen trug die jahrelang geführte Auseinandersetzung dazu bei, in Ansätzen eine Form des öffentlichen Interessenstreites zu erproben, leistete also einen – wenn auch bescheidenen – Beitrag zur Herausbildung einer politischen und sozialen Kultur der Austragung von Gegensätzen verschiedener sozialer und professioneller Gruppen.

Als allgemeine Voraussetzung für die wirksame Entfaltung einer Laienkritik an bestimmten Mißständen der psychiatrischen Praxis waren akzeptierte Formen der Kommunikation ebenso notwendig wie das Bedürfnis der betroffenen Menschen, sich neue Orientierungen im Reibungsprozeß mit

1 Vgl. Hans-Heinz Eulner: Die Entwicklung der medizinischen Spezialfächer an den Universitäten des deutschen Sprachgebietes, (= Studien zur Medizingeschichte des 19. Jahrhunderts, 4), Stuttgart 1970, S. 257–286.

2 Zur Geschichte der „Antipsychiatrie“ vgl. N. Schipkowensky: Die Antipsychiatrie in Vergangenheit und Gegenwart. Fortschritte der Neurologie, Psychiatrie und ihrer Grenzgebiete 42 (1974), S. 291–311 und Andreas Dahm: Zum Phänomen der Antipsychiatrie seit dem 19. Jahrhundert. Diss. med. Bonn 1983.

traditionellen und hergebrachten Inhalten und Strukturen zu verschaffen. Damit sich dieser Prozeß nicht in der Privatheit des einzelnen verlor, bedurfte es des entwickelten Pressewesens einer Kommunikationsgesellschaft,[3] in der die „öffentliche Meinung“ bereits ein politisch wichtiger Faktor war.

In seiner Beschreibung der französischen „antipsychiatrischen“ Bewegung zwischen 1860 und 1900 hat Jan R. Dowbiggin zu Recht darauf verwiesen, daß erst die in Frankreich 1860/61 erfolgte Liberalisierung der restriktiven Pressegesetze von 1852 eine journalistische Kampagne ermöglichte.[4] Auch in Deutschland hatte das Pressegesetz von 1874 reichseinheitlich die Pressefreiheit festgelegt, damit die Vor- und Nachzensur beendet und die Möglichkeiten von Zeitungsgründungen erleichtert, wenngleich genügend polizeilich-obrigkeitliche Eingriffsmöglichkeiten noch weiter existierten. Durch die entsprechende Anwendung allgemeiner Strafnormen, wie Hochverrat, Beleidigung, Aufforderung zu Gesetzesbruch etc. gab es genügend Gelegenheiten, Journalisten zu belangen und auch zu inhaftieren. Durch das Sinken der Papierpreise von 67 Mark pro 100 kg im Jahr 1870 auf 20,31 Mark im Jahr 1899 und durch die gesteigerte Leistungsfähigkeit der Druckmaschinen war eine zweite fördernde Bedingung für den Aufschwung des Pressewesens in Deutschland gegeben.[5] Dies ermöglichte nicht nur die vermehrte Verbreitung von Informationen, sondern konnte auch zur Selbstbestätigung und -befestigung bestehender sozialer Milieus beitragen und so ein Stück Sicherheit und Identität stiften.

Foucault verweist im Zusammenhang mit dem ganz besonderen Platz der Irren in der Welt der Internierung darauf, daß in ihrer allgemeinsten Form die Internierung erklärt oder wenigstens gerechtfertigt werden kann durch den Wunsch, den Skandal zu vermeiden, um den Formen der Unvernunft kein öffentliches Forum zu geben, das Schande hervorrufen könnte.[6]

3 Vgl. Hans-Ulrich Wehler: Deutsche Gesellschaftsgeschichte, 3. Bd.: Von der „Deutschen Doppelrevolution“ bis zum Beginn des Ersten Welkriegs 1849–1914, München 1995, S. 429-448 und S. 1232–1249.

4 Vgl. Jan R. Dowbiggin: Inheriting Madness. Professionalization and Psychiatric knowledge in Nineteenth-Centry France, Berkeley Los Angeles Oxford 1991, S. 93. Dowbiggin führt allerdings weiter aus, daß diese gegen die Psychiatrie geführte Kampagne ein Mittel darstellte, um indirekt die Bonapartistische Regierung zu attackieren. Die Regierung soll nicht unglücklich gewesen sein, diese Angriffe gegen die Psychiatrie konstatieren zu können, zogen sie doch die öffentliche Aufmerksamkeit von brenzligeren politischen Fragen ab. (Ebenda S. 93–94). In Deutschland dagegen standen die Regierungen weder direkt noch indirekt im Mittelpunkt der Attacken; die Angriffe galten mehr der Selbstgefälligkeit der Ärzte.

5 Vgl. Thomas Nipperdey: Deutsche Geschichte 1866-1918. I Arbeitswelt und Bürgergeist, München 1990, S. 797–804; Wehler (wie Anm. 3), S. 440.

6 Michel Foucault: Wahnsinn und Gesellschaft, Frankfurt am Main 1989 (stw 39), S. 135–136. Zur Rezeption von Foucault in der deutschen Historiographie siehe Martin Dinges: The Reception of Michel Foucault‘s Ideas on Social Discipline, Mental Asylums, Hospitals and the Medical Profession in German Historiography, in: Colin Jones, Roy Porter (Ed.): Reassessing Foucault. Power, medicine and the body, London, New York 1994, S. 181–212.

Dieses Ziel ist nur dann zu erreichen, wenn das Einzelschicksal tatsächlich aus der öffentlichen Diskussion erfolgreich herausgehalten werden kann. Existiert dagegen – wie es Ende des 19. Jahrhunderts in Deutschland der Fall war – eine sich dem Einzelschicksal der Internierung aktiv zuwendende Öffentlichkeit, die gleichzeitig über die Kriterien der Internierung und die ärztlich festgestellte Unvernunft lauthals raisoniert, so war es gerade die Internierung in ihrer Fragwürdigkeit, die den öffentlichen Skandal provozierte. Die Motive für die Skandalisierung waren recht unterschiedlich und berührten auch die professionellen Kompetenzen von Juristen und Ärzten. Während die grundsätzliche Ablehnung einer Internierung in erster Linie bei den betroffenen Patienten zu finden war, meldeten sich zu Fragen der Entmündigung und der Irrsinnigkeitserklärung vermehrt Juristen zu Wort. Deutlich zeigte sich in diesem Streit um professionelle Kompetenzbereiche, wie der Umgang mit dem Wahnsinn in ein neues Spannungsfeld geriet.

Schon in den ersten Jahren des 19. Jahrhunderts entstanden zwischen Strafjustiz und Psychiatrie ernsthafte Widersprüche, die sowohl den institutionellen Zugriff der Psychiatrie kritisierten wie auch die Ausdehnung des Zuständigkeitsbereiches der psychiatrischen Ärzte.[7] Dieser Streit nahm in den 1860er Jahren an Entschiedenheit zu, wobei die Psychiater in dem darauffolgenden Jahrzehnt die Homosexualität der strafrechtlichen Sanktion entziehen und als psychische Krankheit vor dem Forum der Wissenschaft diskutiert sehen wollten.[8] Umgekehrt revanchierten sich die Juristen, indem sie die ärztlich-psychiatrische Expertise in Frage stellten. Diese Auseinandersetzung wurde vermehrt in die Öffentlichkeit getragen und durch Berichte in der Tagespresse über ungerechtfertigte Internierungen und über die dazugehörenden Prozesse untermauert. Als dritte Gruppe schalteten sich die Journalisten in diesen Konflikt ein, die ihrerseits wiederum eigene berufsbestimmte Interessen verfolgten.[9] Der sich aus diesen Widersprüchen ergebende Umgang mit der Unvernunft im konkreten Fall war keineswegs einheitlich; die moderne Gesellschaft mit ihren verschiedenen professionellen Gruppen und den vielfältigen sozialen Milieus entwickelte diverse Umgangsformen, die im gesellschaftlichen Konflikt ihre Konturen gewannen.

7 Vgl. Doris Kaufmann: Psychiatrie und Strafjustiz im 19. Jahrhundert. Die gerichtsmedizinischen Gutachten der Medizinischen Fakultät der Universität Tübingen 1770–1860, in: Medizin, Gesellschaft und Geschichte 10 (1992), S. 23–39.

8 Vgl. Heinz-Peter Schmiedebach: Psychiatrie und Psychologie im Widerstreit. Die Auseinandersetzung in der Berliner medicinisch-psychologischen Gesellschaft (1867–1899) (= Abhandlungen zur Geschichte der Medizin und der Naturwissenschaften, 51), S. 49–54.

9 Zur Herausbildung des Journalistenberufes vgl. Wehler, der zwar gewisse Berührungspunkte zu den „klassischen Professionen“ der Ärzte und Juristen sieht, es aber ablehnt, im Zusammenhang mit den Journalisten vom „Aufstieg einer neuen Profession zu sprechen“, da es bei der Entwicklung des modernen Journalismus „keineswegs um die Monopolisierung von Machtressourcen durch akademische Experten ging.“ Vgl. Wehler (wie Anm. 3), S. 1240–1241.

Für die Jahrzehnte um die Jahrhundertwende ist bezüglich der Psychiatrie in vielen Ländern Europas eine Entwicklungstendenz festzustellen, die erstens durch eine etwa ab den 1870er Jahren zu konstatierende wachsende Anzahl von Irrenanstalten gekennzeichnet war und die zweitens von einer ebenfalls stark ansteigenden Zunahme der in diesen Anstalten internierten Patienten begleitet wurde. Dirk Blasius hat hierzu konkrete Zahlen vorgelegt: In Baden stand für die Jahre von 1875 bis 1905 einem Bevölkerungswachstum von 33,4 % eine Zunahme der Geisteskranken in den staatlichen Anstalten von 245 % gegenüber; 1875 kamen auf 100.000 Einwohner 64 internierte Geisteskranke, 1905 waren es 166. In der Schweiz verdoppelte sich zwischen 1873 und 1912 die Zahl der Irrenanstalten von 12 auf 24; 1880 zählte man auf 100.000 Einwohner 125 Irre in Anstalten, 1910 war diese Zahl auf 251 angewachsen.[10] Besonders ausgeprägt entwickelte sich dieser Hospitalisierungsschub in Preußen. Die Bevölkerung dieses größten deutschen Landes vermehrte sich von 27 Millionen im Jahr 1880 auf 40 Millionen im Jahr 1910, wobei in erster Linie die Stadtbevölkerung wuchs. In viel höherem Maße nahm die Anzahl der in öffentlichen und privaten Anstalten gezählten Insassen zu: 1880 ermittelte man in Preußen 27.000 internierte Personen, 1910 waren es 143.000.[11]

Blasius erklärt diesen rapiden Anstieg, insbesondere im Zusammenhang mit dem preußischen Beispiel, durch eine Transformation der „Reformpsychiatrie" des frühen 19. Jahrhunderts zu einer „Ordnungspsychiatrie" der letzten Jahrzehnte vor dem Jahrhundertwechsel. Die staatliche Verwaltung habe immer mehr die provinzialen Selbstverwaltungen dominiert und im Sinne eines sich durchsetzenden Sicherheitszweckes die Irrenanstalten instrumentalisiert.[12] Wenn auch durch mehrere Verordnungen in den 1890er Jahren und im ersten Jahrzehnt des 20. Jahrhunderts das zunehmende „polizeiliche" Interesse der staatlichen Verwaltungsbürokratie an den Irren deutlich wird und auch die Vertreter der Irrenrechtsreform ab und zu eine ähnliche Stoßrichtung in ihren Anklagen verfolgen, so traf allerdings der Hauptvorwurf der Irrenrechtsreformbewegung die begutachtenden Ärzte, die durch ihre Diagnosen und Prognosen die notwendige Expertise für die Internierung zu erstellen hatten. Die allermeisten von den Psychiatriekritikern veröffentlichten Beispiele für widerrechtliche Internierung in Irrenhäusern zeigen darüber hinaus, daß es zunächst eher im privaten und betrügerischen Bereich angesiedelte Motive waren, die über eine Aktivierung von Behörden und Ärzten die Entfernung eines unbequemen Mitmenschen bezweckten, um z.B. Vermögensvorteile o.ä. zu erreichen. In diesen Fällen war es eher des Interesse an einer privaten Übervorteilung, die eine Hospitalisierung in Gang setzten. Die gemeinsame Basis bestand aber darin, die Irrenhäuser zur Entfernung „unbequemer" und „störender" Elemente – sei

10 Vgl. Dirk Blasius: „Einfache Seelenstörung". Geschichte der deutschen Psychiatrie 1800–1945, Frankfurt am Main 1994, S. 79.

11 Ebenda S. 74–75.

12 Ebenda S. 80–82.

es aus staatlich-administrativen Kontrollinteressen oder aus privater Eigensucht – zu instrumentalisieren.[13]

Entgegen den von den organisierten Irrenärzten immer wieder herausgehobenen Anwürfen, die Irrenrechtsreformbewegung sei gegen „die Psychiatrie“ gerichtet, bezogen sich die konkreten Anklagen mehr auf die leichtfertigen Verrücktheitserklärungen vieler Ärzte, wobei deutlich zwischen „bösen“ und „guten“ Psychiatern unterschieden wurde. Gerade die Schwierigkeit, eine wissenschaftlich hieb- und stichfeste Diagnose zu stellen, wurde auch von den Kritikern immer wieder betont, wobei die diesbezüglichen Unsicherheiten als besondere Eigenart des Faches Psychiatrie benannt und mit einer heftigen Kritik an den Attitüden wissenschaftlicher Unfehlbarkeit der inkriminierten Ärzte versehen wurde. Schaut man hinter die vielen, teilweise aggressiven Polemiken und sucht nach den Forderungen, so entdeckt man neben dem Postulat nach der Schaffung von Unterbringungsmöglichkeiten außerhalb der Anstalten den juristisch bestimmten Ruf nach der Verabschiedung eines reichseinheitlichen „Irrengesetzes“. Dies sollte nach dem Vorbild anderer europäischer Staaten die Einrichtung von mit Laien und Fachleuten besetzten Kontrollkommissionen bringen, um jegliche Einweisung in eine Anstalt überprüfen zu können. Zudem wurde ein Beistand für alle internierten Kranken, die Möglichkeit der Selbstverteidigung vor Gericht in einem Entmündigungsverfahren, die Auswahl eigener ärztlicher Gutachter sowie die strafrechtliche Verfolgung derjenigen, die Bürger widerrechtlich internieren, verlangt. Letztlich waren es also die politischen und parlamentarischen Institutionen, die man um Hilfe anging und von denen man eine Lösung des Problems erwartete. Diese Forderung nach laikaler Kontrolle und die Infragestellung des ärztlich-wissenschaftlichen Definitionsmonopols verdeutlichen, wie sehr die Spannung zwischen „Lebenswelt und Wissenschaft(lichkeit)“ empfunden und wie intensiv nach einem Lösungsweg gesucht wurde. Ob dabei der eine oder andere Pol dominierte, soll unten erörtert werden.

Die öffentliche und kritische Hinterfragung der Internierungspraxis und der psychiatrischen Diagnosezuverlässigkeit sowie die Behandlung dieses Problems in der medizinisch-fachbezogenen und in der politischen Diskussion und der organisatorische Zusammenschluß betroffener Patienten und an dem Problem interessierter Laien und Ärzte entfalteten eine Ausstrahlungskraft, die auch die Kulturschaffenden ergriff und z.B. zur literarischen Behandlung des Themas führte. Die geistige Klammer, die psychiatrische Internierungspraxis und literarisches Sujet verband, war die Frage nach der Humanität im Umgang mit einer wie auch immer gearteten Andersartigkeit. Die Irrenrechtsreform-Bewegung schließlich konnte ihre Wirksamkeit nur

13 Freilich sind exakte quantitative Aussagen zu diesen zwei unterschiedlichen Motiven der Internierung schwer zu machen. Geht man davon aus, daß mehrere hundert Fälle von unrechtmäßiger Internierung und Entmündigung durch private Denunziation erreicht wurden, ist diese Größenordnung im Vergleich zu der Gesamtzunahme der internierten Patienten eher geringfügig.

deshalb entfalten, weil mit einer gewissen gesellschaftlichen Macht ausgestattete Kräfte aus unterschiedlichsten Gründen bereit waren, sich in der Verfolgung ihrer eigenen Ziele mit den Patienten zu verbünden. Welche Kräfte dies im einzelnen waren, welche Anstöße in welchen gesellschaftlichen Bereichen von diesem temporären Bündnis in der Auseinandersetzung mit der sich gerade akademisch formierenden Psychiatrie zum Tragen kommen konnten, diesen Fragen soll im folgenden nachgegangen werden.

2. Die Formierung des Widerspruchs

Die Verordnungen für die Aufnahmen in eine Irrenanstalt wurden in Preußen von den jeweiligen Provinzial-Landtagen auf Antrag der Provinzial-Regierungen erlassen. Im Jahr 1877 machte die Provinz Hannover den Anfang und in den folgenden Jahrzehnten folgten die anderen Provinzen nach. Trotz dieser unterschiedlichen Verabschiedungsmodi bestand unter diesen Verordnungen eine so weitgehende Übereinstimmung, daß Rittershaus 1927 in seinem Buch über die Irrengesetzgebung in Deutschland eine praktisch einheitliche Regelung des Irrenwesens in Preußen feststellte.[14] Danach wurde eine Aufnahme in eine Anstalt in die Wege geleitet, wenn ein Angehöriger bzw. eine verfügungsberechtigte Person einen Antrag bei der Ortspolizeibehörde oder beim Landrat stellte und die nötigen Unterlagen vermögensrechtlicher Art sowie ein ärztliches Attest einreichte. Sodann mußte die örtliche Behörde erklären, daß einer Aufnahme keine polizeilichen Bedenken entgegenstehen. Nachdem der Landrat oder – wie in großen Städten – die Polizeibehörde die Akten mit einer Unbedenklichkeitserklärung versehen hatten, wurden sie an den Direktor der zuständigen Anstalt weitergeleitet. Erfolgte die Einweisung auf Antrag einer staatlichen Behörde, so konnte diese den Antrag direkt an den Direktor senden. Nach Prüfung der Unterlagen durch den Direktor und einer kurzen gutachterlichen Stellungnahme reichte dieser die Akten an den Landeshauptmann weiter, der dann die Einweisung verfügte. In dringenden Fällen konnten die Aufnahmen ohne diese umständliche Prozedur durch ein einfaches ärztliches Attest erfolgen; erst nach der Einweisung gingen die Krankenakten den Instanzenweg.[15] Obwohl die Polizeibehörde bzw. der Landeshauptmann die entscheidende Einweisungsbefugnis besaßen, waren immer auch ärztliche Gutachten vonnöten. Das erste ärztliche Attest bei den Einweisungsunterlagen wurde im allgemeinen durch eine zweite ärztliche Prüfung, die der Anstaltsleiter vornahm, ergänzt.

Diese ärztlichen Atteste wurden aber nicht nur von in der Psychiatrie ausgebildeten Ärzten ausgestellt. Die psychiatrisch engagierten Ärzte nutzten diesen Umstand häufig für eine Argumentation zugunsten der Etablie-

14 E. Rittershaus: Die Irrengesetzgebung in Deutschland nebst einer vergleichenden Darstellung des Irrenwesens in Europa, Berlin, Leipzig 1927, S. 32.

15 Ebenda S. 34–35.

rung der Psychiatrie und wurden nicht müde, darauf zu verweisen, daß gerade durch eine mangelhafte Ausbildung auf dem Gebiet der Psychiatrie Fehldiagnosen und andere Mißstände verursacht würden. Für die nicht zu verleugnenden Unzulänglichkeiten wurde also fehlende Wissenschaftlichkeit verantwortlich gemacht. Auf der Basis dieser vom eigenen professionellen Interesse bestimmten Fehleranalyse trat man dann als Lobby für das noch nicht etablierte Fach auf und forderte die breite psychiatrische Ausbildung für alle Ärzte. Dieser Umstand darf allerdings nicht darüber hinwegtäuschen, daß trotz der Einweisungsbefugnis der Polizeibehörden in jedem Fall eine ärztliche Begutachtung erfolgen mußte. Die oben bereits dargelegte massenhafte Zunahme der in die Anstalten eingewiesenen Personen konnte nur durch eine enge Kooperation zwischen den beteiligten Ärzten und der Administration erfolgen. Zudem wurde die wachsende Zahl der psychiatrisch Internierten, egal ob aufgrund des Gutachtens eines psychiatrisch versierten oder unbedarften Arztes, wiederum als Argument für die Bedeutung des Faches „Psychiatrie“ benutzt werden.

Die vermehrte Einweisungspraxis wurde allerdings schon recht früh von einer interessierten Öffentlichkeit hinterfragt. Bis zum Jahr 1912 hat Bernhard Beyer, der sich als Psychiater am Sanatorium Herzoghöhe zu Bayreuth intensiv mit den Psychiatriekritikern auseinandersetzte, 170 Titel von Aufsätzen und Büchern registriert, die er als „antipsychiatrisch“ bezeichnete.[16] Den entscheidenden öffentlichkeitswirksamen Durchbruch erzielte der am 9.7.1892 in der konservativen Neuen Preußischen Zeitung (Kreuzzeitung) abgedruckte Aufruf, der mit der Bemerkung beginnt, daß auf keinen Gebieten unseres Rechtslebens „dem Irrtum, der Willkür und der Absicht“ ein solcher Spielraum gewährt werde wie auf dem der Irrsinnserklärung. „Eine Anzahl Fälle sind in den letzten Jahren ans Tageslicht gekommen, in welchen Leute, die nach der Auffassung weiter Kreise durchaus bei Verstand waren, für geisteskrank erklärt oder gar ins Irrenhaus gesperrt worden sind“.[17] Also bereits zwei Jahre vor Erlaß der ersten der von Blasius ins Feld geführten Verordnungen der preußischen Behörde, aus denen das gewachsene „polizeiliche“ Interesse am Irren[18] deutlich wurde, gingen 111 Persönlichkeiten an die Öffentlichkeit.[19] Bemerkenswert an diesem Aufruf ist, mit welcher Unbefangenheit die ärztliche Expertise als inkompetent bezeichnet

16 Bernhard Beyer: Die Bestrebungen zur Reform des Irrenwesens. Material zu einem Reichsirrengesetz. Für Laien und Ärzte, Halle 1912, S. 649–659.

17 Neue Preußische Zeitung v. 9.7.1892, Nr. 315.

18 Vgl. Blasius (wie Anm. 10), S. 86. Die Verordnungen stammen aus den Jahren 1894, 1896 und 1904.

19 Bei den Unterzeichnern befanden sich zahlreiche Mitglieder des preußischen Herrenhauses und höhere Offiziere. Auch der antisemitische und ultrakonservative Hofprediger Adolf Stoecker wie der ebenfalls antisemitische und vom nationalen Pathos getragenen Historiker und Publizist Heinrich von Treitschke zählten zu den Unterzeichnern. Ohne Frage gehörte die überwältigende Mehrheit der Unterschriftgeber in das konservative nationale bis antisemitische Lager.

wurde, indem man ihr ein laienhaftes Mehrheitsvotum gegenüberstellte und sie mit einem schlichten „nach der Auffassung weiter Kreise“ vom Tisch fegte. Die unter dem Aufruf stehenden „hoch angesehenen Namen, namentlich von Juristen und Staatsbeamten“, die „mit Recht sich eines wohlverdienten Rufes erfreuen“ und die als Teile der gesellschaftlichen Elite der Psychiatrie eine solche Abfuhr erteilten, blieben nicht ohne Eindruck auf die Psychiater. Dies brachte Heinrich Laehr, ein führender irrenärztlicher Standespolitiker und Besitzer einer Privatirrenanstalt in Berlin, deutlich zum Ausdruck.[20]

Die Diktion der Juristen wird in dem Anruf deutlich. Dem „als geisteskrank Angeschuldigten ist die Verteidigung so gut wie unmöglich gemacht, den im Irrenhaus Begrabenen ist sie vollständig genommen“– heißt es weiter. Der „Geisteskrankheit“ wird man beschuldigt, sie ist gewissermaßen ein Straftatbestand, der eine Verteidigung verlangt; die Analogie zum Strafprozeß und zum Gefängnis ist in dieser Sprache offenkundig. Das Motiv für dieses öffentliche Engagement machen die weiteren Sätze des Aufrufs deutlich: es geht um die durch die Praxis bedrohten staatsbürgerlichen Rechte, um den Schutz der „Güter des Verstandes, der Rechtsfähigkeit und der Freiheit“. Das freie Ermessen des Richters und das Gutachten eines „vermeintlichen Sachverständigen“ – wieder wurde den psychiatrischen Gutachtern ein Schlag versetzt – könnten diesen Schutz nicht gewährleisten, es müsse eine Kommission unabhängiger Männer gebildet werden, „die das Vertrauen ihrer Mitbürger genießen“. Weiterhin wurde die nachträgliche Überprüfung einer Einweisung aus Dringlichkeitsgründen gefordert wie auch eine schärfere Kontrolle, insbesondere der privaten Irrenanstalten.

Schließlich erklärt der Aufruf explizit, worauf er bei der Durchsetzung der erhobenen Forderungen setzt. Da gegen die gewünschte Reform eine starke Strömung bestehe, „so müssen wir auf die öffentliche Meinung zu wirken suchen, denn sie ist großenteils noch blind gegen Gefahren, vor denen bei irgendwelchen Kollusionen doch niemand sicher ist“. Die öffentliche Meinung, der demokratische Meinungsbildungsprozeß einer modernen und offenen Gesellschaft, wurde als Faktor der politischen Einflußnahme ins Spiel gebracht. Ebenso offen wird auch gesagt, warum man sich vorstellt, daß an diesem Punkt der Kampf für die durch irrenhäusliche Internierung bedrohte Freiheit zu einem massenhaften Phänomen werden könne: jeder sei potentiell davon betroffen, eine Psychopathologisierung im gesellschaftlichen, politischen oder privaten Konfliktfall bedrohe jeden. Im Interesse der Bewahrung einer gewissen bürgerlichen Eigenart oder Exzentrik und zur Gewährung einer persönlichen Sicherheit beim Austragen von Interessenkonflikten verschiedenster Art sollte die Gefahr einer psychopathologischen Stigmatisierung mit einem folgenschweren „Begräbnis“ im Irrenhaus so gering wie möglich gehalten werden.

20 Heinrich Laehr: Zur Reform des Irrenwesens in Preussen. Deutsche medizinische Wochenschrift 19 (1893), S. 829–830, 553–854, 903–904, 929–930, hier S. 829.

Gabriele Feger unterscheidet mehrere Phasen in der Formierung der Irrenrechtsbewegung.[21] Sie grenzt eine erste Phase für die Zeit von 1890 bis 1897 ab, in der Vertreter einer bürgerlichen Öffentlichkeit wie Parlamentarier, Juristen, Wissenschaftler und Journalisten die Psychiatrie und die staatlichen Organe der Beraubung der bürgerlichen Rechte anklagten und die oben bereits erwähnten Forderungen erhoben. Neben diesen öffentlichen und parlamentarischen Aktivitäten entstanden in jener Zeit vermehrt Erfahrungsberichte von betroffenen Personen, die den Anstaltsbetrieb mit seinen gefängnisähnlichen Abläufen und Züchtigungen heftig attackierten. Feger hält die Bewegung in dieser Phase für nicht schlagkräftig, da sie noch auf eine „Individualkampfesebene" beschränkt gewesen sei.[22] Tatsächlich fehlte noch der organisatorische Zusammenschluß all jener, die an einer Reform des Irrenwesens interessiert waren. Doch waren schon damals wichtige Initiativen auszumachen, die einerseits auf die Schriften der Internierten zurückgriffen und andererseits eine neue Qualität der „öffentlichen Meinung" herzustellen versuchten, indem man Forderungskataloge verbreitete. Die Sensibilisierung der Bevölkerung durch Aufklärung wurde zwar primär in einer Art Stellvertretung für die betroffenen Patienten betrieben, doch zeichnete sich eine nicht unwichtige Resonanz in der Presse und den Parlamenten ab, die eine unabdingbare Voraussetzung für die in der zweiten Phase ab 1897 bis in die Weimarer Republik typische Entstehung verschiedener Irrenrechtsreform-Vereine bildete.

Gewissermaßen als Fortsetzung der im „Kreuzzeitungsaufruf" angeregten Diskussion wurden im November 1894 in Göttingen – bestärkt durch neue bekanntgewordene Fälle unrechtmäßiger Internierung – „elf Leitsätze" zur Reform des Irrenwesens formuliert. In diesem Manifest warf man den staatlichen Organen „Gewissenlosigkeit" und „Nachlässigkeit" vor und prangerte deutlich an, daß weder von den Justiz- noch den Medizinalbehörden gegen die „nachweislich ungerechtfertigten Aufnahmen in Irrenanstalten und Entmündigungen" eingeschritten worden sei.[23] Neben den Forderungen nach Beistand für alle Internierten, und strafrechtliche Verfolgung für diejenigen, die widerrechtlich Einweisungen durchführen würden, wurde auch von den Sachverständigen verlangt, daß sie ihre Diagnosen „auf anatomische und physiologische Grundlagen zu stellen" hätten und die Psychiatrie in die ärztliche Staatsprüfung als besonderer Prüfungsgegenstand aufzunehmen sei. Gerade die letzterwähnte Forderung an die psychiatrischen Sachverständigen zeigt, wie wenig tragfähig der Terminus „antipsychiatrisch" zur Charakterisierung dieser Bewegung war. Getragen von dem Vertrauen in eine naturwissenschaftlich ausgerichtete Psychiatrie, befanden sich viele Kritiker des Irrenwesens in vollster Übereinstimmung mit allen wissenschaftlich tätigen Psychiatern und deren Erkenntnisoptimismus. In

21 Gabriele Feger: Die Geschichte des „Psychiatrischen Vereins zu Berlin" 1889–1920. Diss. med. FU Berlin 1982, S. 226–231.

22 Ebenda S. 227.

23 Vgl. ebenda S. 224–225.

dieser Forderung nach mehr Wissenschaftlichkeit verdeutlicht sich eine zweite Tendenz der Kritik durch die Irrenrechtsreformbewegung. Neben dem Versuch, die psychiatrische Wissenschaft durch Laienkontrolle zu zügeln, wollte man auch die Spannung zwischen „Lebenswelt und Wissenschaft(lichkeit)“ durch eine Verbesserung der Wissenschaft erträglicher machen. Beide Kritiken stehen nicht nur nebeneinander, sondern werden häufig auch im selben Atemzug genannt.

Im Jahr 1892 begannen auch die ersten parlamentarischen Debatten, zunächst im preußischen Abgeordnetenhaus, später 1897–1898 und 1902 im Reichstag, aber auch in den Kammern anderer deutscher Länder. Im Zusammenhang mit der Diskussion einer Pressemeldung im Preußischen Abgeordnetenhaus erhob der bekannte antisemitische und national-konservative Hofprediger Adolf Stöcker, der auch den „Kreuzzeitungsaufruf“ mitunterzeichnet hatte, heftige Angriffe gegen die Internierungspraxis und berichtete von vier ihm bekannten Fällen, in denen geistig gesunde Menschen widerrechtlich in Irrenanstalten zurückgehalten würden. Daraufhin erwiderte ihm Rudolf Virchow, wenn er sich auf Pressemeldungen stütze, so sei das wohl ähnlich wie bei den vielen Fällen „lebendig begrabener“ Scheintoter, von denen noch kein einziger objektiv nachgewiesen worden sei. Der Gewährsmann, auf den sich Stöcker stützte, war Eduard August Schröder, der 1890 mit seiner Monographie über das Recht im Irrenwesen eine erste kritische Abhandlung zur deutschen Irrengesetzgebung mit entsprechend heftiger Kritik am Ärztestand geliefert hatte.[24] Seine Anwürfe wurden allerdings in ärztlichen Kreisen als „voller Entstellungen und voll der tollsten logischen Entgleisungen, sowie von einer geradezu rührenden Naivität“ eingeschätzt.[25]

Am 16. Januar 1897 konnte der Reichstagsabgeordnete Julius Lenzmann, der Mitte der 1880er Jahre als Angehöriger der Demokratischen Partei,[26] dann später als Mitglied der Sozialdemokratie im Reichstag saß, einen Antrag „Patienten in Heilanstalten für Geisteskranke betreffend“ einbringen. Lenzmann, von Hause aus Jurist und teilweise auch in die entsprechenden Prozesse über die Zustände in den Irrenanstalten involviert, stützte sich bei der Begründung seines Antrages auf soeben publizierte Broschüren sowie auf Gerichtsprotokolle und eigene Erfahrungen. Insgesamt hielt er rund 90 Fälle von unzulässiger Geisteskrankerklärung für nachgewiesen. Ausführlich zitierte er aus Gutachten und Gerichtsurteilen, mit Vorliebe aus solchen Dokumenten, in denen Ärzten seitens der Gerichte „leichtfertiges“ und „oberflächliches“ Handeln vorgeworfen wurde, oder aus ärztlichen Gutachten, die sich widersprachen. Auch er kritisierte, daß die Unterbrin-

24 Vgl. die beiden Werke Eduard August Schröder: Das Recht im Irrenwesen, Zürich 1890 und derselbe: Zur Reform des Irrenrechtes. Sozialwissenschaftliche Rechtsuntersuchungen, Zürich und Leipzig 1891.

25 Rittershaus (wie Anm.14), S. 8.

26 Vgl. Dieter Fricke (Hrsg.): Lexikon zur Parteiengeschichte, Leipzig 1983, Bd. 1, S. 477–481.

gungspraxis nicht so sehr vom „Gesichtspunkte der hygienischen Psychiatrie aus, sondern sehr häufig von Gesichtspunkten der polizeilichen Zweckmäßigkeit" bestimmt werde.[27] Lenzmann thematisierte in seiner Rede auch die Zunahme der Zahl der „Wahnsinnigen" und kam zu dem Ergebnis, „daß in dieser großen Zahl eine ganze Menge von Individuen steckt, die die Bezeichnung „Irre" nicht verdienen".[28] Umso wichtiger erschien es ihm, den Eingriff in das höchste Gut, nämlich die Freiheit, so umfassend wie nur möglich abzuwenden. Im Zusammenhang mit seinen diversen, zum Teil sehr umfangreichen Fallschilderungen, hob er durchaus auch Psychiater positiv hervor, so z. B. Albert Eulenburg, der nach seiner Greifswalder Zeit als Ordinarius für Innere Medizin ab 1882 eine Poliklinik für Nervenkrankheiten in Berlin leitete,[29] und den Extraordinarius der Universität Bonn Karl Maria Finkelnburg.[30]

Lenzmann thematisierte allerdings auch einen Konflikt, der Widersprüche professioneller Art zwischen Ärzten und Juristen offenbart, und damit vielleicht auch eine Erklärung für das starke Engagement von Juristen in der Irrenrechtsreformbewegung liefern kann. Parallel mit dem Aufstieg der Psychiatrie im letzten Jahrhundert und mit der zunehmenden Etablierung als akademische Disziplin versuchten die Psychiater, den Bereich ihrer Fachkompetenz hinsichtlich gesellschaftlicher Fragen stark zu erweitern.[31] Hier wurden des öfteren Gebiete berührt, in denen bis dahin ausschließlich die juristische Kompetenz gesellschaftlich akzeptiert war. Lenzmann konstatierte in seiner Rede, daß auch in der Behandlung eines als wahnsinnig geltenden Menschen „zwei Fakultäten" in Konkurrenz treten würden. „Die Irrenärzte wollen nicht, daß die Juristen dazwischen reden; die Juristen, die sich mehr oder minder auf die Urtheile der Irrenärzte stützen müssen, glauben doch hin und wieder, daß auch mal der gesunde Menschenverstand ausreicht, um den Geisteszustand eines Anderen zu beurtheilen, und so finden wir jedesmal, daß, sobald es sich um die Reform der Irrenpflege handelt, die Irrenärzte sagen: hands off! d.h., mischt ihr euch darin nicht, - und daß die Juristen die größte Mühe haben, falls irgendwie die Autorität der Irrenärzte durchbrochen werden soll."[32] In eine ähnliche Stoßrichtung zielen die immer wieder geäußerten Feststellungen von Lenzmann und auch anderen, daß die Irrenärzte „an einen nicht gerechtfertigten Unfehlbarkeitsglauben an sich selbst leiden",[33] der gerade im Zusammenhang mit den Eingriffen in persönliche Freiheitsrechte ausgesprochen fatale Wirkungen entfalten könne.

27 Stenographische Berichte über die Verhandlungen des Reichstags. IX. Legislaturperiode. IV. Session 1895/97. Bd. 6. Von der 150. Sitzung am 12. Januar 1897 bis zur 181. Sitzung am 20. Februar 1897, Berlin 1897, S. 4083 (154. Sitzung am 16.1.1895).
28 Ebenda S. 4086.
29 Ebenda S. 4085.
30 Ebenda S. 4086.
31 Vgl. Schmiedebach (wie Anm.8), S. 53–54 und 242–244.
32 Stenographische Berichte (wie Anm. 27), S. 4088.
33 Ebenda S. 4089.

Die Irrenrechtsreformbewegung setzte auf Verbesserung durch Verrechtlichung der Kontrollmechanismen. Ihre Intentionen spiegelten also nicht nur ein relativ großes Vertrauen in den Staat wider, sondern gingen auch auf die in dieser Bewegung stark vertretenen Juristen zurück, was besonders in der frühen Phase deutlich zum Ausdruck kam.

Auch wenn in der nachfolgenden Debatte einige der Ausführungen von Lenzmann relativiert wurden und manches zur Verteidigung der Irrenärzte gesagt wurde, regte sich jedoch kein grundsätzlicher Widerspruch. So bekannte sich der Reichstag 1897 einstimmig, wenn auch in nur recht mäßiger Besetzung, zum Schutz vor Willkür und Unrecht bei der Aufnahme und Unterbringung von Geisteskranken und verlangte eine reichsgesetzliche Regelung. Mit dieser Beschlußfassung war die parlamentarische Debatte zwar noch nicht beendet; sie konzentrierte sich in den folgenden Jahren aber mehr auf die ausführlich dargelegte Fallschilderung, ohne daß es neue und entscheidende Beschlüsse des Reichstags gegeben hätte. Die Irrenpflege gehörte nach wie vor in die Kompetenz der einzelnen Länder und die Verabschiedung eines reichseinheitlichen Irrengesetzes, das lediglich allgemeine Grundsätze hätte regeln können, wäre nur in einer engen Zusammenarbeit zwischen den Ländern und dem Reich zu bewerkstelligen gewesen.

Die zweite Phase in der Entwicklung der Irrenrechtsreformbewegung ab etwa 1898 brachte neben der Entstehung der Vereine auch eine stärkere Publikationstätigkeit. Feger sieht in dieser Formierung einer außerparlamentarischen Öffentlichkeit den Weg zu einer verstärkten Einflußnahme auf die gesetzgebenden Organe.[34] Doch besaßen diese Vereinsgründungen mit der Schaffung der entsprechenden Zeitschriften auch eine Binnenwirkung und trugen zur Stabilisierung eines identitätsstiftenden sozialen Milieus bei, das mit seiner eigenen Dynamik der Selbsterhaltung und -regelung ein Forum für die Betroffenen bot, sich ohne Angst vor Stigmatisierung artikulieren und in einem relativ geschützten gesellschaftlichen Raum betätigen zu können. Der Eröffnung einer Nische sozialer Eigenständigkeit wohnte die Gefahr des Sich-Abschließens von den gesellschaftlichen Prozessen inne. Stark konnte die Bewegung nur sein, wenn sich diese Binnenfunktion nicht verselbständigte, sondern auch eine dauernde Außenwirkung zu erzielen war.

Die Vereinsgründungen nahmen bereits vor 1897 ihren Anfang. Der Zahnarzt L. Fliegel gründete im Februar 1892 in Zürich den „Irrenrechtsreformverein", der es sich zum Ziel gesetzt hatte, „die jetzt herrschenden unhaltbaren Zustände im Irrenwesen aufzudecken und nach Möglichkeit ihre Mitglieder zu schützen, wenn sie das Unglück haben sollten, wider ihren Willen in eine Irrenanstalt verbracht und darin festgehalten zu werden".[35]

34 Feger (wie Anm. 21), S. 227.
35 Vgl. Beyer (wie Anm. 16), S. 603.

Ein ehemaliger Patient, der Ingenieur Georg Welzer schuf in Hersbruck 1907 die „Zentrale für Reform des Irrenwesens“ und forderte die Öffentlichkeit zum Zusammenschluß in einer „Liga zur Wahrung der Interessen sogenannter Geisteskranker“ auf. Auch ihm ging es um die Aufdeckung von Mißständen innerhalb der Irrenanstalten und um direkte Hilfe bei der Unterstützung von Mitgliedern im Falle einer Internierung wie auch um Gewährung eines Rechtsbeistandes. Die „Zentrale“ verschmolz zwei Jahre später mit dem neu gegründeten „Bund für Irrenfürsorge und Irrenrechts-Reform“.[36] Welzer erhob eine Reihe von Forderungen, die auch von Irrenärzten anerkannt wurden, wie bessere Bezahlung und Ausbildung der Pflegekräfte und die Einrichtung von „Volksnervenheilanstalten“.

Ohne Frage war der 1909 von Adolf Glöklen in Heidelberg gegründete „Bund“ mit seiner „internationalen volkstümlichen Zeitschrift“, die eine Auflage von 10.000 Exemplaren besaß,[37] der bedeutendste der Vereine. Der Gründer war zeitweilig Patient und später selbst Leiter eines Sanatoriums. Der Verein, der bald seinen Namen in „Bund für Irrenrecht und Irrenfürsorge e.V. (Schutzbund gegen Freiheitsberaubung und ungerechte Entmündigung)“ änderte, bestand bis zum Jahr 1922. Dann setzte die Inflation der Zeitung so zu, daß sie ihr Erscheinen einstellen mußte, wodurch auch ein wichtiges Forum für den Bund verlorenging.

Zur sozialen Zusammensetzung der Bewegung sind verläßliche Angaben nur schwer zu machen. In diversen Selbstaussagen zur Zusammensetzung des Bundes für Irrenrecht wird nur mitgeteilt, daß sich die Mitglieder aus den „verschiedensten Ständen“ rekrutieren. Explizit werden Parlamentarier, Sozialpolitiker, Rechtsanwälte, Ärzte, Geistliche, Lehrer, Richter, Verwaltungsbeamte, Schriftsteller, Künstler, Offiziere, Landwirte, Kaufleute, Handwerker und Arbeiter erwähnt. Die Wortführung und Meinungsbildung scheint in den Händen von Vertretern des akademisch gebildeten Mittelstandes gelegen zu haben. Eine veröffentlichte Spendenliste aus dem Jahre 1918 erwähnt 24 Personen; bei acht Personen sind Berufe oder Doktortitel angeben: eine Professorengattin, ein Hauptlehrer, ein Lehrer, ein Apotheker, ein Drogist, ein Pfarrer, ein Doktor, ein Kreisarzt a. D. Die sieben höchsten Zuwendungen zwischen 20 und 1.000 Mark stammen allerdings nicht aus dieser Gruppe; sie sind entweder anonym gespendet worden oder aber von Personen, bei denen eine Berufsangabe fehlt.[38]

3. Die Betroffenen und andere melden sich zu Wort

Ein wichtiges Mittel, um die eigenen Erfahrungen der Internierung und die Zustände in den Anstalten der Öffentlichkeit bekannt zu geben, waren

36 Ebenda S. 615.
37 Vgl. Georg Lomer: Ein antipsychiatrisches Zentralorgan. Psychiatrisch-neurologische Wochenschrift 12(1909/10), S. 243–275.
38 Die Irrenrechts-Reform 10 (1918), H. 60, S. 140.

Broschüren, Bücher und die Gründung der schon erwähnten Zeitschrift des „Bundes für Irrenfürsorge und Irrenrechts-Reform". Bevor im Jahre 1909 mit der Zeitschrift ein „Zentralorgan" der Bewegung geschaffen wurde, erfolgten die Veröffentlichungen im individuellen Rahmen. Die Titel dieser Schriften ließen in ihrer drastischen Deutlichkeit nichts zu wünschen übrig: „39 Monate bei gesundem Geiste als irrsinnig eingekerkert"; „Räuber der Vernunft oder sechs Jahre lebendig begraben"; „Über die lebendig Begrabenen"; „Die wahren Anarchisten im preußischen Staate" – so und ähnlich lauten viele der häufig anonym oder unter einem Pseudonym verfaßten 170 bis zum Jahre 1910 bekannt gewordenen Schriften.

Einer der ersten Fälle, die publizistisch mit großer Aufmerksamkeit begleitet wurden, betraf den acht Monate in der Schöneberger Privatanstalt Maison de Santé internierten Morris de Jonge.[39] De Jonge hat seine Erfahrungen und auch seine weitergehenden Einschätzungen in einem eigenen Buch mit dem Titel „Ein Akt moderner Tortur. Die Wahnbriefe" 1890 nach seiner Entlassung in Berlin veröffentlicht. Der Fall de Jonge, ein Klassiker unter den Internierungsbeispielen, zeigt aber auch gleichzeitig, wie sehr politische Interessen in dieser Bewegung gegenwärtig waren, ja auch Anteil an deren Entstehen überhaupt hatten.

Am Morgen des 23.Oktober 1889 wurde der 24jährige Morris de Jonge, promovierter Jurist und Sohn des wohlhabenden Vorsitzenden der jüdischen Gemeinde in Köln, in seiner Berliner Wohnung von einem Herrn aufgesucht, der sich als höherer Polizeibeamter vorstellte und mit de Jonge über einige Briefe reden wollte, in denen dieser den Meinungsverschiedenheiten mit seinem Vater in recht derber Weise Ausdruck gegeben hatte. De Jonge kamen jedoch Zweifel an dieser polizeilichen Befragung. Tatsächlich stellte sich später heraus, daß der angebliche Polizeibeamte in Wahrheit der Sanitätsrat Abraham Baer war. Dieser fungierte zwar als Gefängnisarzt, hatte de Jonge gegenüber aber seinen ärztlichen Beruf ebenso verschwiegen wie den wahren Grund seines Besuches, der der Beurteilung der Geistesverfassung diente.[40] Als de Jonge noch am selben Morgen zum Polizeirevier ging, um dort seinen Verdacht aufzuklären, wurde er stundenlang festgehalten. Dann transportierte man ihn in einem Krankenwagen in die Maison de Santé, wo er über ein halbes Jahr bis zum 24. Juni 1890 blieb. Nachdem er vorgegeben hatte, sich wieder mit seiner Familie versöhnen zu wollen, erfolgte auf deren Betreiben die Entlassung.

Sogleich nach seiner wiedergewonnenen Freiheit wandte er sich an den Chefredakteur der ultrakonservativen und antisemitisch gefärbten „Neuen Preußischen Zeitung" (Kreuzzeitung), den Freiherrn von Hammerstein, der unverzüglich diesen Fall veröffentlichte. Die Zusammenarbeit mit der „Kreuz-

39 Vgl. die Darstellung des Falls de Jonge bei Ina Eschenbach: Die Maison de Santé in den Augen der Öffentlichkeit. In: Maison de Santé. Ehemalige Kur- und Irrenanstalt, hrsg. v. Bezirksamt Schöneberg, Berlin 1989, S. 69–79.

40 Morris de Jonge : Ein Akt moderner Tortur, I. Die Wahnbriefe, Berlin 1890, S. 2.

zeitung“ war kein Zufall; auch dem Streit mit seinem Vater kam eine brisante politische Bedeutung zu. De Jonge trat, wie er selbst schrieb, für „einen maßvollen Antisemitismus“ ein, „insbesondere soweit er sich gegen das internationale Börsenjudenthum richtet“. Darüber hinaus beabsichtigte er, zum Christentum überzutreten; schließlich hatte er sich mit einem jüdischen Arzt in Köln angelegt, der sich beim Absingen der Nationalhymne nicht erhoben hatte und den de Jonge deshalb wegen Majestätsbeleidigung anzeigte. Diese Klage schien ihm, wie er bemerkte, geeignet zu sein, „einen großen Teil“ der jüdischen Gemeinde zu kompromittieren.[41] Damit verloren die Auseinandersetzungen den Charakter eines Familienstreits und nahmen einen politischen und antisemitischen Gehalt an.

Daß de Jonge sich als Abtrünniger verfolgt sah, ist in dieser Situation nicht sehr überraschend, zumal gerade der von ihm angezeigte Arzt ein Gutachten erstellte, in dem er ausführte, daß de Jonge in seinem eigenen wie auch im Interesse der Öffentlichkeit einer ärztlichen Behandlung in einer Heilanstalt bedürfe. Diese familiäre und gleichzeitig politische Auseinandersetzung mündete in einen ärztlich festgestellte Zweifel an der geistigen Gesundheit mit dem Hinweis auf die Notwendigkeit einer Internierung in eine Anstalt. Das Urteil betraf einen sicherlich unbequemen und unangenehmen politischen Gegner, der dem national-konservativen und antisemitisch gefärbten Lager zugehörte. Daß gerade eine Person aus diesem politischen Lager in einem der ersten spektakulären Fälle als verrückt erklärt und in einem Irrenhaus untergebracht wurde, also einer Psychopathologisierung ausgesetzt war, mag erklären, wieso die „Kreuzzeitung“ sich dieses Problems so innig annahm und warum so viele Vertreter aus der konservativen Elite des Preußischen Staates den Aufruf im Jahre 1892 unterzeichneten. Neben diesem konkreten Motiv könnten auch allgemeine politische Entwicklungen im letzten Jahrzehnt des 19. Jahrhunderts das in dem Aufruf zutage tretende Engagement dieser politischen Gruppe bewirkt haben. Der „Strukturwandel hin zur Klassengesellschaft, die Zunahme offener Interessenkonflikte, der Aufstieg des organisierten Proletariats“[42] und die daraus resultierenden Ängste und Verunsicherungen führten zu einem Krisengefühl, in dem der Fall de Jonge als eine neue Qualität in der umfassenden Bedrohung erschien: mit Hilfe von wissenschaftlichen Expertisen aus der Medizin sollte ein Gesinnungsvertreter bekämpft und ruhiggestellt werden. Es verwundert nicht, wenn man sich deshalb dem sich neu formierenden Gegner im medizinisch-wissenschaftlichen Gewand der Psychiatrie entgegenstellte.

Trotz dieser eindeutig feststellbaren nationalkonservativen und antisemitischen Tendenz wäre es falsch, eine diesbezügliche politische Ausrichtung für die gesamte Bewegung anzunehmen. Im Reichstag ging die oben bereits erwähnte Initiative für die Diskussion dieser Problematik vom demokratischen und sozialdemokratischen Lager aus; Unterstützung fand der

41 Ebenda S. 2.
42 Vgl. Wehler (wie Anm. 3), S. 745.

Vorstoß aber ohne Ausnahme bei allen anderen politischen Parteien. Die vermehrte Diskussion über psychiatrische Internierungen hatte mittlerweile deutlich gemacht, daß hier ein grundsätzliches Problem bezüglich der Einschränkung der Freiheitsrechte des Individuums durch fachspezifische medizinische Begutachtung vorlag, unabhängig von der politischen Überzeugung des Internierten. Es bot sich daher für alle Parteien die Gelegenheit, sich gegen ungerechtfertigte Irrenhauseinweisungen und individuelle Freiheitsbeschneidungen auszusprechen, die durch das Vordringen von psychiatrischer Wissenschaft und Staat in die private Lebenswelt zustande kamen.

Nach dem Ersten Weltkrieg wurde auch die Zeitschrift „Irrenrechts-Reform“ vom Geiste der Novemberrevolution erfaßt. Die Psychiater wurden in gut revolutionärem Ton als „irrenärztliche Verbrecher“ tituliert, die mit ihrer „Schreckensherrschaft“ den „davongejagten Regierungen gutgelohnte Bütteldienste“ geleistet hätten. In einem Appell an die neue Regierung wurde gefordert, diesem verbrecherischen Tun ein schnelles Ende zu bereiten: „Unerträglich ist der Gedanke, daß diese Peiniger des Menschengeschlechtes, die hinter der Abgeschiedenheit der Irrenhausmauern mit schrankenloser Willkür den Körper und die Seele vergifteten, noch länger vom Revolutionsgeist verschont bleiben sollen“.[43] Schon am 18.11.1918 richtete der „Bund für Irrenrechts-Reform“ ein Gesuch an den Rat der Volksbeauftragten. In eindeutig politischer Sichtweise betrachtete er die in der Anstalt sitzenden Personen als den alten Regierungen „unbequem gewordene Staatsbürger“, die als „geisteskranke Querulanten“ in die Irrenhäuser gesperrt worden seien. Neben der Befreiung all dieser „Unglücklichen“ forderte er die Aufhebung sämtlicher Entmündigungen wegen Querulantenwahns sowie eine neue Gesetzgebung mit vermehrtem Einfluß des Laienelements auf Kontrolle und Sanierung des Irrenwesens.[44] Obwohl zu Beginn der Weimarer Republik der Forderungskatalog als Grundlage für den Entwurf eines neuen Reichsirrengesetzes diente, konnten sich diese Ansätze aufgrunde des Widerstandes der Irrenärzte und der Landesregierungen nicht durchsetzen, was Feger und Schneider als einen wesentlichen Grund für das spätere Scheitern der Bewegung ansehen.[45]

Mit Hilfe der Zeitschrift des Bundes entfalteten die Psychiatriekritiker ihren kontinuierlichen Einfluß auf die öffentliche Meinung. Die Zielsetzung der Zeitschrift, identisch mit der des Bundes, war als kleiner programmatischer Vorspann auf den Titelseiten der einzelnen Ausgaben abgedruckt. „Wahrheitsgetreue und beweisbare Mitteilungen über ungerechtfertigte Internierungen angeblich Geisteskranker, schlechte Behandlung, Entmündi-

43 Die Irrenrechts-Reform 11 (1919), S. 161.

44 Die Irrenrechts-Reform 11 (1919), S. 162–163.

45 Vgl. Gabi Feger und Hans Schneider: „Antipsychiatrische“ Bewegung und Sozialpsychiatrische Ansätze von der 2. Hälfte des 19. Jahrhunderts bis zur Machtergreifung der Nationalsozialisten. Zur Geschichte der „Antipsychiatrie“, in: Stefan Lundt (Hg.): Rebellion gegen das Valiumzeitalter. Überlegungen zur Gesundheitsbewegung (= Dokumentation des Gesundheitstages Berlin 1980, 7), Berlin 1981, S. 191–211.

gungsangelegenheiten etc. wollen dem Bunde mitgeteilt werden“, heißt es da. Besonders betont wird die durch die Diagnose „geisteskrank“ bewirkte Stigmatisierung; selbst der „intelligenteste Mensch“ finde vor Behörden und Gerichten kein Recht und im öffentlichen Leben nur schwer eine Existenz, so daß er verzweifle und aus Gram und Sorgen wieder im Irrenhaus lande. In diesem Teufelskreis sah man auch einen Grund für die „Überfüllung“ der Anstalten. Im letzten Passus dieses programmatischen Vorspanns zeigt sich erneut, wie wenig es berechtigt war, diesen Bund als „antipsychiatrisch“ zu charakterisieren. Ungeeignete Anstaltsleiter und Ärzte sollten genannt werden, um durch diese Trennung des „Korns von der Spreu“ das „Ansehen der tüchtigen Ärzte und guten Anstalten“ nicht zu untergraben, so daß „die Scheu vor Irrenanstalten mehr und mehr schwinde“.[46] In späteren Ausgaben findet man zudem die „Frauenwelt“ erwähnt, die an den Bestrebungen des Bundes lebhaft Anteil nehmen würde. Schließlich wird auch auf ein „gedeihliches Zusammenarbeiten mit den Behörden“ ein „zweckentsprechender Wert“ gelegt.[47]

Die Schwerpunkte der Zeitschrift lagen entweder in eigenen Berichten über Selbsterlebtes in Irrenanstalten oder in ausführlichen Darstellungen über solche Veröffentlichungen; dabei wurden Mißstände aller Art, z.B. auch Mißhandlungen durch das Wärterpersonal, gewaltsame Therapiemethoden etc. geschildert. Diese Artikel und die entsprechenden Referate gingen weit über die Themen der widerrechtlichen Internierung oder Entmündigung hinaus, wobei manchmal die Namen der angegriffenen Ärzte aus Angst vor Beleidigungsklagen nicht genannt wurden. Im Zusammenhang mit der rechtlichen Betrachtung von Entmündigungsverfahren oder Internierungen mit entsprechenden Schadensersatzforderungen an Ärzte oder verantwortliche Behörden wurden die Abläufe der Gerichtsverhandlungen und die Urteilsbegründungen umfassend geschildert. Zur Anregung von Diskussionen wurden gesetzliche Vorschläge oder auch Gesetzentwürfe der verschiedenen Länder abgedruckt und kommentiert. In verschiedenen Beiträgen kamen therapeutische Methoden in den psychiatrischen Anstalten, wie die Dauerbäder, zur Diskussion, oder es wurden alternative Verfahren vorgestellt. Hier waren es auch Mitglieder der Bundesleitung, die eigene Verfahren oder Apparate propagierten. Der sich als „Psychotherapeut“ bezeichnende Bundesleiter Adolf Glöklen stellte einen von ihm konstruierten Atmungsapparat vor, der die atmosphärische Luft erwärmen, eine „Lungengymnastik“ initiieren, der Lunge durch gereinigte Luft vermehrt Sauerstoff zur Verfügung stellen sollte und schließlich die Möglichkeit besaß, ihr zur Inhalation verschiedene Flüssigkeiten zuzuführen.[48] Bereits im ersten

46 Vgl. die Titelseite der „Internationalen volkstümlichen Zeitschrift des Bundes für Irrenfürsorge und Irrenrechts-Reform“ 2 (1910).

47 Vgl. Titelseite des 10. Jahrgangs „Die Irrenrechts-Reform“ von 1918.

48 Vgl. Adolf Glöklen: Therapeutische Atmungs-Gymnastik, Inhalation und Schönheitspflege. Die Irrenrechts-Reform 2 (1910) S. 158–166.

Jahrgang 1909 veröffentlichte der ebenfalls zur Bundesleitung[49] gehörende Sanitätsrat Bilfinger einen Artikel über die Irrenanstalten im Lichte der natürlichen Heilweise, in dem er den Verweis auf die Mißstände bei unrechtmäßigen Internierungen und Entmündigungen zur Propagierung der Naturheilkunde nutzte: „Die Naturheilkunde ist meines Erachtens allein dazu imstande, auch auf diesen Gebieten die richtige Reform herbeizuführen. Licht, Luft, Hygiene und Öffentlichkeit auch für die armen Irrenkranken, das muß die Forderung der Anhänger der neuen Heilkunde sein“.[50]

Auch die Aktivitäten des Bundes im Hinblick auf Mitgliederwerbung, Durchsetzung eigener Ziele etc. wurden in der Zeitschrift regelmäßig geschildert. Im Zusammenhang mit der am 10. November 1911 in Berlin abgehaltenen Bundesversammlung erörterte man auch die Frage der Zusammenarbeit des Bundes mit den Psychiatern. Der verantwortliche Redakteur Paul Elmer wies in einem Artikel auf Professor Friedländer aus Hohe Mark bei Frankfurt am Main hin, der ein solches Angebot der Zusammenarbeit gemacht habe. Obwohl Elmer die Zusammenarbeit grundsätzlich begrüßte, kritisierte er die von psychiatrischer Seite versuchte Einflußnahme auf den deutschen Buchhandel im Sinne einer Einstellung des Vertriebs von Irrenhausbroschüren. Mit den heftigen Worten „Das ist psychiatrischer Terrorismus“ verlangte er von Friedländer, daß er, wenn er es ernst mit der Zusammenarbeit meine, auch vor seinen Standesgenossen mit einem offenen Wort nicht hinter dem Berg halten solle. „Zusammenzuarbeiten mit einem Stande, der hinterhältig gegen die Irrenrechts-Reformbewegung zu agitieren sucht, lehnen wir entschieden ab.“[51] Buchankündigungen mit Kurzrezensionen wie auch Kurzmitteilungen von Ereignissen, die für die Mitglieder des Bundes von Interesse waren, fanden sich ebenfalls in der Zeitschrift. Schließlich sind noch die Anzeigen zu erwähnen, in denen sowohl neue Broschüren über Irrenhausmißstände angeboten wurden, als auch Kurheime, Heilorte etc. für sich Reklame machten. Auch hier war der Vorsitzende des Bundes mit folgender Anzeige präsent: „Geistesschwache finden liebevolle und individuelle Familienpflege bei Glöcklen, Heidelberg, prakt. Psycholog. u. Heilpädagog., Vorsitzender des Bundes für Irrenfürsorge. Keine Anstalt“.[52] In einigen der Anzeigen traten deutlich ökonomische Interessen der Aktivisten des Bundes zutage. Ihr Engagement bezog sich damit nicht nur auf die inhaltlichen Ziele der Bewegung, sondern betraf auch die Absicherung der eigenen Existenz. Dieses Vorhaben fußte bei einer Auflage von

49 Neben Glöklen und Bilfinger gehörte 1910/11 Professor Lehmann-Hohenburg zur Bundesleitung.

50 Eugen Bilfinger: die Irrenanstalten im Lichte der natürlichen Heilweise. Volkstümliche Zeitschrift des Bundes für Irrenrechts-Reform und Irrenfürsorge 1 (1909), H.1, S. 2–3, H.2 S. 2–3, H.3 S. 2–3, hier H.2 S. 3.

51 Paul Elmer: Ist ein Zusammenarbeiten des Bundes und der Psychiatrie zum Zwecke der Irrenrechtsreform möglich? Die Irrenrecht-Reform 3 (1911), S. 220–222, hier S. 222.

52 Die Irrenrechts-Reform 4 (1912) S. 266.

10.000 Exemplaren und der entsprechend höheren Zahl von Lesern auf einem vielversprechenden Fundament.

Die Absichten der Zeitschrift und des Bundes bestanden zum einen in einer kritischen Hinterfragung der Psychiater und der psychiatrischen Wissenschaft. Dies geschah nicht allein durch die Veröffentlichung der offensichtlichen Mißstände, sondern auch durch die ausführliche Beschreibung der Widersprüche in ärztlichen Gutachten sowie durch Berichte über Gerichtsurteile, in denen Psychiatern fahrlässige Arbeitsweise vorgehalten wurde. Zum anderen setzte man ganz bewußt die Laienkompetenz des „gesunden Menschenverstandes" gegen die psychiatrisch-ärztliche Expertise im Falle der Feststellung einer Geisteskrankheit. Dabei ging es nicht nur um eine Reduzierung der Macht der Psychiater, sondern auch um eine Verminderung der Zahl der Irrsinnsdiagnosen, damit der Entmündigungen und Internierungen. Erleichtert wurde diese von Laien vorgebrachte Kritik an der fachärztlichen Diagnosekompetenz durch eine immer subtiler argumentierende Psychiatrie, die Irresein auch dann konstatierte, wenn logisches Denken, gesellschaftliche und geschäftliche Leistungsfähigkeit und soziale Integration gegeben waren.

4. Die Psychiater in der Defensive – die professionelle Antwort

Die psychiatrische Fachwelt reagierte sehr bald auf die Angriffe in der Öffentlichkeit. Zunächst führte man die interne Diskussion, publizierte abwehrende Artikel in der Fachliteratur und diskutierte die Probleme auf den Tagungen der psychiatrischen Vereine. Als die Regierung in den Reichstagsdebatten keine Verteidigung der Psychiater vornahm, klagte man diese ein und ging um die Jahrhundertwende vermehrt an die nichtfachgebundene Öffentlichkeit. Insbesondere nach der Gründung der Zeitschrift des Bundes für Irrenrechts-Reform im Jahr 1909 erhöhte man die Aktivitäten und überlegte, wie man die öffentliche Meinung stärker beeinflussen könne. Obwohl die große Mehrheit der sich äußernden Ärzte in den Grundlinien des Vorgehens übereinstimmte, gab es in dieser Diskussion nicht nur eine unterschiedliche Einschätzung über die Funktion eines künftigen Irrengesetzes, sondern auch grundlegendere Differenzen über die Bewertung und das Ausmaß der Mißstände wie auch über die Rolle der Einbeziehung der bürgerlichen Öffentlichkeit in die entsprechenden Kontroversen.

Im „Verein der deutschen Irrenärzte", der ab 1903 „Deutscher Verein für Psychiatrie" hieß und die bedeutendste wissenschaftliche Standesvereinigung war, hat man recht schnell auf die Diskussion in den Parlamenten reagiert und zwischen 1893 und 1914 auf insgesamt zwölf Jahrestagungen dieses Thema behandelt. Bereits auf der Jahresversammlung am 25. Mai 1893 wurden in zwei Referaten die erhobenen Vorwürfe als haltlos bezeichnet und verschiedene Thesen über die Reform des Irrenwesens verabschiedet, die Thomas-Peter Schindler in folgender Weise zusammenfaßte: „In ihnen wurde deutlich gemacht, daß die bisherigen Bestimmungen über Aufnahme und Entlassung in Irrenanstalten ausreichend seien, ja sogar eine Milderung der Aufnahmebestimmungen zu wünschen wäre. Auch eine genügende Beaufsichtigung der Irrenanstalten sei gewährleistet, eine häufigere Ausführung der bestehenden Vorschriften wäre aber durchaus zu begrüßen. Die Beteiligung von sogenannten Laienelementen im Rahmen von ‚Besuchscommissionen' zur Revision der Irrenanstalten wurde entschieden abgelehnt. Einen Entmündigungsmißbrauch konnten die Psychiater nicht erkennen. Dem bisherigen Verfahren wurde ein ausreichender Schutz für persönliche Freiheit attestiert. Schließlich wurde gefordert, daß in die Zentralbehörde eines jeden Staates ein Irrenarzt als Berater aufgenommen werden solle".[53] Das hier zutage tretende Professionsinteresse begnügt sich nicht nur mit einer Abwehr der Kritik, sondern verbindet diese mit der Forderung nach mehr Einfluß für die Psychiater. Auf dieser Versammlung war der damalige Direktor der Medizinalabteilung im preußischen Kultusministerium zugegen, der deutlich zum Ausdruck brachte, daß die Beschlüsse des Vereins nicht ohne Einfluß auf die Entschließungen der Regierung bleiben würde.[54] In diesem Kontakt deutete sich bereits zu jenem Zeitpunkt eine Tendenz an, die später in der Auseinandersetzung mit der Irrenrechtsreformbewegung noch deutlicher werden sollte: das enge Bündnis zwischen Psychiatern und der Staatsbürokratie. Die große Mehrheit der Psychiater und die wissenschaftlichen Vereine lehnten zu diesem Zeitpunkt den Dialog mit der Patientenbewegung und der Öffentlichkeit ab. Erst als es nach dem Bekanntwerden neuerlicher Mißstände und Skandale nicht mehr opportun erschien, die ursprünglich eingenommene Haltung der überheblichen Ignoranz und unfehlbarer fachlicher Kompetenz aufrechtzuerhalten, unterstützte man die Forderung nach einer staatlichen Regelung. Diese sollte als Garant für die angemessene Abwicklung der Einweisungs- und Entmündigungspraxis dienen.

Im September 1895 referierten der Anstaltspsychiater Friedrich Siemens und August Zinn, der Direktor der „Landesirrenanstalt" zu Eberswalde, zur Frage der Reform des Irrenwesens in Deutschland. Sie gestanden zu, daß in vielen Privatirrenanstalten, die nicht unter ärztlicher Leitung stehen würden, Unregelmäßigkeiten vorkommen könnten, tadelten den Staat dafür, daß er die Betreuung der Geisteskranken vielerorts diesen Einrichtungen überlasse. Die Psychiater hätten sich schon lange gegen diese Zustände gewandt, eine schärfere Anstaltsüberwachung sei ganz in ihrem Sinne und bedauerlicherweise könnten die schon 1893 ins Auge genommenen Besuchskommissionen aufgrund von Finanzierungsfragen erst 1896 ins Leben treten.[55] Selbstverständlich wurde vorausgesetzt, daß alle Überwachungsfra-

53 Thomas-Peter Schindler: Psychiatrie im Wilhelminischen Deutschland im Spiegel der Verhandlungen des „Vereins der deutschen Irrenärzte" (ab 1903: „Deutscher Verein für Psychiatrie") von 1891–1914. Diss med. FU Berlin 1990, S. 142.

54 Ebenda S. 142.

55 Ebenda S. 143.

gen nur durch die vermehrte Einbeziehung kompetenter Ärzte realisiert werden könnten. Tatsächlich wurde Karl Moeli, der Leiter der städtischen Irrenanstalt Herzberge in Berlin, als sogenannter Hilfsarbeiter zur Bearbeitung des Irrenwesens ins Preußische Kultusministerium berufen. In dieselbe Richtung zielten auch die weitergehenden Forderungen nach der Schaffung von eigenen Abteilungen für die Angelegenheiten des Irrenwesens in den Medizinalabteilungen mit einem hauptamtlich an der Spitze tätigen Irrenarzt. Weiter wollte man die Stellung der beamteten Ärzte heben und verlangte eine Abschaffung der chronischen Überfüllung der Anstalten durch Entfernung der geisteskrank gewordenen Verbrecher aus den Anstalten und durch die Schaffung neuer Einrichtungen.[56]

Ausgehend von dieser Feststellung einer mangelnden Fachaufsicht, der Überfüllung der Anstalten und von fehlendem Fachpersonal in der Gesundheitsverwaltung konnten die daraus abgeleiteten Verbesserungsvorschläge nur zu einer Vergrößerung der psychiatrischen Macht in Versorgung, Begutachtung und Verwaltung führen. Die Patienteninteressen und der Versuch der Einflußnahme von juristischer Seite auf die Regelung der Internierungs- und Entmündigungsproblematik wurden durch diese Strategie zurückgedrängt.

1909 zeigte sich jedoch mit der Bildung des „antipsychiatrischen Zentralorgans“ eine neue Qualität in der Auseinandersetzung. Durch kontinuierliche Information und Aufdeckung von Skandalen wuchs der kritischen Öffentlichkeit eine größere Bedeutung zu. Dadurch sahen sich die Psychiater gezwungen, auf der gleichen Ebene nach Verteidigungsstrategien zu suchen. Auf der Jahresversammlung in Berlin 1910 wurde zur Abwehr der Angriffe die Einrichtung einer Pressekommission vorgeschlagen. Die bereits 1907 gebildete „Kommission zur Wahrung der Standesinteressen“ wurde daraufhin beauftragt, konkrete Empfehlungen auszuarbeiten. Siemens als Sprecher der Kommission regte ein Jahr später an, auf eine zusätzliche Presse- oder Rechtsschutzkommission zu verzichten. Der Kontakt zu den Druckmedien im allgemeinen solle vielmehr durch die vermehrte Arbeit der Standeskommission und des Vorstands intensiviert werden. Auf der Jahresversammlung 1913 wurde dann beschlossen, das Buch von Bernhard Beyer über die Bestrebungen zur Reform des Irrenwesens in großer Zahl aufzukaufen und dies in geeigneter Weise einzusetzen, wobei daran gedacht war, Reichstags- und Landtagsabgeordneten mit den im Buch enthaltenen Informationen und Analysen zu versorgen.[57]

Die eher als zurückhaltend zu bezeichnende Politik des Vereins führte zu Unzufriedenheit und zu verschiedenen Kritiken und Initiativen. Im „Psychiatrischen Verein zu Berlin“, der sich als „Zweig des deutschen Vereins der Irrenärzte“ verstand, und in dem verschiedentlich das in Frage stehende Thema angesprochen wurde, war es Otto Juliusburger, der 1911 eine aus-

56 Ebenda S. 144.
57 Ebenda S. 148–149.

führliche Debatte auf lokaler Ebene zu den verschärften Angriffen auf die Irrenärzte in Gang setzte, nachdem sein Einsatz im Dachverband für die Presse- und Rechtsschutzkommission abgelehnt worden war. Juliusburger griff alle Verhaltensweisen anderer Kollegen an, die nach seinen Vorstellungen dazu geeignet waren, das Vertrauen in den Psychiaterstand zu untergraben. Dazu zählte er sowohl Aussagen, die einen Zusammenhang zwischen den außerordentlichen Belastungen des irrenärztlichen Berufs und gewissen Abstumpfungen gegenüber dem Leid der Irren auf Seiten der Psychiater konstatierten als auch Äußerungen, die sich öffentlich zu den Forderungen der Irrenrechtsreformbewegung bekannten. Besonders den schon erwähnten Albert Eulenburg kritisierte er deswegen und warf ihm vorschnelle Urteile über Kollegen vor.[58]

Um die Würde der psychiatrischen Wissenschaft zu wahren, lehnte er entschieden die Heranziehung von Laien zur Beurteilung von Internierungsfragen ab; auf zwei Gebieten forderte er Veränderungen ein: im Gutachterwesen und in der rechtlichen Regelung der Anstaltsunterbringung sowie bezüglich der Pflichten und Rechte der Anstaltsleiter. Sowohl bei der Begutachtungsfrage wie auch der Rechtsfrage wollte er den Einfluß der Psychiater vergrößert wissen. Neben der Begutachtung durch einen praktischen Arzt solle noch die Untersuchung durch einen Psychiater erfolgen; ein einheitliches Irrengesetz galt ihm als Mittel gegen überflüssige Prozesse, wobei der Rechtsschutz für die Geisteskranken nicht überspannt werden dürfe. Der Heilzweck als Unterbringungsgrund sei im Gesetz festzuhalten. Darüber hinaus müsse die Kompetenz der Psychiater in allen Unterbringungs- und Entlassungsfragen garantiert werden. Eine Mitbestimmung oder Kontrollfunktion durch Laien würde das gesamte Irrenwesen in Gefahr bringen.[59]

Die Diskussion über das Irrengesetz verlief im Berliner Verein so kontrovers wie auch sonst in Deutschland. Die große Mehrheit der Mitglieder fürchtete, daß der Einfluß der Irrenrechtsreformbewegung groß genug sei, um auch die gesetzgeberischen Organe in ihrem Sinne beeinflussen zu können. So setzte sich auf lokaler Ebene eher eine Haltung durch, die von Abwarten und Zögern gekennzeichnet war. Wie auch im Dachverband hielt man allgemein eine engere Zusammenarbeit mit der Presse für notwendig, lehnte die Bildung spezieller Kommissionen ab und verlangte dagegen vom Staat, die öffentlichen Angriffe gegen die Psychiater abzuwehren.[60]

Der „Psychiatrische Verein der Rheinprovinz" setzte sich ebenfalls mit den Fragen der Internierung und Entmündigung in mehreren Sitzungen auseinander und diskutierte im Jahr 1894 den „Fall Feldmann",[61] der zu

58 Vgl. Feger (wie Anm. 21), S. 239–241.
59 Ebenda S. 241.
60 Ebenda S. 243.
61 Zum Fall Feldmann vgl. Linda Orth: „...versetzte dem eindringenden Wärter mit der Bürste einen Hieb auf den Kopf". Eine Entmündigungsgeschichte und mehrere Irrenhausskandale, in: Linda Orth, Yonka Dutschewska-Kothes, Wolfgang Klenk, Volker

einem weithin in der Öffentlichkeit bekannten Beispiel für unrechtmäßigen Umgang mit einer der Geisteskrankheit beschuldigten Person wurde. Eine besondere Brisanz erhielt die Diskussion in diesem Verein dadurch, daß viele der beteiligten Gutachter Mitglieder des Vereins der Rheinprovinz waren und dabei teilweise recht gegensätzliche Einschätzungen der zu begutachtenden Person anboten. Interessant ist weiterhin, daß in dieser Gesellschaft die Diskussion über unrechtmäßige Unterbringung bereits lange vor dem Auftreten der Irrenrechtsreformbewegung angesprochen wurde und zwar vorrangig von Direktoren der Privatirrenanstalten. Wie bereits erwähnt, gerieten später die Privatanstalten verstärkt ins Zentrum der Kritik. Bereits 1874 hat der damalige Direktor der privaten Heil- und Pflegeanstalt Bonn-Endenich, Bernhard Oebeke von einem Fall berichtet, in dem eine angeblich unrechtmäßige Unterbringung in eine Irrenanstalt in der Tagespresse zu Angriffen auf die Psychiater geführt hat, die in einem Prozeß seitens der betroffenen Ärzte erfolgreich zurückgewiesen werden konnten.[62] Im November 1889 trug der Direktor der Privatanstalt Ahrweiler bei Andernach, Karl von Ehrenwall, einige aus der Literatur zusammengestellte Fälle vor, in denen er Beispiele für die seiner Meinung nach unrechtmäßigen Entfernung von Anstaltsinsassen aus Anstalten zu erkennen glaubte und dementsprechend in genau umgekehrter Weise wie die später auftretende Irrenrechtsreformbewegung den Schutz der Anstalten vor „Entführungen“ von untergebrachten Geisteskranken anmahnte und den Vereinsvorstand aufforderte, entsprechende Schritte einzuleiten. Der Vorstand sagte zwar Schritte in dieser Richtung zu, verfolgte die Angelegenheit jedoch nicht weiter.[63]

Die damalige politische Situation wie auch der Zustand des Irrenwesens in der Rheinprovinz unterschieden sich in verschiedener Weise von den Gegebenheiten in anderen deutschen Ländern. In den zwanzig Jahren der Zugehörigkeit zu Frankreich war das französische Recht mit der Gleichheit vor dem Gesetz, der Trennung von Justiz und Verwaltung wie auch von Staat und Kirche, Steuergleichheit und Gewerbefreiheit und gleichen Verfassungen für Stadt- und Landgemeinden eingeführt worden. Auch nach der Angliederung an Preußen im Jahr 1815 wurde dem Rheinland das französische Recht belassen. In dieser mit liberalen Bürgerrechten versehenen Atmosphäre ist sowohl auf sozial- wie auch auf allgemeinpolitischem Gebiet ein hoher Grad des öffentlichen politischen Engagements der in der Rheinprovinz tätigen Psychiater festzustellen. So sind z. B. drei Psychiater bei den Unterzeichnern der „Königswinterer Protesterklärung“ gegen die Unfehlbarkeit des Papstes vom 14. August 1870 zu finden. Finkelnburg und Werner Nasse waren Mitglieder im liberal-konservativen „Deutschen Verein für

Roelcke und Barbara Wolf-Braun (Hg.): „Pass op, sonst küss de bei de Pelman“. Das Irrenwesen im Rheinland des 19. Jahrhunderts, Bonn 1994, S.95–107.

62 Vgl. Bernhard von Gülick: Die Geschichte des „Psychiatrischen Vereins der Rheinprovinz“ 1867–1930. Diss. med. FU Berlin 1994, S. 313.

63 Ebenda S. 314.

die Rheinprovinz", der sich 1874 als politische Kraft gegen den politischen Katholizismus und die Sozialdemokratie bildete.[64]

Während in der politischen „Verfassung" der Rheinprovinz das Erbe Frankreichs erhalten blieb, erfolgte im Hinblick auf das Irrenwesen eine Orientierung, die vornehmlich an den Verhältnissen in England und Schottland ausgerichtet war, auf das französische Irrenwesen aber erst in zweiter Linie bezug nahm.[65] Die kritische Einschätzung der Zustände im Irrenwesen seitens des rheinischen Oberpräsidenten von Jülich-Cleve-Berg führte bereits 1818 zu einer ersten Forderung nach besserer Unterbringung der psychisch kranken Menschen.[66] Da die 1825 in Betrieb genommene öffentliche Anstalt Siegburg nur heilbare Kranke verpflegte und die Trennung zwischen „heilbaren" und „unheilbaren" Irren aufgrund der Haltung des Leiters Maximilian Jacobi auch ungewöhnlich lange bestehen blieb, mußten die als unheilbar geltenden Kranken in anderen Einrichtungen versorgt werden. Neben einigen wenigen öffentlichen waren es besonders private und konfessionelle Anstalten, die diese Lücke ausfüllten und lange Zeit bis zur Errichtung der fünf neuen, den Regierungsbezirken zugeordneten Irrenanstalten in den 1870er und 80er Jahren eine außergewöhnlich wichtige Rolle spielen konnten. Zwischen 1840 und 1870 entstanden achtzehn private Anstalten und ab 1860 nahm die Versorgung der psychisch Kranken durch Orden oder religiöse Gemeinschaften einen Aufschwung. Während die privaten Anstalten häufig von Ärzten geleitet wurden, die sich im Unterschied zu Jacobi und den Zuständen in der Anstalt Siegburg am englischen No-Restraint-Prinzip der Behandlung ohne körperliche Zwangsmittel orientierten, gerieten die konfessionellen Anstalten wegen einer nicht ausreichenden ärztlichen Betreuung und verstärkter Anwendung von Zwangsmitteln oft in die Kritik.[67] Beiden Gruppen von privaten Anstalten war jedoch gemeinsam, daß sie in den 1870 und 80er Jahren mit den fünf neuen Anstalten in Konkurrenz gerieten, was eine gegenseitige kritische Beachtung förderte.

64 Vgl. Linda Orth und Volker Roelcke: „Tollheit" oder notwendiges Handeln? Politisches Engagement rheinischer Psychiater im 19. Jahrhundert, in: Linda Orth, Yonka Dutschewska-Kordes, Wolfgang Klenk, Volker Roelcke und Barabara Wolf-Braun (Hg.) (wie Anm. 61), S. 83–94, hier S. 89–90.

65 Vgl. dazu Volker Roelcke: „Ein eigenes Urtheil über das Fremde". Studienreisen rheinischer Psychiater im 19. Jahrhundert, in: Linda Orth, Yonka Dutschewska-Kordes u.a. (wie Anm. 61), S. 135–142.

66 Vgl. Robert Rumpe: Die Gesundheitspflege in der Rheinprovinz (= Arbeiten zur Kenntnis der Geschichte der Medizin im Rheinland und in Westfalen, 5), Jena 1931, S. 15.

67 Vgl. Ingrid Kastner: Die Geschichte der Versorgung psychisch Kranker im Rheinland – unter besonderer Berücksichtigung des Köln-Bonner Raumes im 19. Jahrhundert. Diss. med. Köln 1977, S. 83–100. Auch Marianne Elisabeth Hertling: Die Provinzial Heil- und Pflegeanstalt Düren. Die Entwicklung einer großen psychiatrischen Anstalt der Rheinprovinz von ihrer Gründung 1878 bis 1934 (= Studien zur Geschichte des Krankenhauswesens, 22), Herzogenrath 1985, S. 12–14.

Die beiden Kontrahenten, die sich im Zusammenhang mit dem „Fall Feldmann" gegenüberstanden, waren Carl Pelman, zunächst Direktor der Provinzialanstalt Düsseldorf-Grafenberg, später in gleicher Funktion an der Provinzialanstalt Bonn tätig, und der bereits erwähnte Karl Maria Finkelnburg. Der nach seiner Auswanderung nach Amerika als reicher Mann zurückgekehrte Feldmann war mit den Zeichen der Geistesverwirrung Anfang der 80er Jahre in die Anstalt Düsseldorf-Grafenberg eingeliefert und entmündigt worden. Seine Frau, die als Vormund bestellt wurde, nutzte das Vermögen, um ihrem Geliebten bei der Sanierung seiner Zementfabrik zu helfen. Dessen Konkurs brachte jedoch 1892 den Verlust eines Großteils des Vermögens von Feldmann. Nach verschiedenen Anstaltsaufenthalten erfolgte die Entlassung Feldmanns aufgrund eines Gutachtens von Finkelnburg, der auch nach einer fünfwöchigen Beobachtung dafür sorgte, daß im März 1894 Feldmanns Entmündigung aufgehoben wurde.

In einem nachfolgenden Prozeß äußerte der Staatsanwalt in Anlehnung an die Begutachtung Finkelnburgs, daß der Patient nicht hätte entmündigt werden dürfen. In diesem Zusammenhang wurden die Äußerungen der früher gutachtenden Psychiater kritisiert, was wiederum den an den älteren Expertisen beteiligten Pelman zu einer öffentlichen Antwort veranlaßte, in der er behauptete, daß dreißig Psychiater bei Feldmann die gleiche Diagnose gestellt hätten und nur drei Sachverständige, die nicht vom Fach gewesen seien, das Gegenteil angeführt hätten. Mit dieser Ausführung bemühte Pelman den Gegensatz zwischen psychiatrisch ausgebildeten Ärzten und solchen, die nichts vom Fach verstünden, wobei er Finkelnburg unrichtigerweise zu den letzteren zählte. Dadurch fühlte sich dieser herausgefordert. Er verwahrte sich gegen die Einschätzung Pelmans, griff zum Vorwurf der „autoritativen Begutachtung ohne persönliche Beobachtung" und erhob die Forderung nach Reformierung des damaligen Entmündigungs- und Anstaltswesens.

Finkelnburg ging aber noch weiter und verletzte damit den ungeschriebenen Verhaltenscodex der Psychiater. Er verfaßte nämlich das Vorwort zu einer im Frühjahr 1894 erschienenen Broschüre, die diesen Fall dokumentierte und auch einen Beitrag zur Verbesserung des Entmündigungsverfahrens von dem Juristen H. Reinartz enthielt. Finkelnburg war damit in das gegnerische Lager der Laien gewechselt und entsprechend heftig wurde er im Juni 1894 im „Psychiatrischen Verein" angegriffen. Sein Hauptkritiker war Friedrich Gustav Noetel, der damalige Direktor der Provinzialirrenanstalt Andernach, der ihm jegliches Interesse an einer Verbesserung der tatsächlichen Mißstände absprach und ihm unterstellte, daß er nur ein möglichst großes Mißtrauen der Öffentlichkeit gegenüber privaten und öffentlichen Irrenanstalten sowie gegenüber den Aufnahme- und Entmündigungsverfahren hervorrufen wolle.[68]

68 Von Gülick (wie Anm. 62), S. 321.

An der Person Finkelburgs wurde ein Exempel statuiert. Dieser war seit der ersten ordentlichen Versammlung 1867 Mitglied des Vereins und bis dahin einer der meistgeachteten Psychiater der Rheinprovinz. In einer abschließenden, von allen Psychiatern des Vereins angenommenen Resolution, wurde Finkelnburg vornehmlich wegen zweier Punkte verurteilt: Erstens habe er den Weg des kollegialen Austausches verlassen und den der Popularität eingeschlagen. Zweitens habe er dadurch, daß er auf eine Nennung der Namen der Beschuldigten verzichtet habe, ein allgemeines Mißtrauen gegen sämtliche Irrenanstalten der Rheinprovinz geweckt.[69]

Die rigorose Verurteilung Finkelnburgs zeigt, wie stark die Polarisierung zwischen Psychiatern auf der einen, Patienten und Laien auf der anderen Seite vorangeschritten war. Die Bereitschaft zu einem öffentlichen Dialog, in dem die Interessen der verschiedenen Gruppierungen hätten erörtert werden können, war auf Seiten der Psychiater nahezu nicht entwickelt. Dafür agierte man nach dem Vorbild einer im Kampf mit unfairen Mitteln attakkierten Truppe, deren Zusammenhalt und Einheit als stärkste aller Waffen zu einem absoluten Wert erhoben wurde; jeder, der sich aus den eigenen Reihen von dieser Norm zu entfernen schien, wurde dem Schicksal aller Verräter überantwortet. Es ist bemerkenswert, daß diese fehlende Bereitschaft zum Dialog und diese Kampfeshandlung im Zusammenhang mit der Patientenklientel aufgebaut wurde, für deren Interessen man ja permanent einzutreten vorgab.

5. Die literarische und kulturelle Öffentlichkeit

In seinem Buch über die Irrengesetzgebung in Deutschland stellte Rittershaus fest, daß sich auch die Literatur „bedauerlicherweise zum Teil in die Reihen der antipsychiatrischen Bewegung" gestellt habe.[70] Er zählte eine Reihe von Beispielen auf, die er vornehmlich aus der psychiatrisch-neurologischen Wochenschrift und der Zeitschrift für die gesamte Neurologie und Psychiatrie entnommen hatte. In dieser keineswegs vollständigen Auflistung erwähnte er den Roman „Aus den Memoiren der Prinzessin Arnulf" von Olga Wohlbrück, in dem er „unglaubliche naive Schilderungen" über die Psychiatrie konstatierte. Den mit dem Fontane-Preis bedachten Dichter Leonhard Frank kritisierte er, weil er in seinem neuen Buch „Erwachen" einen Dichter die Psychiatrie als eine „seelische Hochstapelei" bezeichnen läßt, die mit exakter Wissenschaft nichts gemein habe.

Ferner ging Rittershaus auf eines der „übelsten Erzeugnisse dieser Art", den 1899 in Berlin aufgeführten Schwank „Busch und Reichenbach" ein sowie auf das Irrenhausdrama „Die Turbine" von Müller-Eberhardt ein. Doch beklagte er sich nicht nur über Literatur und Schauspiel, sondern griff

69 Ebenda S. 323–324.
70 Rittershaus (wie Anm. 14), S. 21.

auch das Kino[71] an, „um die unendlichen Möglichkeiten einer unkontrollierbaren, teils gutgläubigen, teils bewußten Entstellung und Verhetzung, in entsprechender Aufmachung gebracht, anzudeuten“[72]

Auch die Irrenrechtsreformbewegung hat in ihren Publikationen die literaische Bearbeitung der Entmündigungs- und Internierungsproblematik aufmerksam verfolgt, entsprechend kommentiert und in ihre Agitation eingebaut. So findet man zum Beispiel eine Rezension des Schauspiels „Ysbrand“ des niederländischen Dichters Frederik van Eeden durch den verantwortlichen Redakteur der „Irrenrechts-Reform“ Paul Elmer. Ysbrand, ein reiner und edler Mensch, der sich – so Elmer – „über die Schranken der Alltäglichkeit kühn hinwegsetzt“, wird für verrückt gehalten, im Hause der Verwandtschaft geduldet und als anspruchslose Arbeitskraft ausgebeutet. Als er eine unerwartet große Erbschaft antreten soll, wird er zwischen zwei geldgierigen Familienparteien aufgerieben. Nach einem tätlichen Ausbruch in gereizter Entrüstung sperrt man ihn ins Irrenhaus. „Behörden und Psychiater wetteifern in gröbster Kurzsichtigkeit und ödestem Schematismus, um einen geistig überragenden Menschen, der nur seine niemanden schadenden Eigenarten hat, im Irrenhause lebendig zu begraben [...]. Als der von Stärkeren unter die Füße getretende Unglückliche den verknöcherten Psychiater, dem er vertrauensvoll sein Innerstes offenbart hat, [...], leidenschaftlich entgegenschleudert: ‚Also auch du, an den ich glaubte, dem ich vertraute, hast mich betrogen... du listiges, aber mächtiges Ungeheuer!‘, geht es durch die Zuhörer wie ein blitzartiges Ahnen, daß der Dichter keine Tragikkomödie [sic], sondern ein soziales Drama aus unserer Zeit geschaffen hat. Der Irrenarzt, der hier auf Betreiben der edlen Verwandtschaft [...] einen unbequem gewordenen Menschen für die Gesellschaft ‚unschädlich‘ macht, [...] dieser ‚große Seelenkundige‘ ohne Herz und Verstand ist der Typus des modernen Psychiaters“.[73] So kommentierte Elmer das Schauspiel, das – so könnte man annehmen – aus einem der vielen Erfahrungsberichte der zu Unrecht in den Irrenanstalten Internierten entstanden scheint.

Die willkürliche Instrumentalisierung der Anstalt zur „Unschädlichmachung“ unbequemer Personen faszinierte auch Heinrich Mann, der in seinem 1917 erschienenen Roman „Die Armen“ ebenfalls die Medizin und Psychiatrie als willkürlich agierende Mächte auftreten läßt. Der junge Arbeiter Balrich, dem ein schriftliches Dokument zugespielt wird, aus dem hervorgeht, daß sein Onkel Gellert maßgeblich den Betrieb mitfinanziert hatte, in dem Balrich jetzt als Arbeiter für seinen Lebensunterhalt schuften muß, beschließt, sich sein Recht zu erstreiten, und will sich selbst über nächtliche Studien dazu ausbilden. Als in dem Betrieb eine Untersuchung der Sanitätspolizei ansteht, von der sich viele Arbeiter Unannehmlichkeiten für den

71 Vgl. auch den Beitrag von August Mercklin: Psychiatrische Fälschungen auf Lichtbühnen. Psychiatrisch-neurologische Wochenschrift 14 (1912/13) S. 193–194.

72 Rittershaus (wie Anm. 14), S. 22.

73 Paul Elmer: Der Psychiater auf der Bühne. Die Irrenrechts-Reform (1910), H.14/15, S. 153–154.

Besitzer Heßling versprechen, kommt es jedoch ganz anders. Der Medizinalrat, der den Betrieb und die Arbeiter inspiziert, ist sich seiner sozialen Zugehörigkeit voll bewußt. Gut informiert über Balrichs Bemühungen und seine Schwierigkeiten, schreitet er die Reihen der Arbeiter ab „wie die Kolossalstatue eines siegreichen Feldherrn", um schließlich Balrich für verrückt zu erklären: „Der Mann fühlt sich verfolgt, und alles bezieht er auf sich. Zudem fällt noch auf, er überhebt sich und verkennt die örtlichen Verhältnisse. Das genügt für Paranoia, man kann ihn einsperren".[74] Überdeutlich bringt Heinrich Mann zum Ausdruck, wie im Falle eines sozialen Konflikts die Medizin eine eindeutige Position gegen den aus seinem Milieu und seiner Schicht herausdrängenden Arbeiter bezieht und gerade dessen Bemühungen und die sich daraus ergebenden Konflikte als Symptome der Verrücktheit interpretiert. Die Medizin wird von Heinrich Mann als Garant für das soziale Unten und Oben, die jegliche diesbezüglichen Versuche zur Veränderung mit Psychopathologisierung und Internierung ahndet, dargestellt.

In der Anstalt gelingt es einem jungen Arzt, trotz einer anfänglichen Ablehnung durch Balrich, diesen in einer Weise auszufragen, daß alle vorgegebenen Kriterien für eine Geisteskrankheit erfüllt sind, auch wenn der Arzt teilweise die entscheidenden Schlüsselwörter dem vermeintlich Irren selbst in den Mund legen muß. Alle typischen Symptome des Irreseins können dadurch präsentiert werden: Sendungsbewußtsein, Verfolgungswahn, Visionen und auch unkontrollierte Aggressionen. Überraschenderweise wird Balrich dennoch recht bald entlassen. Kaum in die Fabrik zurückgekehrt, erfährt er, daß die Arbeiter die Leitung des Betriebs vor die Wahl gestellt haben, entweder einen Streik zu riskieren oder Balrich aus der Anstalt freizulassen. Das Laienelement, vor dem die Psychiater so viel Angst hatten, ist in Heinrich Manns Roman als Macht des kämpfenden Proletariats der Psychiatrie in die Parade gefahren, die wiederum wie ein schwankendes Rohr im Wind nichts anderes zu tun weiß, als sich den Verhältnissen unterzuordnen, ohne auch nur den geringsten Versuch zu unternehmen, mit Hilfe ihrer Sachkompetenz dem ganzen Verfahren einen Anstrich wissenschaftlicher Seriosität zu geben. Heinrich Mann zeichnet ein Bild von der Medizin und der Psychiatrie, nach dem sich die Ärzte getreu dem deutschen Untertanengeist den verschiedenen Mächten als wohlgehorchende Büttel unterordnen.

Diese Szene aus Manns Werk provozierte eine heftige psychiatrische Reaktion mit anschließender Diskussion. Hermann Haymann warf Heinrich Mann in einer Stellungnahme in der Zeitschrift für die gesamte Neurologie und Psychiatrie vor, „ungerecht" und „unwahr" vorgegangen zu sein und verneint die Frage, ob die Schilderung dieser Episode vom „Standpunkt der dichterischen Ökonomie" notwendig gewesen sei. Sehr heftig waren

74 Heinrich Mann: Die Armen, in: Heinrich Mann: Gesammelte Werke, Bd. 8, Berlin, Weimar 1987, S. 77.

seine Vorwürfe an den Dichter, den er auf der Seite der Gegner der Psychiatrie engagiert sah. Dadurch, daß Mann den Kampf gegen die Vorurteile, wie sie gegenüber Irrenhäusern bestehen würden, untergrabe, mache er sich mitschuldig an den schlimmsten Verbrechen, die durch eine Nichteinweisung von Geisteskranken in die Anstalten entstehen würden. Wörtlich klingt Haymanns vorgetragene Anklage so: „Sie (Heinrich Mann) wissen nicht, daß Hunderte von Kranken Siechtum und Tod über harmlose Bürger gebracht haben, weil jenes Vorurteil sie „vor dem Irrenhaus bewahrt“ hat? Sie wissen nicht, wie viel hundert kranke selbstmörderische Mütter, wieviel tausend gesunde Kinder solcher Mütter gerettet worden wären, wenn jenes Vorurteil nicht gewesen wäre? Sie wissen nicht, wie viele Häuser unangezündet, wie viele Mädchen ungeschändet, wie viele verleumderische Briefe ungeschrieben geblieben wären?“[75]

Hinweggerissen von seinem eigenen moralischen Impetus legitimierte Haymann das Irrenwesen ausschließlich durch eine verbrechensprophylaktische Funktion. Im übrigen argumentierte auch er von der Wagenburgmentalität her, die nur zwischen den antagonistischen Polen Freund und Feind unterschied. Aus dieser Bemerkung entspann sich eine in der genannten Fachzeitschrift geführte Diskussion,[76] in der erstmalig im Zusammenhang mit der Rezeption moderner Kulturerzeugnisse durch die Psychiatrie einer der wichtigen Hintergründe für dieses weitverbreitete Mißtrauen gegenüber der institutionellen Psychiatrie zur Sprache kam. Wilhelm Mayer aus Tübingen wies bei der Suche nach der Schuld für die „Anti-Stellungnahme der Literaten“ auch der psychiatrischen Seite eine gewisse Verantwortung zu. Er stellte fest, daß man mit dem Begriff des Pathologischen seitens der Psychiater zu stark hantiert habe; insbesondere habe man die Kunst, die andere Wege suchte und „erst stammelnd“ sich orientierte, für pathologisch erklärt, man habe die „stürmische oder die zerquälten Ergebnisse einer Dichterseele für den Ausdruck einer psychopathischen Persönlichkeit gehalten“ und zu oft „Abweichungen vom Durchschnitt moralisch bewertet“.[77] Man hätte besonders auch viele ältere Psychiater „geißeln“ sollen, die „jede Abweichung von der Norm schon als pathologisch bezeichneten, die der schon von Nietzsche klargestellten Tatsache nicht genügend Verständnis entgegenbrachten, daß die seelische Gesundheit gerade der im Grunde am reichsten angelegten Individuen heute ganz besonders gefährdet ist, so daß der

75 Hermann Haymann: Irrenärztliche Bemerkungen zu Heinrich Mann's neuem Buch. Zschr. f. d. ges. Neurol. u. Psychiatr. 39 (1918) S. 225–228, hier S. 228.

76 An dieser Diskussion nahmen außer Haymann noch Wilhelm Mayer aus Tübingen und Karl Eskuchen aus München-Schwabing teil, wobei letzterer als einziger eine offene Verteidigung der Literaten vornahm. Vgl. dazu auch Hermann Haymann: Offener Brief an Herrn Dr. Karl Eskuchen in München-Schwabing. Zschr. f. d. ges. Neurol. und Psychiatr. 46 (1919), S. 164–172.

77 Wilhelm Mayer: Bemerkungen eines Psychiaters zu den Angriffen auf die Psychiatrie in der neueren Literatur. Zschr. f. d. ges. Neurol. u. Psychiatr. 44 (1919), S. 106–109, hier S. 108.

Psychiater Anlaß haben kann, selbst einem Kranken gegenüber bescheiden zu fühlen."[78]

Auch wenn Mayer letztlich den Literaten die größere „Schuld" zuwies, so hat er mit seiner Bemerkung einen wesentlichen Aspekt für das Entstehen der Irrenrechtsreformbewegung angesprochen. Die Psychopathologisierung außergewöhnlichen Verhaltens im politisch, sozialen, privaten und literarisch künstlerischen Bereich und insbesondere die Konsequenzen der Entmündigung und Internierung, die sich für die betroffenen Personen ergaben, waren sie erst dem administrativen-medizinischen Apparat überantwortet worden, riefen bei einer großen Zahl engagierter Personen aus den verschiedensten politischen Lagern und sozialen Milieus offensichtlich hohe Beunruhigung hervor.

6. Schluß

Die Kritik an der zeitgenössischen Psychiatrie erfaßte zahlreiche Personen- und Berufsgruppen sowie diverse soziale und kulturelle Milieus. Diese Bewegung wurde seitens der Psychiater mit dem Terminus „anti-psychiatrisch" belegt, mit dem ohne Frage eine starke Polarisierung gefördert und eine deutliche Abgrenzung von den Zielen der Bewegung zum Ausdruck gebracht werden sollte. Der Begriff „anti-psychiatrisch" ist im Zusammenhang mit der historischen Bearbeitung der rezenten anti-psychiatrischen Bewegungen verschiedener Länder in seiner geringen Tiefenschärfe kritisch beleuchtet worden.[79] In Anbetracht der wesentlichen Tatsache, daß trotz der heftigen Angriffe nicht die wissenschaftliche Disziplin in ihrer Gesamtheit von Theorie und Praxis in Frage gestellt wurde, empfiehlt sich als charakterisierender Terminus eher „psychiatriekritisch". Die Richtung der Kritik war recht unterschiedlich, richtete sich aber in erster Linie gegen die Zustände in den Anstalten sowie gegen die Praxis der Irrsinnserklärung und Entmündigung. Zwar wurden theoretische Defizite der akademischen Disziplin konstatiert und auch ihre „Wissenschaftlichkeit" hinterfragt. Lösungen versprach man sich aber besonders von einem reichseinheitlichen Irrengesetz und von „tüchtigen" Ärzten, die ihre Entscheidungen auf anatomische und physiologische Grundlagen stellen sollten. Die Anschauungen Bilfingers über seine „natürliche Heilweise" als Alternative zur bestehenden Psychiatrie wie auch die besonderen Vorstellungen Glöklens über seine Heilmethoden blieben eher randständige Phänomene.

78 Wilhelm Mayer: Bemerkungen zu Eskuchens Entgegnung. Zschr. f. d. ges. Neurol. u. Psychiatr. 46 (1919), S. 160–163, hier S. 162–163.

79 Vgl. Jacques Postel and David F. Allen: History and Anti-Psychiatry in France. In: Mark S. Micale and Roy Porter (Ed.): Discovering The History Of Psychiatry, New York Oxford 1994, S. 384–414, hier S. 388 und Norman Dain: Psychiatry and Anti-Psychiatry in the United States. In: Mark S. Micale and Roy Porter (ed.): Discovering The History Of Psychiatry, New York Oxford 1994, S.415–444, hier S. 415–416.

Eine gezielte ideologische Fundierung, eine Einbettung in eine umfassende Gesellschaftskritik und eine Funktion als Kristallisationspunkt neuer sozialer Utopien, wie sie für die „antipsychiatrischen“ Bewegungen der 1960 und 1970er Jahre typisch waren,[80] ist für die damalige Psychietriekritik nicht auszumachen, auch wenn man sich in den Jahren 1918/19 kurzzeitig einer revolutionären Diktion in der Zeitschrift für Irrenrechtsreform bediente und auch später die Psychiatrie als „Herrschsftsinstrument der Bourgeoisie“ bezeichnete.[81] Ebensowenig kann man den Versuch feststellen, aus der Kritik an den Krankheitskonzepten der Universitätspsychiatrie neue Erklärungsmodelle für das psychische Geschehen abzuleiten. Die Frage, inwieweit auffälliges psychisches Verhalten als „normal“ anzusehen und von einer Gesellschaft zu akzeptieren sei und welche Rolle den Psychiatern in diesem Zusammenhang zukomme, wurde zwar mehrfach thematisiert und an den entsprechenden Stellen auch immer zugunsten der Patienten beantwortet; eine umfassende und gehaltvolle Diskussion dieser Frage entwickelte sich aber nur in Ansätzen und erst dann, als die literarische Behandlung des Themas den Protest der Psychiater provozierte.

Die medizinische Deutungsmacht in bezug auf das Irresein wurde von Patientenseite erstmals in größerem Rahmen zwar deutlich hinterfragt und auch abgelehnt, als alternative Entscheidungsmechanismen propagierte man aber die recht schwer zu fassende „Auffassung weiter Kreise“, damit eine recht undeutliche bleibende gesellschaftliche Öffentlichkeit, oder schlicht den „gesunden Menschenverstand“. Konkreter findet sich das laikale Element in den Vorschlägen repräsentiert, die für die Einrichtung von unterschiedlich zusammengesetzten Kommissionen eintraten, die die Einweisungspraxis in die Anstalten kontrollieren sollten. Da durch die inkriminierte Einweisungspraxis ein persönliches Freiheitsrecht betroffen war, ist es nicht verwunderlich, daß von juristischer Seite die Irrenrechtsreformbewegung vermehrte Aufmerksamkeit erfuhr, konnten sich doch die Rechtsanwälte in den zur Diskussion stehenden Fällen als die wahren Interessenvertreter der Kranken gerieren, im Unterschied zu den Ärzten, die nun als Vertreter der polizeilichen Ordnungsinteressen des Staates im Lichte der kritischen Öffentlichkeit standen. Hier vermischten sich die Interessen der betroffenen Patienten mit den professionellen Bestrebungen der in dieser Sache engagierten Juristen, die die Möglichkeit sahen, an den Schnittstellen von ärztlicher Expertise und Freiheitsrechten ihren Kompetenzbereich zu erweitern.[82] Obwohl vereinzelt das angeführte „polizeiliche“ Interesse der Verwaltungsbürokratie auch von Vertretern der Psychiatriekritiker erörtert wurde, sah man seitens der beteiligten Patienten und Juristen nicht in erster Linie den Staat als zentralen Angriffspunkt, sondern mehr die ärztlichen

80 Vgl. die beiden Aufsätze von Postel/Allen und Dain (wie Anm.79).

81 Vgl. Feger/Schneider (wie Anm. 45), S. 209.

82 Einige für das 19. Jahrhundert frühe Beispiele im Streit um die Erweiterung der Kompetenzbereiche sind bei Kaufmann (wie Anm. 7) erwähnt.

Gutachter. Den Staat betrachtete man vielmehr als übergeordnete Instanz im Konflikt verschiedener gesellschaftlicher Gruppen und verlangte von ihm den Schutz der individuellen Freiheitsrechte durch entsprechende Gesetze, die allerdings nicht zustande kamen.

Die Irrenrechtsreformbewegung hat das Spannungsfeld von „Lebenswelt und Wissenschaft" auch für sich selbst nicht einfach zugunsten eines der beiden Pole aufgelöst. Die Propagierung des „gesunden Menschenverstandes" als Mittel zur Beurteilung eines Geisteszustandes scheint das Pendel zum Nachteil der Wissenschaft ausschlagen zu lassen. Doch ist zu beachten, daß seitens der Psychiatriekritiker recht häufig der Ruf nach einer auf Anatomie und Physiologie gegründeten Irrenkunde erhoben wurde, und daß man darüber hinaus durch die Mitwirkung der Juristen in der Bewegung und im Austragen von Rechtstreitigkeiten auf die Ergebnisse der Jurisprudenz als Wissenschaft positiv bezug nahm. In Anbetracht dieser beiden letztgenannten Umstände scheint es vielmehr so, daß Wissenschaft verstärkt daraufhin kritisch durchleuchtet wurde, wie sie die „Lebenswelt" betroffener sozialer Gruppen in deren Interesse positiv zu gestalten versprach. In diesem Sinn ist die Anrufung der Wissenschaft sowohl im Rückgriff auf die Rechtswissenschaft wie auch in Form der postulierten anatomisch-physiologischen Seriosität, die zur vermeintlich sicheren psychiatrischen Diagnose führen sollte, dem Interesse geschuldet, die individuellen Freiheitsrechte psychisch auffälliger Personen zu garantieren oder möglichst wenig einzuschränken. Daß dabei zwei unterschiedliche und auf dem angesprochenen Gebiet in Konkurrenz stehende Wissenschaften ins Spiel gebracht wurden, förderte einerseits die professionellen Widersprüche, beschleunigte andrerseits aber auch die Durchdringung des sozialen Alltags und der „Lebenswelt" mit wissenschaftlichen Wertungen.

Der emanzipatorische Gehalt dieser Laienbewegung bestand zum einem in der Selbst-Bewußtwerdung der besonderen sozialen und rechtlichen Stellung der betroffenen psychiatrischen Patienten und in der daraus resultierenden Energie zum organisatorischen Zusammenschluß, der über die Grenzen der eigentlich betroffenen Personen hinaus eine Kraft entfaltete, die selbst einige wenige Psychiater auf die Seiten der Kritiker brachte. Zum zweiten bestärkte das neu entstandene Selbst-Bewußtsein zahlreiche Patienten in ihren Aktivitäten, ihre Erfahrungen als Selbstzeugnisse in schriftlicher Form niederzulegen und damit für weitere Personen in ähnlicher Lage Identifikationsmöglichkeiten zu schaffen. Zum dritten bediente sich die Bewegung zweier weiterer Mittel, um ihre Anliegen zu verbreiten und durchzusetzen: mit den zahlreichen Prozessen wegen unrechtmäßiger Freiheitsberaubung und Entmündigung schöpfte man die juristischen Möglichkeiten in einem rechtsstaatlichen Sinne aus und mit der regen Publikationstätigkeit setzte man auf die bürgerliche Öffentlichkeit, die im klassischen Sinne als aufzuklärende betrachtet und für die eigenen Interessen mobilisiert werden sollte.

Die Schwäche der Bewegung lag in ihrer Begrenzung auf die institutionelle Verbesserung der Irrenpflege, auf die rechtlichen und aufklärerischen Aspekte. Die in literarischer Form aufgegriffenen allgemeineren Fragen, etwa nach der Normierung sozialen Verhaltens und der Stigmatisierung abweichender Verhaltensformen, wurden nicht zu den zentralen Diskussionspunkten erhoben. Außerdem gelang es nicht, neue Ansätze in der Betrachtung des psychopathologischen Geschehens aufzunehmen oder zu entwickeln. Durch diese Defizite vergab man sich die Chance, über eine „Betroffenenbewegung“ hinauszukommen und den Kontakt zu weiteren emanzipatorischen gesellschaftlichen Bewegungen herzustellen.

In den zwanziger Jahre verebbte die Bewegung langsam, auch wenn einzelne Reformer wie Paul Elmer noch bis zur Machtergreifung Hitlers weiterkämpften. Die Gründe für das Verschwinden sind recht vielgestaltig. Neben den schon aufgeführten grundsätzlichen Defiziten verstärkte sich der Widerstand der Psychiater und der Landesregierungen, die eine Einmischung in ihre Machtbefugnisse abwehren wollten. Die Psychiater hatten alle Versuche von Laien, in der Frage der Irrsinnserklärung mitzuwirken, erfolgreich abgewehrt, ihr alleiniger Expertenstatus auf dem Feld der geistigen Gesundheit und Krankheit mußte von den Juristen anerkannt werden. Auch von politischer Seite wurde ihre Kompetenz, die auf einer naturwissenschaftlich orientierten Medizin fußte, nicht grundsätzlich hinterfragt. Ihr medizinisches Deutungsmonopol war gesichert und ein wichtiger Schritt im Professionalisierungsprozeß erfolgreich getan. Andererseits schrieben die Psychiater einige der Forderungen aus der Irrenrechtsreformbewegung nun auf ihre Fahnen. Ein Gesetzentwurf für eine Erneuerung der Psychiatrie, der von der Laienbewegung erstellt worden war, kam in der Weimarer Republik nicht mehr zur Diskussion. Schließlich fehlte auch die politische Unterstützung im Reichstag, und die ökonomischen Schwierigkeiten erfaßten auch die Reformbewegung: Die Zeitschrift mußte infolge der Inflation ihr Erscheinen einstellen.

Salvarsan und der »ärztliche Polizeistaat«.

Syphilistherapie im Streit zwischen Ärzten, pharmazeutischer Industrie, Gesundheitsverwaltung und Naturheilverbänden (1910–1927)*

Lutz Sauerteig

Als der Öffentlichkeit 1910 mit dem Salvarsan ein effektives Chemotherapeutikum zur Behandlung der Syphilis angekündigt wurde, waren die Hoffnungen nicht nur der medizinischen Fachwelt, sondern auch der informierten Öffentlichkeit euphorisch. Man glaubte, nun endlich ein Mittel zu besitzen, das die »Lustseuche« Syphilis rasch und erfolgreich heilen, die Erkrankten somit vor gesellschaftlicher Ausgrenzung und Stigmatisierung bewahren und auf lange Sicht die Syphilis praktisch ausrotten werde. Die wenig später folgenden Berichte über Nebenwirkungen und Todesfälle bei der Salvarsanbehandlung ließen die anfängliche Begeisterung jedoch rasch in eine radikale Gegnerschaft umschlagen, und zwar in Teilen der Fachwelt wie auch der öffentlichen Meinung. Bis zum Ersten Weltkrieg blieb der Protest gegen die neue Syphilistherapie im wesentlichen noch auf Einzelpersonen beschränkt. Als in den 1920er Jahren jedoch über das „Gesetz zur Bekämpfung der Geschlechtskrankheiten" diskutiert wurde, erreichte der Streit um das Salvarsan eine neue Dimension. In der Auseinandersetzung um die verschiedenen Gesetzentwürfe lieferte die Salvarsanfrage den Naturheilverbänden einen idealen Anlaß, gegen die herrschende »Schulmedizin« vorzugehen, die aus ihrem Blickwinkel nunmehr endgültig zur *be*herrschenden zu werden drohte.

In diesem Beitrag soll analysiert werden, warum die Salvarsantherapie derartiges Aufsehen verursachte. Daß die Öffentlichkeit auf das Salvarsan aufmerksam wurde, hing natürlich zuerst einmal mit der Aussicht zusammen, endlich ein verläßliches und rasch wirkendes Heilmittel zur Behandlung der Syphilis zu besitzen. Dies erklärt jedoch nicht allein, warum Salvarsan über viele Jahre hinweg Thema einer breiten öffentlichen Diskussion blieb. Hier spielten noch andere Aspekte eine Rolle, die nur dann verständlich werden, wenn die Standpunkte aller Beteiligten – der forschenden Mediziner, des pharmazeutischen Betriebs, der klinisch tätigen Ärzte, der staatlichen Gesundheitsverwaltung und der Laienheiler –, die von unterschiedlichen Lebenswirklichkeiten geprägt sind, berücksichtigt werden. Ich werde als erstes die Debatte über die Einführung der neuen Salvarsanbehandlung mit ihren klinischen Versuchen und die dabei aufgetretenen Nebenwirkungen untersuchen. Zu einem in der allgemeinen Öffentlichkeit ausgetragenen Streit wurde diese Debatte aufgrund der unterschiedlichen Risikoeinschätzungen der Salvarsanbehandlung innerhalb der Ärzteschaft.

* Für kritische Anmerkungen und Hinweise danke ich PD Dr. Martin Dinges, PD Dr. Karl-Heinz Leven, Dr. Thomas Schlich und Professor Dr. Ulrich Tröhler, Ph.D.

Da in den Kampagnen gegen das Salvarsan auch dessen Preis eine Rolle spielte, ist sodann genauer auf die für seine Entwicklung entscheidende Zusammenarbeit von Ärzten, Staat und pharmazeutischer Industrie einzugehen.

Sowohl die Debatte um Risiken der Salvarsantherapie als auch die Auseinandersetzung um den Preis von Salvarsan lieferten den Laienheilern schließlich in den 1920er Jahren die entscheidenden Argumente für ihre Kampagnen gegen das Gesetz zur Bekämpfung der Geschlechtskrankheiten. Die Salvarsanfrage war nach dem Ersten Weltkrieg zu einem der wichtigsten Themen der medizinkritischen Bewegungen geworden. Im Mittelpunkt der Auseinandersetzungen standen zwei Themen: die Pläne zur Einschränkung der seit 1869 geltenden Kurierfreiheit und die Überlegungen zur Ausweitung der zwangsweisen Behandlung Geschlechtskranker. Einerseits ging es um konkurrierende professionspolitische Interessen – akademisch gebildete Ärzte versus Laienheiler. Andererseits ging es um die Ängste vor einer immer mächtiger werdenden naturwissenschaftlichen Medizin, die hier nun – zum ersten Mal bei einer Therapie – vom Gesetzgeber für alle Bürger verordnet werden sollte. Beide Problemkreise waren eng miteinander verflochten. Denn es standen – anders gewendet – im Zentrum der Auseinandersetzung die Fragen, inwieweit der einzelne das Recht habe, die ihm genehme Behandlungsform zu wählen, oder ob der Staat im Interesse des Allgemeinwohls das Recht habe, nach medizinischem Verständnis gefährliche oder unwirksame Behandlungsmethoden zu verbieten und eine bestimmte Therapie, die er für erfolgreich hielt, zu verordnen. Im Falle der Salvarsanbehandlung wurden diese Fragen zu einer Auseinandersetzung um die Dominanz der naturwissenschaftlichen Medizin über die Lebenswelt der Patienten.

1. Salvarsan und seine Erprobung: Ärzte im Streit

Nachdem die Suche nach einem Heilserum gegen Syphilis bis zum Beginn des 20. Jahrhunderts erfolglos geblieben[1] und die Behandlung mit Quecksilber zwar aufgrund verschiedener Verbesserungen weniger gefährlich geworden war, aber an Effektivität zu wünschen übrig gelassen hatte,[2] wurde

1 Besonders der prominente Breslauer Venerologe Albert Neisser (1855–1916) hatte jahrelang nach einem Syphilisserum gesucht, siehe Albert Neisser: Was wissen wir von einer Serumtherapie bei Syphilis und was haben wir von ihr zu erhoffen? Eine kritische Uebersicht und Material-Sammlung. In: Archiv für Dermatologie und Syphilis 44 (1898), S. 431–539; zu Neissers Versuchen mit »Syphilissera« an Menschen, siehe Barbara Elkeles: Medizinische Menschenversuche gegen Ende des 19. Jahrhunderts und der Fall Neisser. Rechtfertigung und Kritik einer wissenschaftlichen Methode. In: Medizinhistorisches Journal 20 (1985), S. 135–148.

2 Siehe Erna Lesky: Von Schmier- und Räucherkuren zur modernen Syphilistherapie. In: CIBA-Zeitschrift Nr. 96, Bd. 8 (1959), S. 3174–3189.

nach anderen Wegen für eine Syphilistherapie gesucht. Als besonders erfolgreich erwies sich das von Paul Ehrlich[3] verfolgte Konzept einer Chemotherapie. Ausgehend von seiner Seitenkettentheorie (für die er 1908 den Nobelpreis erhielt) und angeregt von der Beobachtung, daß sich Farbstoffe in bestimmten Zellen anreicherten, begann Ehrlich seine Forschungen zu organisieren. Er suchte nach chemischen Stoffen, die gleich „Zauberkugeln" den Krankheitserreger im Körper des Patienten „selbst aufsuchen" und abtöten sollten, den menschlichen Organismus dabei jedoch „nicht im mindesten beeinflussen oder schädigen" durften.[4] Dazu sollte eine einzige Injektion ausreichen. Wie der „Chirurg das Kranke vom Gesunden" trennt, wollte Ehrlich auch in der Chemotherapie nicht mit „kleinen, ungenügenden Heiloperationen" vorgehen, sondern „gleich vom Anfange das Übel radikal" beseitigen. Dieses neue therapeutische Konzept nannte er die „Therapia sterilisans magna".[5]

Als Ehrlich am 18. April 1910, auf dem Kongreß für Innere Medizin in Wiesbaden, die von ihm und seinen Mitarbeitern entwickelte »Zauberkugel« gegen Syphilis der Öffentlichkeit vorstellte,[6] waren die Reaktionen der Mediziner euphorisch. Nach 605 Versuchen mit unterschiedlichen organischen Arsenverbindungen, die Ehrlich hinsichtlich ihrer Wirksamkeit gegen Trypanosomen, Spirochäten und verwandte Mikroorganismen sowie hinsichtlich ihrer Toxizität an Tieren hatte testen lassen, glaubte man, mit dem E 606 – das später unter der Produktbezeichnung »Salvarsan« bekannt wurde – endlich das ideale Heilmittel gegen Syphilis gefunden zu haben.[7] Auf der Versammlung der „Gesellschaft Deutscher Naturforscher und Ärzte", die im September 1910 in Königsberg tagte, wurde Ehrlich mit Ovatio-

3 Zu Ehrlich (1854–1915) siehe Claude E. Dolman: Ehrlich, Paul. In: Dictionary of Scientific Biography, Bd. 4, New York 1971, S. 295–305; Ernst Bäumler: Paul Ehrlich. Forscher für das Leben. Frankfurt/M. 1979, die einzige umfassende, allerdings populärwissenschaftliche Biographie; Jonathan Liebenau: Paul Ehrlich as a commercial scientist and research administrator. In: Medical History 34 (1990), S. 65–78.

4 Paul Ehrlich: Ansprache bei Einweihung des Georg-Speyer-Hauses [v. 6.9.1906]. In: ders.: Gesammelte Arbeiten, zusammengestellt u. hg. v. F. Himmelweit [u.a.], Bd. 3: Chemotherapie, Berlin [u.a.] 1957, S. 42–52, hier S. 49.

5 Paul Ehrlich: Allgemeines über Chemotherapie. [Aus: Verhandlungen des 27. Kongreß für Innere Medizin, 1910]. In: ders., Arbeiten (wie Anm. 4), S. 235–239, hier S. 239.

6 Siehe Ehrlich, Chemotherapie (wie Anm. 5).

7 Die chemische Formel lautet: 3,3'-Diamino-4,4'-dioxyarsenobenzol-dichlorhydrat. Zur Entwicklung von Salvarsan siehe W. Weise: Salvarsan. Chemisches und Experimentelles. In: Joseph Jadassohn (Hg.): Handbuch der Haut- und Geschlechtskrankheiten, Bd. 18: Syphilis-Therapie. Berlin 1928, S. 499–570; Béla Issekutz: Die Geschichte der Arzneimittelforschung [übers. a.d. Ungar. v. Ádám Faragó]. Budapest 1971, S. 482–484; Vorarbeiten zum Salvarsan. Frankfurt/M. 1966 (= Dokumente aus Hoechster Archiven. Beiträge zur Geschichte der Chemie. Bd. 14); Bäumler (wie Anm. 3), S. 174–245. Zur Salvarsanproduktion siehe Um die Zubereitung des Salvarsan. 30 Briefe Paul Ehrlichs an Hoechst. Ein Beitrag zur modernen Galenik. Frankfurt/M. 1966 (= Dokumente aus Hoechster Archiven. Beiträge zur Geschichte der Chemie. Bd. 19).

nen begrüßt. Seinen ausführlichen Bericht über „Die Behandlung der Syphilis mit dem Ehrlichschen Präparat 606“ schloß er mit der Versicherung, daß die „Anwendung des Präparates keine Gefahr“ biete, wenn bestimmte Kontraindikationen beachtet würden.[8] Der Doyen der deutschen Venerologie, Albert Neisser, schließlich nannte ihn einen „Wohltäter der Menschheit“.[9]

Salvarsan wurde zum Medienereignis. Die Presse überschlug sich in Lobeshymnen.[10] Die Münchner Kulturzeitschrift Jugend – 1896 gegen die Untergangsstimmung des Fin de siècle von dem nationalliberalen Fortschrittsoptimisten Georg Hirth gegründet – widmete Paul Ehrlich eine Titelgeschichte. Die Entwicklung von Salvarsan wurde als „medizinische Großtat“ gepriesen und Ehrlich als „rationalistischer Idealist, in dessen Hand die Empirie der Experimente nur zur verdichteten Idee wurde“, bewundert.[11] Die jahrhundertealte Quecksilberbehandlung, die Schmierkuren etc. mit all ihren üblen, quasi strafenden Nebenwirkungen[12] schien durch die Errungenschaften naturwissenschaftlicher Forschung obsolet geworden und Syphilis nun endlich eine problemlos heilbare Krankheit zu sein. Karl Kraus kommentierte die „Theaternachricht“, daß Ehrlich mit heftigem Applaus bedacht wurde, den dieser bescheiden abgelehnt habe: „Trotzdem wiederholt gerufen, zum Schluß nicht endenwollender Beifall ... Tristan gesungen? Nein, Menschheit von Syphilis befreit.“[13] Und das Berliner Satireblatt Ulk dichtete 1910 unter der Überschrift „Salvarsan“: „An Götter glaubt kaum mehr ein Kind, / Verweht ist ihre Spur. / Selbst die im Dienst der Venus sind, / Verlachen jetzt – Merkur!“[14]

Der Weg zu diesem Erfolg war schwierig gewesen. Aufgrund der schlechten Erfahrungen, die man mit einem anderen Arsenpräparat, dem seit 1902 auf dem Markt befindlichen Atoxyl, gemachte hatte,[15] war es für Ehrlich

8 Paul Ehrlich: Die Behandlung der Syphilis mit dem Ehrlichschen Präparat 606. [Vortrag auf der 82. Versammlung der Gesellschaft Deutscher Naturforscher und Ärzte, v. 20.9.1910]. In: ders., Arbeiten (wie Anm. 4), S. 240–246, hier S. 246.

9 Albert Neisser: Moderne Syphilistherapie. In: Verhandlungen der Gesellschaft Deutscher Naturforscher und Ärzte, 82. Versammlung zu Königsberg, v. 18.–24.9.1910, Teil I, Leipzig 1911, S. 172–182, hier S. 182.

10 Siehe Hoechst AG, Frankfurt-Höchst, Firmenarchiv, Presseausschnittsammlung: Salvarsan, Tageszeitungen (im folgenden Hoechst, ST), Bd. 1 und 2; Bäumler (wie Anm. 3), S. 232f. u. 238–241.

11 Hoechst, ST, Bd. 2: Don Ben: Paul Ehrlich. In: Jugend. Münchner illustrierte Wochenschrift für Kunst und Leben 15 (1910), 1124f. Siehe Clelia Segieth: Zwischen Historismus, »Secession« und »Jugend«. Georg Hirth, ein Kunstagitator der Jahrhundertwende. In: Friedrich Prinz u. Marita Krauss (Hg.): München – Musenstadt mit Hinterhöfen. Die Prinzregentenzeit 1886–1912. München 1988, S. 253–256.

12 Siehe genauer Lesky (wie Anm. 2).

13 Die Fackel. Hg. v. Karl Kraus, Wien, Nr. 305/306, v. 20.7.1910, S. 50.

14 Hoechst, ST, Bd. 2: Ulk. Illustriertes Wochenblatt für Humor und Satire, Jg. 39, Nr. 52, v. 30.12.1910.

15 Das im Vergleich zum Salvarsan sehr viel toxischere Atoxyl wurde gegen Trypanosomeninfektionen verwendet, seit 1905 besonders zur Behandlung der Schlafkrankheit. Häufig war es dabei zu Erblindungen, Schädigungen der Nieren und Beeinträchtigun-

zunächst nicht ganz einfach gewesen, geeignete Ärzte für Versuche mit Salvarsan am Menschen zu gewinnen. Der Leiter der Landes-Heil- und Pflegeanstalt Uchtspringe (in Sachsen), der Psychiater Konrad Alt, war der erste, der im Herbst 1909 Salvarsan an 23 Geisteskranken, bei denen er Syphilis als Ursache ihrer Krankheit vermutete, ausprobierte. Zuvor hatte er das Mittel nochmals an Tieren getestet, und zwei seiner Oberärzte hatten sich im Selbstversuch Salvarsan injiziert. Auf Anregung Alts wurden wohl noch im Herbst 1909 im Magdeburger Altstädtischen Krankenhaus 27 an florider Syphilis leidende Patienten behandelt. Von der Wirkung des neuen Mittels fasziniert, erstattete Alt im März 1910 vor der Medizinischen Gesellschaft zu Magdeburg einen ersten Bericht über „geradezu verblüffende Behandlungserfolge". Allerdings hatte er auch leichte Nebenwirkungen wie Temperaturerhöhung und Schmerzen an der Injektionsstelle beobachtet, die jedoch rasch wieder abgeklungen waren.[16]

Jetzt begannen die klinischen Versuche. Ehrlich hielt es für seine „notwendige Pflicht", nach den Tierversuchen mit seinem neuen Präparat „erst viele Tausende von Patienten behandeln zu lassen, ehe das Präparat zur allgemeinen Einführung gelangen sollte".[17] Zunächst erhielten nur einige renommierte Fachärzte – u.a. Albert Neisser (Breslau), Wilhelm Wechselmann (Berlin) und Walter Pick (Wien) – Salvarsan zur Prüfung. Dann konnten auch andere Ärzte auf Wunsch bei Ehrlich kostenlos Salvarsan beziehen. Sie mußten sich verpflichten, ausführliche Berichte über die Anwendung und therapeutische Erfolge bzw. Mißerfolge sowie die Krankenberichte an Ehrlich zu schicken. Insgesamt wurden über 1.000 Patienten behandelt, bevor Ehrlich das Mittel schließlich Ende 1910 freigab.[18]

gen des Zentralnervensystems gekommen. Siehe Weise (wie Anm. 7), S. 500, 512 u. 541f.; Knud O. Møller: Pharmakologie als theoretische Grundlage einer rationellen Pharmakotherapie. Basel 1961, S. 766f.; Issekutz (wie Anm. 7), S. 481.

16 Konrad Alt: Das neueste Ehrlich-Hatapräparat gegen Syphilis. In: Münchener Medizinische Wochenschrift 57 (1910), Nr. 11, v. 15.3.1910, S. 561–564, hier S. 563. Siehe den Bericht des damaligen Assistenzarztes in Magdeburg, dem späteren Freiburger Venerologen Alfred Stühmer: Erinnerungen an Paul Ehrlich. Ein Beitrag zur Kenntnis seiner Persönlichkeit aus Anlaß seines 100. Geburtstages am 14. März 1954. In: Der Hautarzt 5 (1954), S. 127–134, hier S. 128f; Ehrlich, Chemotherapie (wie Anm. 5), S. 236; Bäumler (wie Anm. 3), S. 224–226; Elke Tashiro: Die Waage der Venus. Venerologische Versuche am Menschen zwischen Fortschritt und Moral. Husum 1991, S. 117.

17 Paul Ehrlich: Schlußbemerkungen. In: ders./Hata, S[ahachiro]: Die experimentelle Chemotherapie der Spirillosen (Syphilis, Rückfallfieber, Hühnerspirillose, Frambösie). Berlin 1910, S. 114–164, hier S. 138.

18 Siehe Hoechst, (Bestand Pharmazeutische Abteilung) Pharma Gl 14.11/12: Rundschreiben Ehrlichs v. 25.10.1910. In seinem Vortrag vor der Versammlung der Gesellschaft Deutscher Naturforscher und Ärzte sprach Ehrlich am 20.9.1910 allerdings von 10.000 behandelten Fällen, siehe Ehrlich, Behandlung (wie Anm. 8), S. 242f. Und in einer Stellungnahme für das Kaiserliche Gesundheitsamt (im folgenden KGA) von 1914 versicherte er, daß er Salvarsan erst freigegeben habe, nachdem 30.000 Fälle behandelt worden waren, siehe Bundesarchiv, Abteilung Koblenz (im folgenden BAK), (Bestand KGA bzw. Reichsgesundheitsamt) R86/2812: Stellungnahme Ehrlichs, [o.D.].

Als zu Beginn der klinischen Erprobungsphase zunehmend Berichte über erstaunliche Heilungserfolge erschienen, wollten immer mehr Ärzte und auch immer mehr an Syphilis Erkrankte die neue Therapie ausprobieren. Ehrlich lehnte es jedoch ab, während der klinischen Erprobungsphase den Kreis der Ärzte zu sehr auszudehnen. Zudem waren die Produktionskapazitäten noch begrenzt. Weitere Anfragen nach Salvarsan wurden daher zurückgewiesen. Dies löste Proteste und Kritik aus. Ärzte, denen kein Salvarsan zur Verfügung stand, befürchteten, wirtschaftliche Einbußen zu erleiden.[19] Gegen Ehrlich wurde der Vorwurf erhoben, er ermögliche es einigen wenigen Ärzten – wie dem Direktor der dermatologischen Abteilung des Rudolf-Virchow-Krankenhauses in Berlin, Wilhelm Wechselmann, der sich in seiner Privatpraxis angeblich jede Salvarsaninjektion mit bis zu 1.000 Mark bezahlen lasse –, mit der neuen Therapie enorme Geldsummen zu verdienen.[20] In drei nicht näher bezeichneten Fällen, in denen Ehrlich Beschwerden von Kollegen erhielt, daß Ärzte Salvarsan „in unfairer und marktschreierischer Weise" ausnutzten, schloß er diese Ärzte von den klinischen Versuchen aus.[21] Die Kritik verstummte, als Salvarsan schließlich Ende 1910 in den Handel kam.[22] Sie zeigt aber, daß die umfassenden klinischen Testreihen nicht nur für ungewöhnlich, sondern auch als unlauter erachtet wurden, denn staatliche Richtlinien für die Arzneimittelerprobung gab es keine.[23]

Während der klinischen Erprobungsphase stellte sich heraus, daß die Anwendung von Salvarsan kompliziert war. Die von Ehrlich entwickelten Konzepte der Chemotherapie und der Therapia magna sterilisans waren für viele Ärzte völlig neu und stießen auf Unverständnis. Eine Therapie, die bei Infektionskrankheiten mittels einer Maximaldosis sofortige Heilung erzielen wollte, widersprach den bisherigen therapeutischen Konzepten, die wie bei der Quecksilberbehandlung gegen Syphilis oder bei der Malariatherapie mit Chinin auf einen längeren Zeitraum angelegt waren.[24] Wenige Monate

19 Mit „pekuniären Gründen" begründete z.B. der Arzt Edmund Forster gegenüber seinem Vetter, Dr. Hermann Reissenegger, der gute Kontakte zu Ehrlich besaß, seinen Wunsch, Salvarsan in seiner Privatpraxis zu erproben, siehe Hoechst, Pharma Gl 14.11/1,2: Brief Forsters, v. 10.8.1910. Reisenegger konnte seinem Vetter jedoch nicht weiterhelfen.

20 Siehe Hoechst, Pharma Gl 14.11/1,2: Schreiben Forster an Reisenegger, v. 10.8.1910; ibid.: Alfred Ammelburg, Farbwerke Hoechst, an Reissenegger, v. 13.8.1910; Heinrich Dreuw: Die Salvarsangefahr. Mit der vom Verfasser dem Kaiserlichen Gesundheitsamt überreichten Salvarsan-Denkschrift. Berlin 1914, S. 10. Vgl. Hoechst, Chronik der Pharmazeutischen Abteilung »Hoechst«, Bd. 1 (1939), S. 183.

21 BAK, R86/2812: Stellungnahme Ehrlichs an das KGA, ca. September 1914.

22 Siehe Bäumler (wie Anm. 3), S. 242; Reinhard Schulz: Der Streit um das Salvarsan im Spiegel der Tagespresse. Med. Diss. Marburg 1980, S. 35f.

23 Siehe Wolfgang Wimmer: „Wir haben fast immer was Neues". Gesundheitswesen und Innovationen der Pharma-Industrie in Deutschland, 1880–1935. Berlin 1994, S. 327–333.

24 Vgl. Ehrlich, Schlußbemerkungen (wie Anm. 17), S. 130f.

nach der Freigabe von Salvarsan setzten dann die ersten Berichte über Nebenwirkungen wie Kopfschmerzen, Erbrechen und Diarrhoe, Hautnekrosen, Fieberschübe, Erblindung, Taubheit, Lähmungen und einige Todesfälle bei der Salvarsanbehandlung der Anfangseuphorie einen Dämpfer auf und lösten unter den Medizinern heftige Debatten aus.[25]

Die Kritiker des Salvarsan vermuteten, daß das Salvarsan kein »Heilarsen« und für eine Behandlung viel zu toxisch sei. Ehrlich und andere suchten dagegen zu zeigen, daß die Nebenwirkungen nicht durch das Salvarsan selbst, sondern durch die Art und Weise seiner Verabreichung verursacht wurden.[26] Zu Hautnekrosen sei es dadurch gekommen, daß das Salvarsan intramuskulär oder subkutan gespritzt wurde. Neurologische Schäden sollen aufgrund einer verkehrten Dosierung aufgetreten sein. Eine andere wichtige Ursache für Nebenwirkungen vermutete man in dem für die Auflösung von Salvarsan verwendeten Wasser. Meist hatten die Ärzte dazu kein sterilisiertes, sondern nur destilliertes Wasser benutzt, das in hohem Maße mit Keimen verunreinigt sein konnte.[27] Eine weitere Ursache für Nebenwirkungen wurde darin erkannt, daß das Salvarsan sehr leicht oxydierte und dadurch viel toxischer wurde. Schon die Produktion von Salvarsan fand daher unter Abschluß von Sauerstoff statt, und das fertige Salvarsan mußte entsprechend in Glasampullen abgefüllt werden. Außerdem durfte der Arzt, der das Salvarsanpulver selbst aufzulösen hatte, die Lösung nicht länger als einige Minuten stehen lassen. Zum Teil schwere Nebenwirkungen konnten auch die durch den Spirochätenzerfall freiwerdenden Endotoxine auslösen. Hier waren die Nebenwirkungen unangenehm und gefährlich, wenn sie das Nervensystem betrafen. Dies galt es besonders bei der Behandlung von sekundärer Syphilis zu beachten. Zu Todesfällen war es in erster Linie bei – wie man heute sagen würde – Risikopatienten, Syphilitikern mit Herzschäden zum Beispiel, gekommen.

Ehrlich hatte allerdings schon 1910 auf Kontraindikationen wie schwere Erkrankungen des Zentralnervensystems, des Herzens und der Gefäße oder einer Reihe von Stoffwechselkrankheiten (u.a. Diabetes) hingewiesen.[28] Bei der Behandlung von sekundärer Syphilis riet er zu größter Vorsicht. Die Therapie sollte hier mit sehr kleinen Dosen beginnen.[29] Aber es gab immer wieder Ärzte, die Salvarsan als letztes Mittel in ihnen sonst hoffnungslos

25 Siehe die von Ehrlich zusammengestellten wissenschaftlichen Diskussionsbeiträge, Paul Ehrlich (Hg.): Abhandlungen über Salvarsan. (Ehrlich-Hata-Präparat 606 gegen Syphilis). 4 Bde. München 1911–14; zur Diskussion über die Nebenwirkungen in der Presse siehe Schulz (wie Anm. 22), S. 55–69.

26 Siehe Ehrlich, Abhandlungen (wie Anm. 25); Bäumler (wie Anm. 3), S. 247–250.

27 Später allerdings sahen Venerologen in einer bakteriellen Verunreinigung des Wassers keine Ursache mehr für die beobachteten Nebenwirkungen, siehe Wilhelm Kerl: Schädigungen durch Salvarsan. In: Jadassohn (wie Anm. 7), S. 604–716, hier S. 664.

28 Siehe Ehrlich, Behandlung (wie Anm. 8); Hoechst, Pharma, Gl 14.11/12: Rundschreiben v. 25.10.1919.

29 Siehe BAK, R86/2812: Ehrlich an den preuß. Ministerialdirektor im Kultusministerium, Dr. Schmidt, v. 6.3.1914.

erschienenen Fällen verabreichten. Frühzeitig hatte Ehrlich auch zur intravenösen Applikationsweise geraten, bei der allerdings anfangs aufgrund von Schwierigkeiten bei der praktischen Handhabung ebenfalls Nebenwirkungen auftraten.[30]

In zweierlei Hinsicht mußte Ehrlich schließlich seine theoretischen Prämissen modifizieren. Zum einen war eine Chemotherapie ohne jegliche Nebenwirkungen nicht möglich. Außerdem stellte sich rasch heraus, daß eine einzige Salvarsaninjektion, besonders in den späteren Stadien der Erkrankung, nicht ausreichte, alle Erreger abzutöten. Die Behandlungsdauer wurde deshalb verlängert und eine zusätzliche Behandlung mit Quecksilber (später mit Wismuth oder Jod) üblich.[31] Obwohl er in dem 1910 zusammen mit seinem japanischen Assistenten Sahachiro Hata veröffentlichten Buch über die „Experimentelle Chemotherapie der Spirillosen" noch davon ausgegangen war, daß man mit Salvarsan „zurzeit vollkommen zufrieden" sein könne,[32] kümmerte sich Ehrlich dann doch bald um Verbesserungen. Schon im folgenden Jahr wurde mit dem Neosalvarsan, das im Juni 1912 in den Handel kam, eine weniger toxische und besser verträgliche Arsenobenzolverbindung entwickelt, die einen niedrigeren Arsengehalt als das Salvarsan aufwies und weniger leicht oxydierte. Weitere Salvarsanpräparate folgten in den nächsten Jahren.[33]

Wie häufig bei der Salvarsanbehandlung schwere Nebenwirkungen aufgetreten waren oder es zu Todesfällen gekommen war, war umstritten, da es hierfür keine Meldepflicht gab. Einen gewissen Anhaltspunkt liefert eine vom Reichsamt des Innern 1914 initiierte Befragung der Universitätskliniken, größeren Krankenhäuser und Fachärzte. Die erst 1920 abgeschlossene Auswertung ergab, daß bis Ende 1913 in Deutschland über 150.000 Syphilitiker mit Salvarsanprodukten behandelt worden waren.[34] Bei 5,7 ‰ von ihnen traten Nekrosen auf, bei 2,6 ‰ wurden Hauterscheinungen (u.a. Dermatitiden, Erytheme, Urtikaria) beobachtet, bei 0,1 ‰ trat eine Schädigung der Niere ein, bei 0,1 ‰ kam es zu einer Gelbsucht, bei 0,2 ‰ zu Schwerhörigkeit oder Ertaubung, bei 0,6 ‰ zu Gehirnaffektionen und bei 2,0 ‰ zu Neurorezidiven. In drei Fällen war es zur Erblindung gekommen. Über die Häufigkeit leichterer Nebenwirkungen wie Fieber, Schweißaus-

30 Siehe Kerl (wie Anm. 27), S. 605–607

31 Bereits in einem Rundschreiben v. 25.10.1910 riet Ehrlich, bei intravenösen Injektionen die Behandlung nach zwei bis drei Wochen zu wiederholen, siehe Hoechst, Pharma Gl 14.11/12; Ehrlich, Schlußbemerkungen (wie Anm. 17), 130f.; Bäumler (wie Anm. 3), S. 254.

32 Ehrlich, Schlußbemerkungen (wie Anm. 17), S. 160.

33 Siehe Hoechst, Chronik (wie Anm. 20), S. 195; Issekutz (wie Anm. 7), S. 484–486; Bäumler (wie Anm. 3), S. 255.

34 Siehe BAK, R86/2811: RGA, v. 20.6.1920. Die Verhältniszahlen stellen Obergrenzen dar, da nicht alle Krankenhäuser die exakte Zahl der Behandelten nannten. Insgesamt wurden fast eine halbe Million Injektionen verabreicht, über 300.000 mit Salvarsan und über 100.000 mit Neosalvarsan, davon über 400.000 intravenös, der Rest meist subkutan, ganz wenige intramuskulär.

bruch, Schüttelfrost, Kopfschmerzen, Schwindel, Übelkeit, Erbrechen und Durchfall liegen keine genauen Angaben vor. Im Vergleich zur Behandlung mit Salvarsan traten bei Neosalvarsan seltener Nebenwirkungen in Erscheinung. Insgesamt meldeten die Kliniken und Ärzte 150 Todesfälle, von denen man jedoch nur 75 mit mehr oder minder großer Sicherheit auf die Salvarsanbehandlung zurückführte (bei 29 war das zumindest zweifelhaft). Das heißt, daß bei 0,5 ‰ der Behandelten die Salvarsantherapie vermutlich zum Tod führte, bei 0,3 ‰ mit relativ großer Sicherheit. Zu ähnlichen Ergebnissen kam auch eine 1915 im Auftrag des preußischen Innenministeriums von einem der Berliner Kreisärzte, Wilhelm Gehrke, erstellte Übersicht.[35] Gehrke erachtete das Risiko der Behandlung mit Salvarsanprodukten für insgesamt „minimal", eine Einschätzung, die das Kaiserliche Gesundheitsamt auch noch 1917 für im wesentlichen richtig erachtete.[36] Auch die vom Reichsamt des Innern 1914 befragten Kliniken und Ärzte beurteilten zu über 90 % den Wert von Salvarsan positiv.[37] Zum Vergleich: Bei Narkosen mit Chloroform beispielsweise rechnete man in mindestens 1–1,5 ‰ der Fälle mit tödlichen Zwischenfällen.[38]

Der Wiener Venerologe Wilhelm Kerl zog nach Auswertung der einschlägigen Fachliteratur Mitte der 1920er Jahre in einem Artikel für das renommierte „Handbuch der Haut- und Geschlechtskrankheiten" über die Nebenwirkungen der Salvarsantherapie zwar das Resümee, „daß man bestimmte Allgemeinschädigungen mit ziemlicher Sicherheit auf das Konto des Salvarsans zu setzen" habe. Obwohl einige dieser Nebenwirkungen dramatisch verlaufen konnten,[39] seien sie seiner Ansicht nach aber letztlich so selten, daß man bei der Syphilistherapie keinesfalls auf die Salvarsanpräparate verzichten könne.[40] Zur Vermeidung von Nebenwirkungen forderte

35 Siehe Bundesarchiv, Abteilung Potsdam (im folgenden BAP), (Bestand Reichsamt des Innern bzw. Reichsministerium des Innern) 15.01/11869, Bl. 36–68. Bis 1914 sind in Preußen 0,16 ‰ der ca. 75.000 mit Salvarsanprodukten Behandelten mit ziemlicher Sicherheit an der Behandlung gestorben. Zu Nebenwirkungen war es insgesamt bei 9,44 ‰ der Behandelten gekommen.

36 Siehe BAP, 15.01/11870, Bl. 169–173: Gutachten des KGA, v. 16.3.1917.

37 Siehe BAK, R86/2811: RGA, v. 20.6.1920.

38 Siehe Albert Eulenburg (Hg.): Real-Encyclopädie der gesammten Heilkunde. Medicinisch-chirurgisches Handwörterbuch für praktische Aerzte. 3. Aufl., Bd. 4., Wien, Leipzig 1894, S. 521.

39 Z.B. Störungen des Nerven- und Gefäßsystems (angioneurotischer Symptomkompex) und verschiedene Formen schwerer und schwerster Hautentzündungen (Dermatitiden). Heute würde man wohl von allergischen Reaktionen auf das Medikament sprechen. Außerdem wurde das Auftreten von Gelbsucht (Ikterus) beobachtet, wobei ein direkter Zusammenhang mit der Salvarsantherapie nicht restlos geklärt werden konnte. Auch das zentrale Nervensystem konnte von Nebenwirkungen betroffen werden (u.a. Encephalitis hämorrhagica), die zum Tod führten. Aber auch hier bestand Uneinigkeit über die Rolle von Salvarsan als alleiniger Verursacher. Vielmehr scheint das Zusammenspiel mit anderen Faktoren, u.a. schon durch die Syphilis verursachte Schädigungen, dafür verantwortlich gewesen zu sein.

40 Kerl (wie Anm. 27), S. 607.

Kerl allerdings seine Kollegen u.a auf, ihre Patienten nach der Injektion von Salvarsan genauer zu beobachten, um bei ersten Anzeichen von Komplikationen rasch eingreifen zu können.[41]

Es gab jedoch auch Ärzte, die das Risiko der Salvarsantherapie sehr viel höher bewerteten. Innerhalb weniger Jahre konnten mit den wissenschaftlichen Arbeiten zu diesem Thema Bibliotheken gefüllt werden.[42] Das wäre an sich nichts Ungewöhnliches. Wissenschaftlichen Streit über neue Heilmittel, über ihre Anwendung, ihre Risiken und über ihre Heilerfolge gab es in der Medizin immer wieder. Bemerkenswert an der Auseinandersetzung über das Salvarsan ist jedoch, daß sie nicht auf die wissenschaftliche Welt der Mediziner und ihre Fachorgane beschränkt blieb, sondern daß sie in Tages- und Wochenzeitungen, auf Versammlungen und in den Parlamenten, also in einer breiten Öffentlichkeit fortgesetzt wurde.[43]

Einer der Anführer der öffentlichen Kampagne gegen das Salvarsan war der Berliner Polizeiarzt Heinrich Dreuw.[44] Auf Versammlungen, in diversen Zeitungs- und Zeitschriftenartikeln, in Broschüren und Büchern wiederholte Dreuw immer wieder seinen Forderungskatalog, der eine lückenlose Gesundheitsüberwachung für Geschlechtskranke verlangte. Er polemisierte gegen die Salvarsanbehandlung, deren therapeutische Wirksamkeit er be-

41 Siehe Kerl (wie Anm. 27), S. 630f.

42 Schon 1913 umfaßte eine Zusammenstellung der wissenschaftlichen Salvarsanliteratur fast 3.000 Titel, siehe Victor Mentberger: Entwicklung und gegenwärtiger Stand der Arsentherapie der Syphilis mit besonderer Berücksichtigung des Salvarsan (Ehrlich-Hata 606) und des Neosalvarsans. Jena 1913, S. 230–339. Ein 1927 verfaßter Handbuchartikel über die Nebenwirkungen von Salvarsan verzeichnete in seinem Literaturverzeichnis dann schon allein zum Thema Nebenwirkungen über 1.500 Titel, siehe Kerl (wie Anm. 27), S. 676–716.

43 Siehe die Presseausschnittsammlung der Firma Hoechst, die von Schulz (wie Anm. 22) ausgewertet wurde. Leider mangelt es seiner medizinhistorischen Dissertation an historischer Einordnung und analytischer Perspektive. Weitere Presseausschnittsammlungen legten das Reichsamt des Innern (im folgenden RAI) für die Jahre 1910–16 (BAP, 15.01/11882) und das KGA bzw. Reichsgesundheitsamt (im folgenden RGA) (BAK, R86/2811–2817) an. Zur politischen Einordnung der Zeitungen habe ich mich orientiert an Kurt Koszyk: Geschichte der deutschen Presse. Teil II: Deutsche Presse im 19. Jahrhundert. Berlin 1966 und Teil III: Deutsche Presse 1914–1945. Berlin 1972; Heinz-Dietrich Fischer (Hg.): Deutsche Zeitungen des 17. bis 20. Jahrhunderts. Pullach b. München 1972.

44 Dreuw (1874–1934) studierte Medizin in Bonn, Berlin und München, wo er 1899 promovierte. 1900–07 war er Assistenzarzt, u.a. bei Paul Gerson Unna in Hamburg. Seit 1907 praktizierte er in Berlin als Spezialarzt für Haut- und Geschlechtskrankheiten. 1910–14 war er einer der Berliner Polizeiärzte. 1919 wurde er in den Beirat des preuß. Ministeriums für Volkswohlfahrt berufen. Seine Bewerbung um eine Professur an der Universität Berlin lehnte die medizinische Fakultät ab. Siehe Julius Schwalbe (Hg.): Reichs-Medizinal-Kalender für Deutschland auf das Jahr 1914, Leipzig 1914, Teil II, S. 106; Heinrich Dreuw: Den Reichstagsabgeordneten zugemutete sexuallegislatorische und sexualkapitalistische Kirchhofs- und Irrenhausdienste am deutschen Volk! Berlin 1923; Bäumler (wie Anm. 3), S. 273–276 (Bäumler gibt fälschlicherweise Richard als Vornamen Dreuws an); Schulz (wie Anm. 22), S. 19–23 u. 56.

zweifelte. Da die schweren Nebenwirkungen von den Ärzten nicht beherrscht werden könnten und es zu Todesfällen gekommen sei, forderte er ein Herstellungs- und Vertriebsverbot von Salvarsan. Außerdem äußerte er Kritik an der Werbung für Salvarsan, die in der Bevölkerung zu einer falschen, übertriebenen Erwartungshaltung an die Heilungserfolge geführt habe. Schuld daran habe auch die Berichterstattung der Presse. Einige Ärzten hätten dies ausgenützt und sich an Patienten bereichert.[45] Auf Intervention des Zentrumsabgeordneten Matthias Erzberger erhielt Dreuw im Januar 1914 Gelegenheit, seine Bedenken offiziell im Kaiserlichen Gesundheitsamt vorzutragen.[46]

Vermutlich aufgrund seiner ausfallenden Angriffe in der Tagespresse, die sich auch gegen Ehrlich persönlich richteten, wurde Dreuw im Mai 1914 als Berliner Polizeiarzt entlassen.[47] Seine Aufsätze wurden zunehmend von den einschlägigen wissenschaftlichen Fachorganen abgelehnt. Er konnte schließlich nur noch in nicht-wissenschaftlichen Blättern publizieren. Dreuw unterstellte das Wirken eines mächtigen »Salvarsan-Syndikats«, das mit aller Macht jegliche Kritik an dem neuen Heilmittel unterdrücken wolle.[48] Den prominenten Breslauer Venerologen Joseph Jadassohn, einen Salvarsanbefürworter, wollte er „auf die Anklagebank" schicken und den Reichstagsausschuß, der das Gesetz zur Bekämpfung der Geschlechtskrankheiten beriet, hielt er für ein „monopolistisches Klüngel- und Kliquen-Sachverständigen-System".[49]

45 Siehe BAP, 15.01/11867, Bl. 138–142: Bericht, v. 31.1.1914; BAK, R86/2812: Denkschrift Dreuws für das KGA, v. 4.2.1914. Wenig später publizierte Dreuw seine Denkschrift, siehe Dreuw, Salvarsangefahr (wie Anm. 20), S. 13–29. 1922 verlangte Dreuw in einer Eingabe an den bevölkerungspolitischen Ausschuß des preuß. Landtags ein Verbot der Salvarsanbehandlung, siehe Sammlung der Drucksachen des Preußischen Landtages (im folgenden SDPL). Berlin, 1. Wahlperiode, 1. Tagung 1921/22, Bd. 4, Nr. 1976, S. 2237.

46 Siehe BAP, 15.01/11867, Bl. 133: Abschrift, Erzberger an Franz Bumm, Präsident des KGA, v. 10.10.1913; ibid., Bl. 134: Staatssekretär des Innern an KGA, v. 8.12.1913; ibid., Bl. 190: Abschrift, Bumm an Dreuw, v. 20.12.1913; BAK R86/2817.

47 Dabei soll, wie Dreuw glaubte, der Berliner Venerologe Felix Pinkus – ein Neffe Ehrlichs – eine entscheidende Rolle gespielt haben. Siehe Dreuw, Salvarsanfrage (wie Anm. 20), S. 40–47; Stellungnahme Martin Kirchners, in: Stenographische Berichte über die Verhandlungen des Preußischen Herrenhauses (im folgenden SBVPH). Berlin, Sitzung v. 28.5.1914, Session 1913 u. 1914/15, Sp. 534f.

48 Vgl. Dreuw, Salvarsanfrage (wie Anm. 20), S. 13. Zum »Salvarsan-Syndikat« wurden gerechnet: die Venerologen Neisser, Pinkus, Wechselmann und Karl Hexheimer (Frankfurt a.M.), die Internisten Gustav Treupel (Frankfurt a.M.) und Wilhelm Weintraud (Wiesbaden), der Psychiater Konrad Alt, der Göttinger Pharmakologe Wolfgang Heubner sowie die einflußreichen Chefredakteure Bernhard Spatz (Münchner Medizinische Wochenschrift) und Julius Schwalbe (Deutsche Medizinische Wochenschrift), siehe Hoechst, ST, Bd. 4: Heinrich Müller: Das Salvarsan-Syndikat. In: Das kleine Journal, Berlin, v. 12.5.1914.

49 Dreuw, Reichstagsabgeordneten (wie Anm. 44), Vorwort.

Den Salvarsanbefürwortern gelang es dagegen nicht, die gleiche Medienpräsenz zu erreichen. Einige Zeitungen druckten allerdings Erklärungen von Ärzten ab, die Ehrlich ihr Vertrauen aussprachen und die Salvarsanbehandlung sehr positiv beurteilten.[50] Der Mitentdecker des Syphiliserregers, Erich Hoffmann, beispielsweise versuchte mit einem Zeitungsartikel Anfang 1914, die durch die Alarmberichte über Zwischenfälle bei der Salvarsanbehandlung verunsicherte Öffentlichkeit aufzuklären. Nebenwirkungen und Todesfälle, so versicherte er, träten nur sehr selten auf. Die Entdeckung von Salvarsan sei daher eine der „segensreichsten Errungenschaften".[51]

Aber völlig konnten – oder wollten – die Medizinalbehörden Dreuws Kritik am Salvarsan nicht ignorieren. Anfang 1919 wurde er als einer der prominentesten Salvarsangegner zur Mitwirkung an einem Beratungsgremium des preußischen Innenministeriums eingeladen. Mit seiner Forderung nach einer paritätisch mit Salvarsangegnern wie -befürwortern besetzten Kommission konnte er sich jedoch nicht durchsetzen. Aufgrund ausfallender Äußerungen wurde ihm vom Vorsitzenden Martin Kirchner, dem obersten preußischen Medizinalbeamten, schließlich das Wort entzogen.[52] Nach Kirchners Pensionierung wurde Dreuw im Oktober des selben Jahres dann wieder zum Mitglied des Arbeitsausschusses zur Bekämpfung der Geschlechtskrankheiten ernannt, der als Expertengremium das preußische Ministerium für Volkswohlfahrt bis Ende 1920 beriet.[53] Welche Dimensionen Dreuws Feldzug gegen das Salvarsan schließlich annahm, illustriert der Titel seines 1922 vom Berliner Ritter-Verlag verlegten Buches „Weltbluff, der Kampf eines Einzelnen gegen den Sexualkapitalismus".

Die weniger polemische Kritik eines Assistenzarztes der Straßburger Hautklinik, Victor Mentberger, wurde ernster genommmen. In seinem 1913 veröffentlichten Buch über „Entwicklung und gegenwärtiger Stand der Arsentherapie der Syphilis" beschäftigte er sich mit den Nebenwirkungen der Salvarsantherapie und listete über 200 Todesfälle auf, die seiner Ansicht nach auf das Salvarsan zurückzuführen seien. Auch wenn Salvarsan nicht in jedem Falle Syphilis heile und deshalb auf die Behandlung mit Quecksilber oder Jod nicht verzichtet werden könne, lehnte er die neue Therapie nicht völlig ab. Er forderte jedoch, daß jeder Geschlechtskranke im Interesse des

50 Siehe BAP, 15.01/11867, Bl. 161: „Für das Salvarsan!" In: Breslauer General-Anzeiger, Nr. 58, v. 28.2.1914, mit einer Unterschriftenliste von ca. 210 Salvarsanbefürwortern.

51 BAK, R86/2812: Erich Hoffmann: Ueber den Wert des Salvarsan für die Heilung der Syphilis. In: Bonner Zeitung, Beilage, Nr. 66, v. 8.3.1914, ein Wiederabdruck aus der Neuen Freien Presse.

52 Siehe BAP 15.01/11874, Bl. 43–53: Besprechung im preuß. Innenministerium, v. 1.2.1919.

53 Siehe Geheimes Staatsarchiv, Preußischer Kulturbesitz, Berlin-Dahlem, (Bestand Jüngere Medizinalregistratur) Rep. 76 VIII B/3800, Bl. 206: Ministerium für Volkswohlfahrt an Dreuw, v. 15.10.1919.

Allgemeinwohls vor Beginn der Behandlung über die Risiken und Behandlungsalternativen aufgeklärt werden müsse.[54]

Welche Bedeutung die öffentliche Kritik an der Salvarsanbehandlung erlangte, zeigt sich daran, daß im preußischen Abgeordnetenhaus und im Reichstag Abgeordnete von der Regierung Aufklärung über die Nebenwirkungen und Todesfälle bei der Salvarsanbehandlung verlangten.[55] Sensibilisiert durch die Diskussion um Experimente mit Krankenhauspatienten wie im »Fall Neisser«,[56] forderte das Reichsamt des Innern das Kaiserliche Gesundheitsamt auf, sich einzuschalten. In einem ersten Gutachten bestätigte das Kaiserliche Gesundheitsamt Ende 1913, daß die Salvarsanbehandlung „zur Zeit noch keinen unbedenklichen und harmlosen Eingriff" bedeute. Die mit ihr verbundenen Risiken hielten sich jedoch „immerhin in mäßigen Grenzen".[57] Einige Monate später kam es in einem zweiten Gutachten zum Ergebnis, daß die Salvarsantherapie einen „großen Fortschritt in der Behandlung und Heilung" der Syphilis bedeute. Zwar habe es bei der Einführung von Salvarsan zwischen 1910 und 1912 „Opfer an Gesundheit und Leben" gegeben, aber „solche Opfer werden sich niemals vermeiden lassen". Denn „bis zu einem gewissen Grade und bis zum Ablauf einer gewissen Erfahrungszeit" sei jeder Patient, der sich nach einem neuen therapeutischen Verfahren behandeln lasse, „Zufällen ausgesetzt". Paul Ehrlich, so stellte das Gutachten schließlich fest, habe sich bei der Einführung von Salvarsan keinerlei Fehler zuschulden kommen lassen.[58]

Ein Verbot der Salvarsanprodukte lehnte das Kaiserliche Gesundheitsamt daher ab. Es sah auch keinerlei Veranlassung, verbindliche Therapierichtlinien zu erlassen. Kritisiert wurde vom Kaiserlichen Gesundheitsamt lediglich die Art und Weise, wie die Pharmaindustrie ihre Werbung betrieb. Daß die Auseinandersetzung um das Salvarsan nicht auf die medizinische Fachpresse beschränkt geblieben war, sondern in einer breiten Öffentlichkeit geführt wurde, sei bedauerlich, da dadurch „große Beunruhigung"

54 Siehe Mentberger (wie Anm. 42). Victor Mentberger war ein Schüler des Straßburger Venerolgen Alfred Wolff.

55 Siehe SBVPH (wie Anm. 47), Sitzung v. 28.5.1914, Session 1913 u. 1914/15, Sp. 531; Verhandlungen des Deutschen Reichstages (im folgenden VDtRT). Berlin, Bd. 304, Nr. 1420, S. 2917, v. 2.3.1914: Anfrage des fraktionslosen Sanitätsrats Jacob Becker, des Freisinnigen Kieler Venerologen und stellvertretenden Vorsitzenden der „Deutschen Gesellschaft zur Bekämpfung der Geschlechtskrankheiten" (im folgenden DGBG), Wilhelm Struve, sowie des Geheimen Medizinalrats Heinrich Gerlach (Münster) und des praktischen Arztes Eugen Schatz (Saargemünd), beide vom Zentrum.

56 Neisser hatte 1892 mit einem Syphilisserum Versuche an Krankenhauspatienten, darunter auch Kindern, gemacht. Der Fall wurde von der Presse aufgedeckt und in der Öffentlichkeit diskutiert. In einem Disziplinarverfahren wurde er zu einer Geldstrafe verurteilt und erhielt einen Verweis wegen Verletzung seiner Pflichten als Arzt, Direktor einer Klinik und Professor. Seiner wissenschaftlichen Karriere hat der Skandal jedoch nicht geschadet. Siehe Elkeles, Menschenversuche (wie Anm. 1).

57 BAP, 15.01/11867, Bl. 130–132: Gutachten zur Salvarsanbehandlung, v. 12.11.1913.

58 BAP, 15.01/11867, Bl. 266–305: Bericht des KGA, v. 13.5.1914.

entstanden sei.[59] Die offiziöse Norddeutsche Allgemeine Zeitung versicherte daher Anfang 1914 in einer halbamtlichen Stellungnahme, daß die staatlichen Gesundheitsbehörden die Einführung der Salvarsanbehandlung sowie den wissenschaftlichen Streit darüber von Anfang an „auf das sorgfältigste“ verfolgt habe. Für ein Eingreifen habe jedoch kein Anlaß bestanden. Man hielt es daher „im Interesse des Ansehens der deutschen Wissenschaft in hohem Grade [für] erwünscht, wenn sich die Gemüter in dieser Angelegenheit nunmehr beruhigten“.[60] Auch drei Jahre später, 1917, erachtete es das Kaiserliche Gesundheitsamt nicht für notwendig, eine Maximaldosis für die Salvarsanbehandlung festzulegen. Die Dosierung müsse dem „sachverständigen Ermessen“ des behandelnden Arztes überlassen bleiben. Von einem „gewissenhaften“ Arzt könne erwartet werden, daß er sich die für die Salvarsanbehandlung nötigen Kenntnisse zu erwerben wisse.[61]

Nach dem Ersten Weltkrieg wich die staatliche Gesundheitsverwaltung von dieser Haltung jedoch allmählich ab. Nach langen Diskussionen verabschiedete der Reichsgesundheitsrat – das offizielle Expertengremium, das das Reichsministerium des Innern in Medizinalfragen beriet – 1921 „Richtlinien für die Anwendung der Salvarsanpräparate“, die detailliert auf Dosierung, Nebenwirkung, Art und Weise der Verabreichung etc. eingingen.[62] Auf Anweisung der Firma Hoechst wurden diese Richtlinen ab Anfang März 1922 allen Salvarsanpackungen beigefügt.[63] In den medizinischen Debatten über das Salvarsan wurde nun auch die Frage nach Langzeitwirkungen der neuen Therapie gestellt. Einige Ärzte, darunter der Heidelberger Neuropsychiater Karl Wilmanns, suchten – allerdings vergeblich – die These zu belegen, daß die Salvarsanbehandlung die Widerstandskraft der Patienten herabsetze. Damit erhöhe sich das Risiko, an Tabes dorsalis, Gehirnparalyse oder Aortitis zu erkranken, den gefürchteten Leiden des Spätstadiums der Syphilis.[64] In der Diskussion über die Ursachen von Nebenwirkungen wurde zudem vermutet, daß die verwendeten Salvarsanprodukte nicht immer völlig einwandfrei waren.[65] Als Ursachen kamen zum einen

59 BAP, 15.01/11867, Bl. 266–305: Bericht des KGA, v. 13.5.1914. Zur Werbung der pharmazeutischen Industrie siehe Wimmer (wie Anm. 23), S. 74–85 u. 333–355.

60 BAK, R86/2812: Norddeutsche Allgemeine Zeitung, Nr. 87, v. 15.4.1914. Die Stellungnahme wurde am selben Tag u.a. auch von den Münchner Neuesten Nachrichten und der konservativen Kreuzzeitung abgedruckt.

61 BAP, 15.01/11870, Bl. 169–173: Gutachten des KGA, v. 16.3.1917.

62 Siehe Veröffentlichungen des Reichsgesundheitsamts. Berlin, 25 (1921), S. 881f. Die meisten der 1918 vom KGA befragten Fachleute befürworteten die Festsetzung von Maximaldosen für Salvarsan, siehe BAK, R86/2814. Der Reichsgesundheitsrat diskutierte darüber erstmals im April 1919, siehe ibid: Tagesordnung für die Beratungen des Reichs-Gesundheitsrats am 29.4.1919, v. 25.3.1919.

63 Siehe Hoechst, Chronik (wie Anm. 20), S. 313f.

64 Siehe Susan Gross Solomon: Das Reisetagebuch als Quelle für die Analyse binationaler medizinischer Unternehmungen. In: Karl Wilmanns: Lues, Lamas, Leninisten. Tagebuch einer Reise durch Rußland in die Burjatische Republik im Sommer 1926, hg. v. Jochen Richter. Pfaffenweiler 1995, S. 1–41.

65 Siehe Kerl (wie Anm. 27), S. 610, 627 u. 664; Jadassohn und Georg Arndt im Preuß.

Qualitätsmängel bei der Herstellung in den Hoechster Farbwerken in Betracht. Zum anderen hatten in den Nachkriegsjahren Schieber verdorbenes Salvarsan in Umlauf gebracht.[66] Einige Mediziner forderten daher eine intensivere chemische wie biologische Prüfung von Salvarsan, bevor es in den Handel komme. Die Salvarsanprüfung, die im von Ehrlich – und ab 1916 von seinem Nachfolger, Wilhelm Kolle – geleiteten Georg-Speyer-Haus durchgeführt wurde, sollte nötigenfalls unter staatliche Aufsicht gestellt werden.[67] 1926 erließ das preußische Ministerium für Volkswohlfahrt eine entsprechende Verordnung, und ab 1928 mußte jede Salvarsanpakkung einen staatlichen Prüfvermerk tragen.[68] Wie sehr dies eine Ausnahme im, verglichen mit den USA, bei der Arzneimittelsicherheit rückständigen Deutschland war, zeigt sich daran, daß es bis dahin nur noch bei Impfstoffen eine staatliche Kontrolle gab.[69]

Das von Ehrlich entwickelte Konzept einer Chemotherapie gegen Syphilis war bei der Ärzteschaft sowohl auf Begeisterung als auch auf entschiedene Ablehnung gestoßen. Nicht nur die neue Therapie selbst, sondern auch die Art und Weise ihrer Einführung, besonders die umfassende klinische Erprobung, wurden kritisiert. Die Risiken der Salvarsanbehandlung waren zu einem Thema öffentlicher Debatten geworden. Für den Laien stellte sich die Frage: Wem konnte, wem sollte er glauben? Den Berichten über erstaunliche Heilerfolge oder denen über schwere Nebenwirkungen und Todesfälle?

2. Der Preis von Salvarsan: Medizinische Forschung zwischen Staat und Industrie

Das Salvarsan geriet nicht nur wegen der Nebenwirkungen in die Schlagzeilen, sondern auch aufgrund seines Preises, dessen Höhe in Frankreich und

Landesgesundheitsrat, in: Die Salvarsan-Frage. Stenographischer Bericht über die Sitzung des Preußischen Landesgesundheitsrats am Sonnabend, den 14. Januar 1922 [...] im Preußischen Wohlfahrtsministerium. Berlin 1922 (= Veröffentlichungen aus dem Gebiete der Medizinalverwaltung. Bd. 16, Heft 7), S. 26f. u. 119.

66 Siehe BAK, R86/2814: Mitteilung der Staatsanwaltschaft Kiel, v. 18.11.1918; G. Arndt im Preuß. Landesgesundheitsrat, in: Salvarsan-Frage (wie Anm. 65), S. 136. Zu Fällen von Salvarsandiebstahl und -schieberei siehe Hoechst, Chronik (wie Anm. 20), S. 281f.; Hoechst, ST Bd. 7.

67 Siehe BAK, R86/2816: Bericht des RGA für das RMI, v. 2.5.1923; Forderungen Jadassohns im Preuß. Landesgesundheitsrat, in: Salvarsan-Frage (wie Anm. 65), S. 31f. u. 39.

68 Siehe BAK R86/2815: Erlaß des preuß. Ministeriums für Volkswohlfahrt: Vorschriften über Schutz- und Heilmittel, die einer staatlichen Prüfung unterliegen, v. 28.8.1926; Hoechst, Chronik (wie Anm. 20), S. 288f. u. 458. Die vom Georg-Speyer-Haus entwickelten Richtlinien zur Kontrolle von Salvarsanpräparaten wurden 1926 vom Standardisierungsausschuß des Völkerbunds übernommen, siehe ibid., S. 405f.

69 Siehe Wimmer (wie Anm. 23), bes. S. 356–358. 1927 wurde noch die Prüfung von Digitalis-Präparaten verstaatlicht.

der Schweiz schon kurz nach seiner Einführung im Dezember 1910 Ziel kritischer Bemerkungen wurde.[70] In einem Leserbrief an die Gazette de Lausanne rechnete Louis Bourget vor, daß der Preis von Salvarsan völlig überhöht sei. Während Apotheken für ein Kilo Salvarsan 12.500 Fr zahlen müßten und es für 20.800 Fr wieder verkauften, würden die Herstellungskosten nur wenig mehr als 10 Fr pro Kilo betragen.[71] Diese Rechnung wurde im Frühjahr 1911 von einigen deutschen Presseorganen, Organen der Naturheilkundebewegung und dem Salvarsankritiker Dreuw aufgegriffen. Man warf Hoechst vor, mit jedem Kilo Salvarsan mindestens 10.000 Mark Profit zu machen, und in der sozialdemokratischen Presse war die Rede vom »Salvarsankapitalismus«.[72] Nach dem Ersten Weltkrieg beschuldigte der USPD-Abgeordnete Fritz Kunert, ein Journalist, im Reichstag Hoechst des Wuchers. Für die Krankenkassen sei der Salvarsanpreis ruinös.[73] Mit markigen Worten beschimpfte schließlich Heinrich Dreuw die Salvarsanbefürworter in der Ärzteschaft als „Vettern und Freunde der über Leichen gehenden, sprechzimmer- und geldsackfüllenden sexualkapitalistischen Methodik".[74]

Zum Teil trug die Kritik der Salvarsangegner offen antisemitische Züge. Ehrlich, der Hoechst 1910 vertraglich gestattet hatte, seinen Namen uneingeschränkt für Werbezwecke zu nutzen,[75] wurde unterstellt, sich mit dem Salvarsan persönlich bereichert zu haben. In einem Flugblatt von 1914, für das ein Berliner Ingenieur namens W. Born verantwortlich zeichnete, war die Rede von einer „Riesen-Judenreklame" der „Judenpresse" für das „gemeingefährliche Giftheilmittel" Salvarsan, mit dem Ehrlich jährlich eine Million Mark verdiene.[76] Wie sehr Ehrlich unter den Presseattacken litt, die er „geradezu als Schmach" empfand, zeigen seine an das preußische Kultusministerium gerichteten Briefe.[77] Ähnliche Vorwürfe mußte sich auch der

70 Siehe Die Salvarsan-Prozesse. Frankfurt/M. 1965 (= Dokumente aus Hoechster Archiven. Beiträge zur Geschichte der Chemie. 7), S. 10.

71 Siehe Hoechst, ST, Bd. 2: Gazette de Lausanne, Nr. 343, v. 12.12.1910; Bäumler (wie Anm. 3), S. 251f.; Schulz (wie Anm. 22), S. 38f. Bourget (1856–1913), Universitätsprofessor und Direktor der Lausanner Medizinischen Klinik, war wenige Jahre zuvor mit einem erfolgreichen medizinkritischen Werk an die Öffentlichkeit getreten, siehe Louis Bourget: Quelques erreurs et tromperies de la science médical moderne. Paris 1907, ^{4}1915.

72 Siehe Dreuw, Salvarsangefahr (wie Anm. 20), S. 34; Artikel des SPD-Reichstagsabgeordneten und späteren preuß. Kultusministers, Konrad Haenisch (1876–1925), BAP, 15.01/11872, Bl. 2f.: „Wissenschaft und Kapital". In: Hamburger Echo Nr. 269, v. 16.11.1917; vgl. Schulz (wie Anm. 22), S. 41–49.

73 Siehe Kunert, 171. Sitzung v. 10.6.1918, VDtRT (wie Anm. 55), Bd. 312, S. 5367Df.; 354. Sitzung v. 15.5.1923, ibid., Bd. 360, S. 11067; 303. Sitzung v. 20.2.1923, ibid., Bd. 358, S. 9784D–9786C.

74 Dreuw, Reichstagsabgeordneten (wie Anm. 44), Vorwort.

75 Siehe Wimmer (wie Anm. 23), S. 190.

76 BAP, 15.01/11867, Bl. 163–165: W. Born, sen.: Politik der Technischen Stände, Kampf gegen Volksverhetzung, v. ca. März 1914.

77 Siehe BAK, R86/2812: Abschrift, Brief Ehrlichs an Ministerialdirektor Dr. Schmidt, preuß. Kultusministerium, v. 6.3.1914.

Berliner Venerologe und Mitbegründer der „Deutschen Gesellschaft zur Bekämpfung der Geschlechtskrankheiten" (DGBG), Alfred Blaschko, der mit zu den Ärzten gehörte, die an den klinischen Tests von Salvarsan beteiligt waren, anhören.[78] Aber auch die Farbwerke Hoechst bzw. dann die I.G. Farben wurden das Ziel antisemitischer Angriffe.[79]

Die innerbetriebliche Kalkulation der Farbwerke Hoechst für Salvarsan ist nicht bekannt. Aufgrund seiner verfahrenstechnisch komplizierten Herstellung werden die Produktionskosten vermutlich nicht gering gewesen sein. Die Umsatzzahlen deuten zumindest an, daß Hoechst mit Salvarsan gute Geschäfte machte – auch wenn sie freilich keinen Rückschluß auf die Gewinnspannen zulassen. Immerhin betrug der Anteil von Salvarsan am Umsatz der Firma schon im Einführungsjahr 24,5 %. Neben den schmerz- und fiebersenkenden Mitteln Antipyrin und Pyramidon gehörte Salvarsan damit zu den drei Präparaten, mit denen Hoechst den höchsten Umsatz erzielte.[80] Zudem konnten es sich die Farbwerke leisten, den Krankenkassen einen Teil der Kosten für eine Salvarsanbehandlung rückzuvergüten.[81] Hoechst war bei der Herstellung von Arsenpräparaten bis zum Ersten Weltkrieg nicht nur die weltweit führende Firma, sondern besaß hier ein Monopol. Dennoch behauptete Hoechst 1914 in einer Presseerklärung, daß Salvarsan in ihren Gewinnen keine allzu große Bedeutung spiele.[82] Die Monopolstellung wurde erst im Ersten Weltkrieg gebrochen, als pharmazeutische Firmen in England (Burroughs Wellcome), Frankreich, Rußland, den USA und Kanada unter Umgehung der Patente dem Salvarsan gleiche Präparate herstellten.[83] Aber auch noch nach dem Ersten Weltkrieg erzielte

78 Siehe Florian Tennstedt: Alfred Blaschko – das wissenschaftliche und sozialpolitische Wirken eines menschenfreundlichen Sozialhygienikers im Deutschen Reich. In: Zeitschrift für Sozialreform 25 (1979), S. 513–523, 600–613, 646–667, hier S. 522. Zur DGBG siehe Lutz Sauerteig: „... ein Übel, das am Marke des deutschen Volkes zehrt ...". Gesundheitspolitische Strategien gegen Geschlechtskrankheiten in Deutschland im späten 19. und frühen 20. Jahrhundert. Phil. Diss. Berlin: Humboldt-Universität, 1996, Kap. III.

79 Siehe Hoechst, Neo-Salvarsan, Tageszeitungen (im folgenden NST): z.B. auf der Titelseite des nationalsozialistischen Hamburger Volksblatts Jg. 2, Nr. 2, v. Januar 1929 die Überschrift „Salvarsan! Die Salvarsanherstellung – ein jüdisches Riesengeschäft".

80 Siehe Wimmer (wie Anm. 23), S. 191. Diese Angaben beziehen sich auf den Umsatz ohne die bakteriologischen Präparate.

81 Siehe den Bericht über die Jahresversammlung des Hauptverbandes deutscher Ortskrankenkassen, BAK, R86/2812: Die Krankenkassen und das Salvarsan. In: Berliner Lokal-Anzeiger Nr. 353, v. 15.7.1914. 1914 erhielten die Krankenkassen von Hoechst eine bis zu 10 %ige Rückvergütung auf jede Krankenhausbehandlung mit Salvarsan.

82 Siehe Schulz (wie Anm. 22), S. 45.

83 Siehe Hoechst, Chronik (wie Anm. 20), S. 237–239, 245f. u. 352–355; Jonathan Liebenau: Medical science and medical industry. The formation of the American pharmaceutical industry. Houndmills 1987, S. 109–124; Michael Robson: The British pharmaceutical industry and the First World War. In: Jonathan Liebenau (Hg.): The challenge of new technology. Innovation in British business since 1850. Aldershot [u.a.] 1988, S. 83–105, hier S. 90–97; Wimmer (wie Anm. 23), S. 191; Judy Slinn:

Hoechst mit den Salvarsanprodukten hohe Umsätze.[84]

Die Zusammenarbeit von Pharmakonzern und wissenschaftlichem Forschungsinstitut erregte auch noch in anderer Hinsicht Verdacht. Von Salvarsangegnern wurde der Vorwurf erhoben, daß Hoechst zusammen mit Universitätsprofessoren, einflußreichen Zeitungen (wie der Frankfurter Zeitung) und Regierungsstellen (wie dem Kaiserlichen Gesundheitsamt) aus finanziellen Interessen und gegenseitiger Abhängigkeit heraus kritische Berichte über das Salvarsan verhindert hätte. Es war auch hier die Rede von einem finanzstarken »Salvarsan-Syndikat«.[85]

Um die Hintergründe dieser Auseinandersetzungen zu verstehen, ist es notwendig, die Rahmenbedingungen zu rekapitulieren, unter denen Ehrlich und seine Mitarbeiter das Salvarsan entwickelten. Dazu gehörte das Interesse des wilhelminischen Staates, aus Prestige- wie ökonomischen Gründen seine international führende Stellung auf dem Gebiet der Naturwissenschaften zu bewahren und auszubauen. Hierzu mußten die Forschungsstrukturen der deutschen Wissenschaftslandschaft, die eine starke Trennung der Disziplinen bewirkt hatten, aufgebrochen werden. Bestimmte neue Forschungsrichtungen, wie die experimentelle Therapie, bedurften zum einen einer besseren finanziellen Ausstattung als ältere Forschungszweige. Zum anderen erforderten sie eine stärker interdisziplinär ausgerichtete Zusammenarbeit, wie sie bisher im deutschen Ordinariensystem nicht üblich war.[86]

Erreicht werden konnte dies nur mit einer neuen Form der Wissenschaftsförderung und -organisation, wie sie der einflußreichste preußische Wissenschaftsbeamte, Friedrich Althoff, maßgeblich einleitete und durchsetzte. Wichtige Elemente des, wie es schon die Zeitgenossen nannten,

Research and development in the UK pharmaceutical industry from the nineteenth century to the 1960s. In: Roy Porter, Mikuláš Teich (Hg.): Drugs and narcotics in history. Cambridge 1995, S. 168–186, hier S. 175f.

84 Siehe Wimmer (wie Anm. 23), S. 316. 1931 rangierte Neosalvarsan mit 48 % an der Spitzes des Umsatzes im pharmazeutischen Bereich.

85 So erhob im Juni 1914 der Journalist Heinrich Müller in einem Artikel („Reichsregierung und Salvarsan") in der Berliner Zeitung Das kleine Journal nicht nur den Vorwurf, daß sich das KGA finanziell am „Salvarsan-Rummel" beteiligt habe, sondern auch, daß die Pariser Zeitung Le Matin 400.000 Franc erhalten habe, damit sie keine kritischen Berichte mehr über Salvarsan drucke. Von wem das Geld stammte, ließ er bewußt offen, deutete aber an, daß es aus Kreisen komme, die Ehrlich „bedenklich nahe" stünden; abgedruckt in: Salvarsan-Prozesse (wie Anm. 70), S. 12. Siehe Schulz (wie Anm. 22), S. 49–55.

86 Siehe Timothy Lenoir: Eine Zauberkugel. Profitorientierte Forschung und Erkenntnisfortschritt in Deutschland um 1900. In: ders.: Politik im Tempel der Wissenschaft. Forschung und Machtausübung im deutschen Kaiserreich [Aufsätze, übers. a.d. engl v. Horst Brühmann]. Berlin 1992, S. 107–145, bes. S. 128–145; Manfred Rasch: Kommunalisierung, Regionalisierung und Konzentrierung: Aspekte preußischer Wissenschaftspolitik unter Friedrich Althoff und seinen Nachfolgern. In: Bernhard vom Brocke (Hg.): Wissenschaftsgeschichte und Wissenschaftspolitik im Industriezeitalter. Das »System Althoff« in historischer Perspektive. Hildesheim 1991, S. 109–122, hier S. 110.

»Systems Althoff« waren neben dem Ausbau des Hochschulwesens zum „zentral organisierten und gelenkten »Großbetrieb«",[87] dessen Verwaltung Althoff mittels eines dichten Netzes von Beziehungen und Abhängigkeiten in seinen Händen hielt, auch die Heranziehung privater Geldgeber. Französische (Institut Pasteur) und amerikanische Beispiele waren dabei Vorbilder.[88] Zum forschungspolitischen Interesse des Staates trat als weiterer wichtiger Aspekt die zunehmende Abhängigkeit bestimmter Industriezweige wie der chemischen und der pharmazeutischen Industrie von den Ergebnissen der Grundlagenforschung. Für einzelne Industriebetriebe jedoch war die Einrichtung entsprechend teurer Laboratorien, in denen nicht nach marktwirtschaftlichen Gesichtspunkten geforscht wurde, betriebswirtschaftlich nicht lohnend.[89]

Dieses gemeinsame Interesse von staatlicher Wissenschaftspolitik und Industrie an interdisziplinärer Grundlagenforschung war der Ausgangspunkt für die Gründung einer neuen Form außeruniversitärer Forschungsinstitute, deren Nutznießer Ehrlich werden sollte. Althoff hatte dem jungen Bakteriologen und Serumforscher, dem als ungetauften Juden eine Hochschulkarriere unmöglich war, schon mit der Gründung des „Instituts für Serumforschung und Serumtherapie" 1896 in Steglitz den entscheidenden Schritt aus dem Schatten seines Lehrers Robert Koch in eine eigene Wissenschaftlerkarriere ermöglicht. Auf Betreiben Althoffs übersiedelte dieses Institut unter Erweiterung seines Aufgabenbereichs als „Königliches Institut für experimentelle Therapie" 1899 nach Frankfurt a.M.[90] In Frankfurt intensivierten sich die schon seit längerem bestehenden Kontakte zwischen Ehrlich und den Farbwerken Hoechst. Als die zunehmenden Kontrollaufgaben über die Seraproduktion die Forschungsarbeit des Instituts immer stärker in den Hintergrund drängten, suchte Ehrlich nach neuen Möglichkeiten, sein in diesen Jahren entwickeltes chemotherapeutisches Konzept weiterzuverfolgen. Mit finanzieller Unterstützung einer dem Andenken des Frankfurter Bankiers Georg Speyer gewidmeten Stiftung, Geldern der Farbwerke Hoechst und Cassella sowie unter planerischer Beteiligung von Althoff und dem finanziellen Engagement der Stadt Frankfurt[91] wurde im September 1906

87 So 1905 der evangelische Theologe und Generaldirektor der preuß. Staatsbibliothek, Adolf Harnack; zitiert nach Bernhard vom Brocke: Hochschul- und Wissenschaftspolitik in Preußen und im Deutschen Kaiserreich 1882–1907: das »System Althoff«. In: Peter Baumgart (Hg.): Bildungspolitik in Preußen zur Zeit des Kaiserreichs. Stuttgart 1980, S. 9–118, hier S. 15.

88 Siehe Brocke, Wissenschaftspolitik (wie Anm. 87); ders., Wissenschaftsgeschichte (wie Anm. 86); Peter Hanske: Das französische Wissenschaftssystem im späten 19. und frühen 20. Jahrhundert und die Ansätze nichtstaatlicher Wissenschaftsförderung. In: Rüdiger vom Bruch, Rainer A. Müller (Hg.): Formen außerstaatlicher Wissenschaftsförderung im 19. und 20. Jahrhundert. Deutschland im europäischen Vergleich. Stuttgart 1990, S. 259–276, hier S. 272f.; Rasch (wie Anm. 86), S. 110f. u. 115–122.

89 Siehe Lenoir (wie Anm. 86), S. 128f., 143.

90 Siehe Bäumler (wie Anm. 3), S. 114f., 121–129, 136f.

91 Zur Politik Althoffs, finanzkräftige Kommunen zum finanziellen Engagement in der Wissenschaftsförderung zu bewegen, siehe Rasch (wie Anm. 86), S. 109, 111–113.

für Ehrlich das „Georg-Speyer-Haus“ als reines Forschungsinstitut gegründet. Befreit von universitären Lehrverpflichtungen konnten hier Ärzte, Chemiker und Biologen an der interdisziplinären Fragestellung der Chemotherapie forschen. Das Georg-Speyer-Haus war, wie Kochs Institut für Infektionskrankheiten und Emil Behrings Institut für experimentelle Hygiene, ein typisches Produkt des »Systems Althoff«.[92]

Die Anfangskosten des Georg-Speyer-Hauses wurden aus dem Stiftungskapital finanziert. Hinzu kam im Sommer 1909 eine beträchtliche Spende der amerikanischen Rockefeller-Stiftung in Höhe von $ 10.000, um die Ehrlich für seine Forschungsarbeit ersucht hatte.[93] Später sollten die laufenden Kosten jedoch vom Institut selbst finanziert werden, und zwar durch den Verkauf seiner Forschungsergebnisse. Auch die Institutsmitarbeiter, allen voran natürlich Ehrlich, sollten an den finanziellen Erträgen ihrer Forschung beteiligt werden. Die Farbwerke Hoechst und Cassella belieferten das Institut mit den chemischen Rohstoffen für ihre Forschungsarbeit. Ehrlich stand damit die chemische Kompetenz beider Farbwerke zur Verfügung. Im Gegenzug erhielten beide Firmen vertraglich die Vorkaufsrechte auf die vom Georg-Speyer-Haus angemeldeten Patente.[94] Sie besaßen damit ihrerseits einen direkten Zugriff auf die wissenschaftliche Grundlagenforschung, die sie selbst nicht leisten konnten. Von dem aus den erworbenen Patenten erwirtschafteten Reingewinn mußten Hoechst und Cassella 30 % an das Georg-Speyer-Haus abführen.[95] Alle diese Kosten mußten also in der Kalkulation des Salvarsanpreises berücksichtigt werden.

Die Entwicklung von Salvarsan innerhalb von nur drei Jahren nach Eröffnung des Georg-Speyer-Hauses zeigt, wie erfolgreich dieses Modell der engen Zusammenarbeit von Staat, Kommune, privaten Geldgebern, Industrie und Wissenschaft funktionieren konnte.[96] Die sich daran anschließende Debatte über die Preisgestaltung zeigt aber auch, wie neu und umstritten eine derartige Zusammenarbeit, ein solcher „Bund von Wissenschaft und

92 Siehe Bäumler (wie Anm. 3), S. 183-188; Brocke, Wissenschaftspolitik (wie Anm. 87), S. 55f.; Wolfgang U. Eckart: Friedrich Althoff und die Medizin. In: Brocke, Wissenschaftsgeschichte (wie Anm. 86), S. 375-404, hier S. 398–400; Wimmer (wie Anm. 23), S. 189.

93 Siehe Bäumler (wie Anm. 3), S. 226f.

94 Siehe Bäumler (wie Anm. 3), S. 196f. Der Vertrag zwischen den Farbwerken Hoechst und Cassella mit dem Georg-Speyer-Haus war zunächst bis zum 1.1.1922 geschossen worden, wurde aber schon 1917 bis Ende 1931 verlängert, siehe Wimmer (wie Anm. 23), S. 250.

95 Bei der Vertragsverlängerung 1917 wurde die Gewinnbeteiligung für die Salvarsanprodukte neu festgelegt. Sie sollte von 1922 an auf 20 % und von 1927 an auf 15 % des Reingewinns gesenkt werden. Zudem verpflichtete sich das Georg-Speyer-Haus, davon ein Drittel an den „Paul-Ehrlich-Fond“ abzuführen, den Hoechst und Cassella zur Förderung der Forschung auf dem Gebiet der Bekämpfung von Infektionskrankheiten und der experimentellen Therapie gegründet hatten. Siehe Wimmer (wie Anm. 23), S. 250.

96 Siehe Lenoir (wie Anm. 86), S. 141f.; Wimmer (wie Anm. 23), S. 189f.

Kapitalismus" (Franz Schnabel) war.[97] Auf die öffentliche Kritik an dieser neuen Form der engen Zusammenarbeit von Forschern, pharmazeutischer Industrie, privaten Geldgebern und dem Staat reagierten Ehrlich und Hoechst lange Zeit nicht. Erst 1914 erachteten sie es für notwendig, mit einer Presseerklärung gegen die Vorwürfe, die wegen der Preisgestaltung erhoben worden waren, vorzugehen und der Öffentlichkeit gegenüber die Besonderheiten der Finanzierung der Forschungsarbeit des Georg-Speyer-Hauses zu verdeutlichen.[98] Die „Verquickung von Wissenschaft und Geschäft", wie es der Sozialdemokrat und spätere preußische Kultusminister Konrad Haenisch im preußischen Abgeordnetenhaus nannte, stieß aber auch weiterhin auf scharfe Kritik.[99] Es fiel sichtlich schwer, in der Öffentlichkeit deutlich zu machen, daß moderne pharmazeutische Forschung nicht vom Staat allein über universitäre Forschung zu finanzieren war, sondern nur in Zusammenarbeit von Staat und Wirtschaft.

3. Salvarsan in der Zwangsbehandlung

Angesichts der unangenehmen und zum Teil lebensbedrohlichen Nebenwirkungen der Salvarsanbehandlung wurde die Frage, ob Patienten im gesundheitspolitischen Interesse der Allgemeinheit auch zwangsweise mit Salvarsan behandelt werden durften, zum Thema (gesundheits-)politischer Entscheidungen über die Rolle der naturwissenschaftlichen Medizin für die Lebenswirklichkeit. Ehrlich hatte bereits 1910 auf die gesundheitspolitische Bedeutung der Salvarsanbehandlung für die Allgemeinheit hingewiesen. Denn „jedes Mittel, welches uns auf dem Wege der schnellen Abtötung der Spirochäten vorwärts bringt", stelle für die Allgemeinheit das „mächtigste Prophylaktikum" dar, „weil es durch Abkürzung des infektiösen Stadiums des Erkrankten die Möglichkeit und Häufigkeit der Übertragung der Krankheit auf Gesunde in bisher noch gar nicht zu berechnendem Maßstabe" vermindere.[100]

Zwangsweise behandelt werden durften – außerhalb des Militärs – zunächst nur Prostituierte im Rahmen ihrer sittenpolizeilichen Überwachung. Wenn der Polizeiarzt eine ansteckende Geschlechtskrankheit diagnostizierte, konnte er die betreffende Prostituierte zur Behandlung in eine geschlos-

97 Franz Schnabel: [Artikel über Friedrich Althoff]. In: Neue Deutsche Biographie, Bd. 1. Berlin 1953, S. 222–224, hier S. 223.

98 Siehe den von Ehrlich erstellten Textentwurf, der allerdings keine Einblicke in die Preisgestaltung gewährt, abgedruckt in: Salvarsan-Prozesse (wie Anm. 70), S. 22–28; den darauf basierenden Artikel „Die Preisgestaltung des Salvarsans" in: BAP, 15.01/11882, Bl. 99f.: Frankfurter Zeitung v. 24.6.1914, Morgenblatt.

99 Haenisch, Sitzung v. 1.3.1917, Stenographische Berichte über die Verhandlungen des Preußischen Hauses der Abgeordneten. Berlin, 22. Legislaturperiode, III. Session 1916/17, Bd. 4, Sp. 4414.

100 Ehrlich, Schlußbemerkungen (wie Anm. 17), S. 156f.

sene Krankenhausabteilung einweisen.[101] Ob sie hier aber auch gegen ihren Willen mit Salvarsan behandelt werden durfte, war 1914 Gegenstand eines Strafprozesses in Frankfurt a.M.[102] Der Frankfurter Journalist Karl Waßmann erhob 1913 in dem von ihm herausgegebenen Skandalblättchen, Der Freigeist, schwerste Anschuldigungen gegen einige Ärzte des städtischen Krankenhauses.[103] Aus Anlaß des Todes der Prostituierten Lucie Pöllmann druckte er unter der Überschrift „Skandalöse Behandlung im Krankenhaus" zunächst einen anonymen Brief ab, der die Krankenhausärzte bezichtigte, geschlechtskranken Prostituierten gegen deren Willen zwangsweise Salvarsan zu verabreichen. Von den bisher behandelten Prostituierten, die dem Krankenhaus „lediglich als Versuchskaninchen" für ein unerprobtes und gefährliches Medikament dienten, seien 15 an der Behandlung gestorben.[104] Waßmann, der sich in den folgenden Wochen zum Anwalt der Frankfurter Prostituierten erklärte, ging es zunächst um die Abschaffung der „Gewaltbehandlung mit Salvarsan". „Wir verlangen," so schrieb er unter seinem Pseudonym „Rigolo" 1913, „daß es den Prostituierten freigestellt wird, auf welche Methode sie sich von ihrem Leiden heilen lassen wollen."[105] Später reihte er sich in die Phalanx der radikalen Salvarsangegner um Heinrich Dreuw ein.[106]

Der verantwortliche Klinikleiter und renommierte Venerologe, Karl Herxheimer, wollte die gegen seine Klinik erhobenen Anschuldigungen nicht unbeantwortet lassen und verklagte Waßmann. Die Frankfurter Staatsanwaltschaft leitete aus öffentlichem Interesse ein Verfahren gegen den Journalisten ein. Der Prozeß im Juni 1914 fand in der regionalen und überregionalen Presse starke Beachtung und wurde im preußischen Herrenhaus diskutiert.[107] Als Sachverständige waren nicht nur Paul Ehrlich und der Mitentdecker des Syphiliserregers, Erich Hoffmann, geladen, sondern auch einer der lautstärksten ärztlichen Salvarsanbekämpfer, nämlich Heinrich

101 Siehe genauer Sauerteig (wie Anm. 78), Kap. II.4.2. und IV.3.5.

102 Zum folgenden siehe Salvarsan-Prozesse (wie Anm. 70); Bäumler (wie Anm. 3), S. 281–287; Tashiro (wie Anm. 16), S. 120–122.

103 Mitherausgeber des Freigeists, Moderne Zeitung für alle kulturellen Interessen, war Heinrich Waßmann, eventuell Karls Bruder. Karl Waßmann verkaufte den Freigeist selbst in Frankfurter Cafés und Bars. Er war dabei oft mit einer Mönchskutte und Sandalen bekleidet.

104 Hoechst, ST, Bd. 4: Freigeist (wie Anm. 103), Jg. 3, Nr. 54, v. 14.4.1913.

105 Hoechst, ST, Bd. 4: Rigolo: Der Kampf zwischen Prostitution und Salvarsan. In: Freigeist (wie Anm. 103) Jg. 3, Nr. 58, v. 26.5.1913.

106 Siehe Hoechst, ST, Bd. 4: Rigolo: Ehrlichs Salvarsan-Syndikat. In: Freigeist, (wie Anm. 103) Jg. 4, Nr. 20, v. 16.5.1914; und ders.: Salvarsan-Enthusiasten. In: ibid.

107 Siehe die Presseausschnitte in BAK, R86/2817 und in Hoechst, ST, Bd. 5; die Schlagzeile „Der Frankfurter Salvarsanprozeß" der Morgenausgabe der Berliner Volks-Zeitung v. 9.6.1914, BAP, 15.01/11882, Bl. 92; die ausführlichen Artikel im Berliner Tageblatt v. 9.6.1914, Morgen- und Abendblatt, ibid., Bl. 94–96 (beide Zeitungen gehörten zu den liberalen Blättern des Verlagshauses Mosse); den Bericht Martin Kirchners in der Sitzung v. 28.5.1914, SBVPH (wie Anm. 47), Session 1913 u. 1914/15, Sp. 533f.

Dreuw. Waßmann, der kurz vor Prozeßbeginn in seiner Zeitschrift noch rasch einen Artikel des Schweizer Salvarsangegners Dr. Friedrich Kanngießer abdruckte,[108] schien gehofft zu haben, daß die Salvarsanbehandlung selbst Gegenstand des Prozesses sein werde. Die Strafkammer des Landgerichts Frankfurt klammerte jedoch die Frage nach der Wirksamkeit von Salvarsan aus. Verhandlungsgegenstand seien nur die Fragen, ob die Ärzte zur Behandlung Prostituierter mit Salvarsan befugt waren und ob die Anwendung von Salvarsan nach dem Stand der Wissenschaft „berechtigt" war.

Die Beweisaufnahme ergab, daß in der Abteilung für Geschlechtskrankheiten des städtischen Krankenhauses bisher ungefähr 11.000 Patienten mit Salvarsan behandelt worden waren, darunter ca. 1.200 Prostituierte.[109] Nur in einem Fall, bei dem eine Prostituierte die Behandlung verweigert hatte, sei unter Mithilfe von drei Beamten der Frankfurter Sittenpolizei zwangsweise Salvarsan verabreicht worden. Nebenwirkungen wie Erblindung oder Ertaubung seien nicht aufgetreten. Von den sechs Patienten, bei denen es zu Lähmungen gekommen war, seien bereits vier geheilt, die übrigen zwei befänden sich auf dem Weg der Besserung. Die drei Todesfälle, zu denen es in der Prostituiertenabteilung gekommen war, stünden in keinem Zusammenhang mit einer Salvarsanbehandlung. Paul Levi,[110] der Anwalt Waßmanns, führte als wesentliches Argument seiner Verteidigungsstrategie aus, daß es sich bei Injektionen, wie sie zur Verabreichung von Salvarsan erforderlich seien, um Operationen handle, für die eine Einverständniserklärung des Patienten eingeholt werden müsse. Levi berief sich dabei offensichtlich auf ein Urteil des Reichsgerichts von 1894, nach dem alle operativen Eingriffe, auch wenn diese kunstgerecht waren, als vorsätzliche rechtswidrige Körperverletzung zu bestrafen seien, wenn nicht nachgewiesen werden konnte, daß der Eingriff mit ausdrücklicher oder billigerweise zu vermutender Einwilligung des Patienten oder seines gesetzlichen Vertreters erfolgt war.[111] Das Gericht schloß sich jedoch Levis Argumentation nicht an. Es sah

108 Siehe Hoechst, ST, Bd. 4: F. Kanngießer: Der Salvarsan-Zauber. In: Freigeist, (wie Anm. 103) Jg. 4, Nr. 22, v. 30.5.1914. Dr. med. u. phil. Friedrich Kanngießer war Privatdozent für »Giftkunde« an der Universität in Neuchâtel.

109 Siehe BAK, R86/2812: halbamtl. Stellungnahme in der Norddeutschen Allgemeinen Zeitung Nr. 87, v. 15.4.1914; Bericht in der Münchner Medizinischen Wochenschrift Jg. 61, v. 6.6.1914, S. 1373, abgedruckt in: Salvarsan-Prozesse (wie Anm. 70), S. 13–17.

110 Levi (1883–1930), aus einer großbürgerlichen jüdischen Familie stammend, eröffnete 1909 in Frankfurt a.M. seine Praxis, in der er sich besonders für sozial Schwache einsetzte. Einen Namen machte er sich als Anwalt und enger Freund Rosa Luxemburgs. Er gehörte 1918/19 zu den Mitbegründern der KPD, aus der er jedoch aufgrund seiner Kritik an der Kommunistischen Internationale 1921 ausgeschlossen wurde. Er trat daraufhin 1922 wieder der SPD bei. Siehe Sibylle Quack: Geistig frei und niemandes Knecht. Paul Levi - Rosa Luxemburg. Politische Arbeit und persönliche Beziehung. Köln 1983, S. 17–24; zu Levis Rolle im Salvarsanprozeß ibid., S. 56–58.

111 Siehe III. Strafsenat, Urteil v. 31.5.1894, Entscheidungen des Reichsgerichts in Strafsachen, Leipzig, Bd. 25, Nr. 127.

in einer Injektion keinen operativen Eingriff. Waßmann wurde daher wegen schwerer Beleidigung zu einem Jahr Gefängnis verurteilt. Damit war die Strafkammer in ihrem Urteil noch weit über den Antrag des Staatsanwalts, der sechs Monate gefordert hatte, hinausgegangen.

Ende der 1920er Jahre geriet die Zwangsbehandlung Prostituierter mit Salvarsan erneut in die Schlagzeilen. 1926 verlegte der katholische Herder-Verlag in Freiburg ein von der Vorsteherin des Ursulinenklosters in Haselünne, Mater Ignatia Breme, herausgegebenes Buch mit dem Titel „Vom Leben getötet".[112] Es handelte sich angeblich um das Tagebuch eines Mädchens, das am 1. Juni 1924 im Alter von nicht ganz 17 Jahren an einer Behandlung mit Silber- bzw. Neosilbersalvarsan und einem Wismuthpräparat gestorben sein soll. Ob das junge Mädchen den Text tatsächlich selbst geschrieben hatte oder ihre Mutter, war schon damals zweifelhaft gewesen. Die Mutter gestand schließlich Ende Januar 1927 in einem Brief an den Chefredakteur der Bremer Volkszeitung, das Tagebuch verfaßt zu haben, um den Ruf ihrer Tochter wiederherzustellen.[113] Mir kommt es hier im wesentlichen auf die enorme öffentliche Wirkung an, die das Buch in der Diskussion über die Verabschiedung des Gesetzes zur Bekämpfung der Geschlechtskrankheiten erlangte. „Vom Leben getötet" wurde rechtzeitig zum Weihnachtsgeschäft Ende November 1926 ausgeliefert. Die erste Auflage erschien mit über 27.000 Exemplaren, die zweite im Februar 1927 mit nochmals fast 11.000.[114] Regionale wie überregionale Zeitungen rezensierten das Buch und berichteten Anfang 1927, als die wahren Hintergründe der Geschichte bekannt wurden, ausführlich über den »Fall«, zum Teil sogar mit ganzseitigen Artikeln.[115]

112 Siehe Vom Leben getötet. Bekenntnisse eines Kindes, hg. v. M[ater] I[gnazia] Breme. Freiburg 1926, S. 1–11. Zum folgenden, auf der Basis des Bremer Archivmaterials, auch Elisabeth Meyer-Renschhausen: The Bremen morality scandal. In: Renate Bridenthal [u.a.] (Hg.): When biology became destiny. Women in Weimar and Nazi Germany. New York 1984, S. 87–108. Breme (*1876) war vor dem Ersten Weltkrieg als Oberlehrerin tätig gewesen. Vor *Vom Leben getötet* hatte sie schon in einigen anderen Buchprojekten mit dem Herder Verlag zusammengearbeitet, siehe Verlag Herder, Freiburg i.Br., Firmenarchiv (im folgenden: Herder), Autorenkorrespondenz Breme; ibid., Verlagsverträge Breme.

113 Siehe Hoechst, NST, Alfred Faust [Chefredakteur der Bremer Volkszeitung]: Die lebendige Tote. Der Fall Machan. In: Vorwärts v. 27.2.1927. Der Herder-Verlag zog die erste Auflage zurück und druckte eine zweite Auflage, die mit einem Geleitwort zur Geschichte des Buches versehen war und den geänderten Untertitel *Schicksal eines Kindes* trug, siehe Herder, Haupt-Katalog 1801–1930, Bd. 2: 1913–1929, Sp. 344; Vom Leben getötet. Schicksal eines Kindes. Mit einem Geleitwort des Verlags „Zur Geschichte und Bedeutung des Buches". Freiburg [2]1927.

114 Siehe Herder, Handexemplare Vom Leben getötet, [1]1926 und [2]1927; ibid., Autorenkorrespondenz Breme. Das 1.–3. Tausend kam am 26.11.1926 auf den Markt, das 21.–25. Tausend am 4.2.1927. Der Verkaufspreis betrug für die in Leinen gebundene Ausgabe 3,80 Mark.

115 Siehe Hoechst, NST: u.a. längere Berichte in den traditionsreichen liberalen Blättern wie der Vossischen Zeitung v. 13.2. u. 26.2.1927 und der Frankfurter Zeitung v. 4.2., 17.2. u. 27.2.1927, in der öffiziösen Deutschen Allgemeinen Zeitung v. 6.2.1927, ein

Nur selten, so befand ein Sonderberichterstatter der Frankfurter Zeitung, habe das Schicksal eines „zerstörten Einzellebens die Oeffentlichkeit und ihre Meinungsbildung so aufgerüttelt" und ein „brennendes soziales Problem so vollkommen in den Mittelpunkt der Tagesdiskussion gestellt",[116] wie das dieses katholischen Arbeiterkindes – der Vater war Schuster, die Mutter Wäscherin – aus Bremen. Die 15jährige Lisbeth (Elisabeth) Kolomak, die in „Vom Leben getötet" den Namen Margarete Machan trägt, rückte im Frühjahr des Inflations- und Krisenjahrs 1923 zusammen mit einer Freundin von zu Hause nach Berlin aus.[117] Ihre Mutter befürchtete, ihre Tochter sei zur Prostitution gezwungen worden, und erstattete bei der Polizei Anzeige. Nachdem beide Mädchen nach einigen Wochen reumütig nach Bremen zurückgekehrt waren, wurden sie von der Polizei beschuldigt, in Berlin der Prostitution nachgegangen zu sein. Aufgrund öffentlichen Geredes über ihren »Lebenswandel« brach Lisbeth ihre Ausbildung ab. Sie besuchte jedoch zuweilen mit Bekannten Tanzhallen und traf sich mit jungen Männern. Als eine Bekannte von ihr, die bei den Kolomaks übernachtet hatte, von der Polizei wegen Prostitution und des Verdachts auf Geschlechtskrankheiten verhaftet wurde, behauptete diese, daß auch Lisbeth geschlechtskrank sei. Lisbeth wurde ebenfalls verhaftet. Der Arzt diagnostizierte bei ihr Syphilis und wies sie als Prostituierte in die geschlossene Abteilung des Bremer Krankenhauses ein. Dort begannen die Ärzte mit einer kombinierten (Neo-)Silbersalvarsan- und Wismuthbehandlung. Als Lisbeth einen Hautausschlag bekam, wurde die Salvarsanbehandlung für einige Zeit unterbrochen, aber nach Verschwinden des Ausschlags wieder fortgesetzt. Nun stellten sich bei Lisbeth Fieber und Erbrechen ein. Der zuständige Arzt vermutete zunächst eine Grippe, diagnostizierte dann Typhus und überstellte Lisbeth in die Isolierbaracke. Nach einiger Zeit wurde sie jedoch zu ihren Eltern nach Hause entlassen, wo sie wenig später starb.

Wenige Wochen nach dem »Fall Machan-Kolomak« versetzte ein Todesfall im Berliner Städtischen Krankenhaus Gitschinerstraße die Presse erneut in Aufregung. „Ein neuer Fall Machan auch in Berlin?", so fragte das Acht-Uhr-Abendblatt aus dem Verlagshaus Mosse, das als erste Zeitung am 16. März 1927 über den Fall berichtete.[118] Laut den Zeitungsartikeln, die in

ganzseitiger Artikel in der Morgenausgabe des linksliberalen Berliner Tageblatts v. 16.2.1927, große Artikel im sozialdemokratischen Vorwärts v. 27.2.1927, in der linken Chemnitzer Volksstimme v. 5.2.1927, in der Nacht-Ausgabe v. 26.2.1927 aus dem Haus des deutschnationalen Pressezaren Alfred Hugenberg und in der völkisch-nationalen Deutschen Zeitung (Berlin) v. 1.3.1927. Zur Reaktion der Organe der Frauenbewegung siehe Meyer-Renschhausen (wie Anm. 112), S. 90–92 u. 100–102.

116 Hoechst, NST: Lehren aus dem Fall Machan. In: Frankfurter Zeitung 2. Ausgabe, v. 17.2.1927.

117 Zum folgenden siehe Vom Leben getötet, 1. Aufl (wie Anm. 112) und die diversen Zeitungsberichte (vgl. Anm. 114).

118 Hoechst, NST: Ein neuer Fall Machan auch in Berlin? In: Acht-Uhr-Abendblatt Berlin v. 16.3.1927.

den darauffolgenden Tagen und Wochen erschienen,[119] war in dem Krankenhaus eine 35jährige ledige Köchin, Martha Kranert, mit Salvarsan behandelt worden und verstorben. Als die Krankenhausärzte die Verstorbene am 15. März obduzieren wollten, wurde die Leiche von der Staatsanwaltschaft beschlagnahmt. Der Hausarzt der Familie, bei der die Köchin in Diensten gewesen war, hatte sie wegen eines schweren Herzleidens und Nervenstörungen ins Krankenhaus eingewiesen. Hier wurde, wie das zuständige Bezirksamt Kreuzberg später erklärte, bei ihr ein kombinierter Herzklappenfehler sowie fortgeschrittene Veränderungen des Zentralnervensystems diagnostiziert. Während der Salvarsanbehandlung sei es dann am 32. Krankentag zu einem Hautausschlag gekommen, worauf die Ärzte die Salvarsantherapie abbrachen. Der Zustand des Herzens verschlechterte sich, eine Gesichtsrose kam hinzu, und drei Wochen später verstarb die Patientin. Der Chefarzt des Krankenhauses, Fritz Bleichröder, erklärte gegenüber der Presse, die Patientin habe ausdrücklich in die Behandlung mit Neosalvarsan eingewilligt. Von den Angehörigen der Verstorbenen wurde dies jedoch energisch bestritten. Laut ihren Aussagen habe sich Martha Kranert vielmehr „mit Händen und Füßen gegen die Spritzen gewehrt“, so daß zwei Krankenschwestern sie festhalten mußten.[120]

In beiden Fällen ging es in der Presse zunächst darum, wie gefährlich und risikoreich die Salvarsanbehandlung sei. Salvarsangegnern wie Heinrich Dreuw boten die Todesfälle erneut die Möglichkeit, als »Experten« ihre Bedenken einer breiten Öffentlichkeit vorzutragen. So zitierte beispielsweise das Acht-Uhr-Abendblatt gleich in seinem ersten Bericht über den Todesfall der Berliner Köchin eine Stellungnahme Dreuws zu den Vorkommnissen. Erwähnt wurden Dreuws Bemerkungen auch in der Halleschen Zeitung und im völkisch-nationalen Deutschen Tageblatt.[121] Die Gegenseite kam jedoch ebenso zu Wort. So druckte das Acht-Uhr-Abendblatt, nachdem der Obduktionsbefund ergeben hatte, daß die Berliner Köchin nicht an der Salvarsanbehandlung gestorben war, einen ausführlichen Artikel des Berliner Venerologen Julius Baum, in dem dieser sowohl die Vorteile als auch die relative Ungefährlichkeit der Salvarsanbehandlung betonte.[122]

119 Siehe Hoechst, NST: u.a. Artikel im Acht-Uhr-Abendblatt v. 17. u. 21.3.1927; im liberalen Berliner Börsen Kurier Morgen- u. Abendausgabe, v. 17.3.1927 (Abdruck der amtlichen Erklärung des Bezirksamts Kreuzberg); im völkischen Deutschen Tageblatt v. 25.3.1927; im Vorwärts Morgenausgabe, v. 18.3.1927; im Zentralorgan der Kommunisten Die Rote Fahne v. 17. u. 18.3.1927; im Nürnberger Acht-Uhrblatt v. 18. u. 19.3.1927; in der Halleschen Zeitung v. 18.3.1927.

120 Hoechst, NST: Der rätselhafte Tod der Martha Kranert im Krankenhaus Gitschiner Straße. In: Acht-Uhr-Abendblatt v. 17.3.1927, Titelseite.

121 Siehe Hoechst, NST: Ein neuer Fall Machan auch in Berlin? In: Acht-Uhr-Abendblatt v. 16.3.1927; Hallesche Zeitung v. 18.3.1927; Ein neuer Salvarsanfall. In: Deutsche Zeitung v. 25.3.1927.

122 Siehe Hoechst, NST: Julius Baum: Ist Salvarsan lebensgefährlich. In: Acht-Uhr-Abendblatt v. 21.3.1927.

Auch im Fall Machan-Kolomak war Dreuw aktiv geworden. Den Bremer Senat wollte er davon überzeugen, daß Lisbeth Kolomak an der Salvarsanbehandlung gestorben sei. Dreuw wurde umfassend in der Presse zitiert, und über seine Angriffe wurde berichtet.[123] In den Zeitungen und Fachorganen begann eine intensive Diskussion darüber, ob der Tod des Mädchens durch eine falsche, möglicherweise zu hoch dosierte Salvarsan-Wismuth-Behandlung verursacht worden war. Anfang 1927 gelangte eine Abschrift des Krankenprotokolls aus dem städtischen Krankenhaus an die Öffentlichkeit, was die Diskussion weiter anheizte.[124] Kritik an der Behandlung kam diesmal nicht nur vom radikalen Salvarsangegner Dreuw, sondern auch vom gesundheitspolitischen Experten der Sozialdemokraten, dem Arzt und Reichstagsabgeordneten Julius Moses. Er nannte die Behandlung in einem ausführlichen Artikel in der Zeitschrift Biologische Heilkunst eine „Gewaltkur" und glaubte, daß die behandelnden Ärzte „tatsächlich ein Verschulden" träfe, das sich allerdings strafrechtlich kaum nachweisen lasse.[125] Selbst in der renommierten, von den Salvarsangegnern als »salvarsanfreundlich« beschimpften Frankfurter Zeitung hielt man die Behandlung für radikal und forderte eine Untersuchung. Klärungsbedürftig seien unter anderem die Fragen, ob Anzeichen einer Salvarsanvergiftung übersehen worden waren und ob Lisbeth Kolomak das „Opfer des überholten Silbersalvarsans plus Wismut oder einer unproportionalen Dosierung dieses Medikaments" geworden war.[126] Der in Bremen für Medizinalfragen zuständige Senator Hobelmann erklärte in einer Anhörung im Bremer Parlament, der Tod sei vermutlich durch Erschöpfung des von der Krankheit geschwächten Körpers verursacht worden. Er räumte jedoch ein, daß die Salvarsan- und Wismuthbehandlung zur Schwächung des Körpers beigetragen haben könn-

123 Siehe Hoechst, Pharma GL 14.11/2,1: Artikel Dreuws zum Fall Kolomak erschienen in Organen der Naturheilbewegung u.a. in der Biologische Heilkunst Jg. 1927, Nr. 18, S. 526–528 u. Nr. 19, S. 554f.; zitiert wurde er besonders von der linken Presse, so z.B. in der Berliner Boulevardzeitung Welt am Abend v. 29.3.1927; und im Klassenkampf. Kommunistisches Organ für den Bezirk Halle-Merseburg v. 5.3.1927.

124 Laut Krankenblatt wurden während der fast siebenwöchigen Behandlung insgesamt 4,1 g (Neo-)Silbersalvarsan und 11,0 ccm Bismogenol verabreicht. Einige Zeitungen berichteten, daß das Krankenprotokoll mit einer „bemerkenswerten Lückenhaftigkeit" geführt sei (Frankfurter Zeitung) – es fehlten Angaben über die ebenfalls behandelte Gonorrhoe und für den Zeitraum einer Woche gibt es gar keine Einträge –, Hoechst, NST: Lehren aus dem Fall Machan. In: Frankfurter Zeitung v. 17.2.1927, 2. Ausgabe; siehe auch ibid.: Dr. L-L.: »Grete Machan« im Krankenhaus. In: Vossische Zeitung v. 13.2.1927.

125 Hoechst, NST: Dr. [Julius] Moses: Der Fall Kolomak und das neue Gesetz gegen die Geschlechtskrankheiten. In: Biologische Heilkunst 1927, Nr. 9, S. 231–233. Da der Erscheinungsort nicht bekannt ist, konnte sich bisher leider nicht klären lassen, um was für eine Zeitschrift es sich bei der Biologischen Heilkunst genau handelt. Allen Anschein nach ist sie dem Lager der Naturheilkunde zuzuordnen.

126 Hoechst, NST: Vom Leben getötet. Kurze Geschichte eines Mädchens und seines Buches. In: Frankfurter Zeitung v. 4.2.1927.

te. Allerdings gäbe es keinen Beweis dafür, das die Therapie die Todesursache gewesen sei. Die Ärzte träfe daher kein Verschulden.[127]

Die öffentliche Auseinandersetzung über beide Todesfälle fand, und das machte sie so brisant, vor dem Hintergrund der Diskussion über die Verabschiedung des Gesetzes zur Bekämpfung der Geschlechtskrankheiten statt.[128] Besonders kontrovers stritt man dabei im Reichstag über die geplante Reform der Prostitutionsüberwachung, die eine Ausweitung der Zwangsbehandlung auf alle Personen vorsah, die verdächtig waren, geschlechtskrank zu sein und ihre Krankheit weiterzuverbreiten. Der Entwurf sollte die gesetzliche Grundlage schaffen, diese Geschlechtskranken auch gegen ihren Willen und unter „Anwendung unmittelbaren Zwanges", d.h. mit Unterstützung der Polizei, in ein Krankenhaus einzuliefern und zu behandeln.[129] Den Patienten blieb allerdings das Recht vorbehalten, Behandlungsverfahren, die „mit einer ernsten Gefahr für Leben oder Gesundheit" verbunden waren, abzulehnen.[130] Wo hier die Grenze gezogen werden sollte, d.h. zu einer wie risikoreichen Behandlung der Patient vom Staat gezwungen werden durfte, war umstritten. Wie sehr es dabei um politische und ethische Fragen ging, soll an Hand der Debatten im Reichstag verdeutlicht werden.

Grundsätzlich waren sich alle Parteien vom Zentrum bis zu den Liberalen im Reichstag über die Notwendigkeit von Zwangsmaßnahmen einig. „In bezug auf die ansteckenden Krankheiten," so der im Auftrag der Reichsregierung den Entwurf im Reichstag verteidigende Breslauer Venerologe Joseph Jadassohn, „[...] muß sich jeder einzelne Beschränkungen in seiner persönlichen Freiheit gefallen lassen. Da hört das Recht des einzelnen auf, wo es mit dem Wohl der Allgemeinheit konkurriert."[131] Der sozialdemokratische Abgeordnete Arthur Hofmann, ein Anhänger der Naturheilkunde und entschiedener, von Heinrich Dreuw beeinflußter Gegner von Salvarsan, dagegen lehnte vehement eine zwangsweise Behandlung Geschlechtskranker ab. Durch sie drohe eine „unglaubliche ärztliche Diktatur".[132] Die Salvarsantherapie habe seiner Ansicht nach die Verbreitung von Syphilis gefördert. „Ohne das Vorhandensein des Salvarsan und ohne den Glauben

127 Siehe Hoechst, NST: Der Fall Machan im Bremer Parlament. In: Frankfurter Zeitung v. 27.2.1927.

128 Siehe umfassend Sauerteig (wie Anm. 78), Kap. IV.3.2. Der Fall Machan-Kolomak spielte auch in der in den 1920er Jahren geführten Diskussion über die Jugendfürsorge eine Rolle.

129 Diese Bestimmung wurde erst während der Beratungen im bevölkerungspolitischen Ausschuß des Reichstags eingefügt, siehe VDtRT (wie Anm. 55), Bd. 377, Nr. 5801, § 2a, S. 6757.

130 Siehe VDtRT, Bd. 371, Nr. 3523: Entwurf v. 9.2.1922; ibid., Bd. 401, Nr. 401: Entwurf v. 6.6.1925.

131 Jadassohn, 365. Sitzung v. 14.6.1923, VDtRT (wie Anm. 55), Bd. 360, S. 11354D. Jadassohn (1863–1936) war als Nachfolger Neissers seit 1917 Professor für Venerologie in Breslau und seit 1923 Vorsitzender der DGBG.

132 Hofmann (1863–1944), 365. Sitzung v. 14.6.1923, VDtRT (wie Anm. 55), Bd. 360, S. 11344C.

an das Salvarsan als Heilmittel", so erklärte er, „hätten wir die furchtbare Ausbreitung der Seuche nicht!"[133] Hofmann ermöglichte es Dreuw, dem bevölkerungspolitischen Ausschuß des Reichstags, der den Gesetzentwurf beriet, seine Thesen vorzulegen. In einer Broschüre, die Dreuw an die Reichstagsabgeordneten verschickte, warnte er diese vor der seiner Ansicht nach durch den Gesetzentwurf drohenden „Kulturversklaverei, Freiheitsberaubung und Klassenhygiene".[134]

Auch der sozialdemokratische Gesundheitsexperte und Berliner Sozialhygieniker Alfred Grotjahn forderte, grundsätzlich vor jeder Behandlung das Einverständnis des Patienten einzuholen, damit das „Selbstbestimmungsrecht des Individuums über seinen Körper und seine Behandlung" gewahrt bleibe. Denn jeder Patient habe als „Staatsbürger" das Recht, einen ärztlichen Eingriff abzulehnen.[135] Für entsprechende von den Sozialdemokraten eingebrachte Anträge gab es jedoch keine politische Mehrheit.[136] Das schließlich 1927 vom Reichstag verabschiedete Gesetz zur Bekämpfung der Geschlechtskrankheiten gestattete es, wie in den Regierungsentwürfen vorgesehen, Personen, die „dringend verdächtig" waren, geschlechtskrank zu sein und andere zu gefährden, zwangsweise behandeln zu lassen. Gleichzeitig wurde jedoch im Gesetz auch eine Grenze festgelegt, denn ärztliche Eingriffe, die mit einer „ernsten Gefahr für Leben oder Gesundheit" verbunden waren, durften nur „mit Einwilligung" des Patienten vorgenommen werden.[137]

4. Kurierfreiheit oder Herrschaft des »Salvarsan«

Der Streit um die Salvarsantherapie lieferte auch in der Auseinandersetzung über die Einschränkung der seit 1869 geltenden Kurierfreiheit den entscheidenden Zündstoff. Mit Beginn der modernen Medizin wurde der Begriff »Kurpfuscher« zum Kampfbegriff, mit dem sich die zur Profession entwikkelnden naturwissenschaftlichen Ärzte abgrenzten gegen die nicht-approbierten Heiler, aber auch gegen approbierte Ärzte, die unorthodoxe Heilweisen propagierten, Anhänger von Außenseitermethoden wie der Homöopathie waren oder aggressive Werbung betrieben.[138] Die Laienheiler und

133 Hofmann, 365. Sitzung v. 14.6.1923, VDtRT (wie Anm. 55), Bd. 360, S. 11349D.

134 Dreuw, Reichstagsabgeordneten (wie Anm. 44), Vorwort.

135 Grotjahn (1869–1931), 365. Sitzung v. 14.6.1923, VDtRT (wie Anm. 55), Bd. 360, S. 11367C.

136 Siehe Änderungsanträge der SPD, VDtRT (wie Anm. 55), Bd. 378, Nr. 5925, S. 7139; ibid, Bd. 411, Nr. 2714, S. 8–10.

137 Gesetz zur Bekämpfung der Geschlechtskrankheiten v. 22.2.1927. In: Reichsgesetzblatt, Berlin 1927/II, Nr. 9, § 4.

138 Zum folgenden siehe Achim Wölfing: Entstehung und Bedeutung des Begriffes Schulmedizin. Die Auseinandersetzungen zwischen der naturwissenschaftlichen Medizin und Vertretern anderer Heilmethoden im 19. und 20. Jahrhundert. Med. Diss. Freiburg 1974; Karl E. Rothschuh: Naturheilbewegung, Reformbewegung, Alternativbe-

ihre Anhängerschaft prägten ihrerseits für die naturwissenschaftlich gebildeten Ärzte den Kampfbegriff »Allopathen« und »Schulmediziner«. Ihre Organisation in einer Vielzahl regionaler Vereine, die sich zum Teil im zweiten Drittel des 19. Jahrhunderts auf Reichsebene in Dachverbänden zusammenschlossen, war Bestandteil ihres Versuchs einer Professionalisierung. So hofften sie, unseriöse Geschäftemacher fernzuhalten und eigene Standards zu entwickeln. Sie forderten, bei aller Gegensätzlichkeit ihrer Methoden und weltanschaulichen Ausrichtungen, eine einfachere, für den Patienten begreifbarere Therapie, als sie die naturwissenschaftliche Medizin offerierte. Die Behandlung sollte sich auf das Notwendigste beschränken und im Idealfall der Kranke sich selbst helfen können. Besonders letzteres stellte für die approbierten Ärzte, die die alleinige Behandlungskompetenz und das gesundheitliche Orientierungsmonopol in der Gesellschaft beanspruchten, eine Provokation ersten Ranges dar.

Als im gesundheitspolitischen Diskurs nach der Jahrhundertwende die Verbreitung von Geschlechtskrankheiten zu einem immer wichtigeren Thema wurde, spielte die Forderung nach einem Behandlungsverbot für Laienheiler eine besondere Rolle, denn ihre Therapien waren für Geschlechtskranke ein attraktives Angebot. Approbierte Ärzte konnten Gonorrhoe nur symptomatisch, mit unangenehmen desinfizierenden Spülungen behandeln. Die Quecksilber- und dann später die Salvarsantherapie der Syphilis waren ebenso unangenehm wie langwierig. Betrügerische Geschäftemacher konnten daher leicht damit werben, daß ihre Behandlung rasch, innerhalb weniger Tage, zum Erfolg führe. Oftmals vertrauten ihnen Geschlechtskranke aus Angst vor einer Entdeckung ihres »geheimen« Leidens. Zudem waren die naturheilkundlichen Therapien meist »sanfter«. Gonorrhoe wie Syphilis wurden durch die Stärkung der körpereigenen Abwehrkräfte (durch Licht-, Heißluft-, Durst-, Fasten- und Schwitzkuren) sowie durch eine Reinigung des Blutes, die man mit dem Stimulieren der Saftströmungen des Körpers nach außen erreichen wollte, behandelt. Die Behandlung der Syphilis mit Quecksilber oder Arsenpräparaten dagegen schwäche die körpereigenen Abwehrkräfte. Andere Naturheilkundige verordneten zur Gonorrhoebe-

wegung. Stuttgart 1983; Claudia Huerkamp: Medizinische Lebensreform im späten 19. Jahrhundert. Die Naturheilkundebewegung in Deutschland als Protest gegen die naturwissenschaftliche Universitätsmedizin. In: Vierteljahrschrift für Sozial- und Wirtschaftsgeschichte 73 (1986), S. 158–182; Gunnar Stollberg: Die Naturheilvereine im Deutschen Kaiserreich. In: Archiv für Sozialgeschichte 28 (1988), S. 287–305; Reinhard Spree: Kurpfuscherei-Bekämpfung und ihre sozialen Funktionen während des 19. und 20. Jahrhunderts. In: Alfons Labisch, Reinhard Spree (Hg.): Medizinische Deutungsmacht im sozialen Wandel des 19. und frühen 20. Jahrhunderts. Bonn 1989, S. 103–121, bes. 103–108; Cornelia Regin: Naturheilkundige und Naturheilbewegung im Deutschen Kaiserreich. Geschichte, Entwicklung und Probleme eines Bündnisses zwischen professionellen Laienpraktikern und medizinischer Laienbewegung. In: Medizin, Gesellschaft und Geschichte 11 (1992), Stuttgart 1993, S. 177–202.; dies.: Selbsthilfe und Gesundheitspolitik. Die Naturheilbewegung im Kaiserreich (1889 bis 1914), Stuttgart 1995.

handlung vegetarische Kost und Ganzkörperwaschungen, bei Frauen zusätzlich Spülungen, das Tragen von „T-Binden", Wadenpackungen und Bettruhe, bei Männern Einspritzungen in die Harnröhre mit Zitronen- oder Heidelbeersaft und das Tragen eines Suspensoriums.[139]

Die Venerologen und die 1902 gegründete DGBG warnten die Öffentlichkeit immer wieder mit Schreckensbildern vor den »Kurpfuschern«.[140] Im Kaiserreich gab es jedoch auf Reichsebene für Maximalforderungen – wie ein allgemeines Behandlungsverbot für Laienheiler oder auch nur ein spezielles für Geschlechtskrankheiten – keine politischen Mehrheiten. Entsprechende Initiativen und Petitionen an den Gesetzgeber blieben erfolglos. Lediglich einige Länder erließen Verordnungen zur Begrenzung der Tätigkeit von Laienheilern.[141] Die Fachärzte suchten mit Unterstützung der DGBG und der 1903 gegründeten „Deutsche Gesellschaft zur Bekämpfung des Kurpfuschertums" vom Gesetzgeber zumindest eine Einschränkung der Kurierfreiheit für Geschlechtskrankheiten zu erreichen. Mit Vorträgen und diversen Flugschriften wiesen sie die Bevölkerung auf die Gefahren hin, die ihnen von »Kurpfuschern« drohten, und riefen dazu auf, sich nur von approbierten Ärzten behandeln zu lassen. So befaßte sich die erste von der DGBG herausgegebene und von dem engagierten »Kurpfuscher«-Bekämpfer, dem Arzt Carl Alexander, verfaßte Flugschrift unter dem Titel „Geschlechtskrankheiten und Heilschwindel" ausführlich mit diesen Fragen.[142] Die Ortsgruppen der DGBG veranstalteten zu diesem Thema Diskussionsabende, von denen einige, begleitet von Protestaktionen der Naturheilkundigen, „äusserst stürmisch" verliefen.[143]

139 Siehe A[ugust] Scholta: Die Abwehrvorgänge im Körper bei der Syphilis. In: Der Naturarzt. Zeitschrift des Deutschen Bundes der Vereine für naturgemäße Lebens- und Heilweise (Naturheilkunde). Berlin, 46 (1918), S. 101f.; ders.: Die Syphilisbehandlung. In: ibid. 47 (1919), S. 4f.; die Fallgeschichte in ibid. 46 (1918), S. 57; Wilhelm Winsch: Wie die Gedanken der Naturheilmethode in die Medizin eindringen, gezeigt am Beispiel der Geschlechtskrankheiten. In: ibid. 50 (1922), S. 3-7; Kapferer: Die Geschlechtskrankheiten und ihre Heilung im Sinne der Naturheilkunde. In: ibid. 52 (1924), S. 166–170.

140 Siehe z.B. Carl Alexander: Geschlechtskrankheiten und Kurpfuscherei. In: Mitteilungen der Deutschen Gesellschaft zur Bekämpfung der Geschlechtskrankheiten. Leipzig, 1 (1902/03), S. 129–142 u. 153–163.; Kade: Kurpfuscherei und Geschlechtskrankheiten. In: Zeitschrift für Bekämpfung der Geschlechtskrankheiten, im Auftrag der DGBG hg. v. Alfred Blaschko [u.a.]. Leipzig, 2 (1903/04), S. 145–160 (= Verhandlung des ersten Kongresses der DGBG).

141 Siehe Erich Hesse: Kurpfuscherei und Geheimmittelwesen. In: Bernhard Möllers (Hg.): Gesundheitswesen und Wohlfahrtspflege im Deutschen Reich. Berlin 1923, S. 517–523, hier S. 520; Claudia Huerkamp: Der Aufstieg der Ärzte im 19. Jahrhundert. Vom gelehrten Stand zum professionellen Experten: Das Beispiel Preußen. Göttingen 1985, S. 273; Spree (wie Anm. 138), S. 111f.; Regin, Selbsthilfe (wie Anm. 138), S. 397–342; Sauerteig (wie Anm. 78), Kap. IV.3.6.

142 Siehe Carl Alexander: Geschlechtskrankheiten und Heilschwindel. Ein Vortrag. Leipzig 1908, 3. umgearbeitete Aufl. (= Flugschriften der DGBG. 1).

143 Siehe den Bericht über eine Versammlung der DGBG am 9.11.1903 im Berliner

Mit Inkrafttreten des durch die Reichsversicherungsordnung neu geregelten Krankenversicherungsgesetzes 1914 durften die Krankenkassen die Leistungen nichtapprobierter Heiler (bis auf wenige Ausnahmefälle) nicht mehr vergüten.[144] Dies war der erste Erfolg der Ärzte im Kampf gegen die Laienheiler. Einen weiteren Erfolg erzielten die Ärzte während des Ersten Weltkriegs. Im Rahmen ihrer umfassenden Sonderrechte untersagten kurz nach Kriegsausbruch verschiedene stellvertretende Generalkommandos den Laienheilern, Geschlechtskranke zu behandeln und entsprechende Werbung zu betreiben.[145] 1918 schloß sich auch der Gesetzgeber der Argumentation der Ärzte an. Mit der Begründung, angesichts der medizinisch-therapeutischen Fortschritte liege eine schnelle und sachgemäße Behandlung Geschlechtskranker nicht nur im Interesse des Kranken, sondern sei auch „für das allgemeine Wohl von größter Wichtigkeit", wollte die Reichsregierung 1918 im ersten Entwurf für das Gesetz zur Bekämpfung der Geschlechtskrankheiten Laienheilern verbieten, Geschlechtskrankheiten sowie andere Krankheiten der Geschlechtsorgane zu behandeln.[146] Untersagt wurden im Entwurf auch Fernbehandlungen, d.h. solche, die nicht aufgrund der eigenen Wahrnehmungen des Arztes erfolgten. Der Gesetzgeber verfügte außerdem ein umfassendes öffentliches Werbungsverbot für Mittel und Therapien zur Behandlung von Geschlechtskrankheiten und von Krankheiten der Geschlechtsorgane.[147] Dieses Verbot sollte sowohl für Heilkundige wie auch für Ärzte und Apotheker gelten.

Das Thema »Einschränkung der Kurierfreiheit« blieb auch nach Kriegsende auf der Tagesordnung. Die von den stellvertretenden Generalkommandos erlassenen Behandlungs- und Werbeverbote traten nach Kriegsende außer Kraft, der Gesetzentwurf von 1918 war aufgrund der Revolution nicht mehr verabschiedet worden, und in der Verordnung zur Bekämpfung der Geschlechtskrankheiten vom Dezember 1918 hatte die Reichsregierung auf eine Einschränkung der Kurierfreiheit verzichtet.[148] Schwer abzuschätzen war, wie »gefährlich« die Aktivitäten der Laienheiler waren. Die Berich-

Rathaus zum Thema „Geschlechtskrankheiten und Kurpfuscherei". In: Medicinische Reform. Halbmonatsschrift für Soziale Hygiene und praktische Medizin. Berlin 11 (1903), S. 404.

144 Siehe Regin, Selbsthilfe (wie Anm. 138), S. 390–394.

145 Siehe ausführlich mit Belegen Sauerteig (wie Anm. 78), Kap. IV.3.6.

146 VDtRT (wie Anm. 55), Bd. 323, Nr. 12877: A. Entwurf eines Gesetzes zur Bekämpfung der Geschlechtskrankheiten, S. 1, § 3, Zitat S. 16. Die Reichsregierung hatte sich deshalb zu einem sowohl Geschlechtskrankheiten als auch alle anderen Krankheiten der Geschlechtsorgane umfassenden Behandlungsverbot entschlossen, um zu verhindern, daß ein Laienheiler behaupten könne, er habe nicht gewußt, daß sein Patient an einer Geschlechtskrankheit litt, siehe ibid., S. 17; Carl Hamel, Ministerialrat im Reichsministerium des Innern (im folgenden RMI), 365. Sitzung v. 14.6.1923, ibid., Bd. 360, S. 11371Cf.

147 Siehe VDtRT (wie Anm. 55), Bd. 323, Nr. 1287: A. Entwurf, S. 1, § 4.

148 Siehe BAP, 15.01/11881, Bl. 20–22: RGA an RMI, v. 7.12.1918; ibid., Bl. 43: Aktennotiz, v. [29.1.1919].

te über ihre Tätigkeit auf dem Gebiet der Geschlechtskrankheiten waren recht unterschiedlich. Während einige der neu eingerichteten Beratungsstellen für Geschlechtskranke über eine ganze Reihe von Fällen berichteten, in denen Laienheiler Geschlechtskranke behandelt hätten, wußten andere Beratungsstellen nur von wenigen Einzel- oder gar keinen Fällen. Gesundheitliche Schädigungen Geschlechtskranker nach einer Behandlung bei einem Heilkundigen wurden nur selten festgestellt.[149] Selbst die DGBG, die in dieser Frage gewiß nicht unparteiisch war, konnte 1920 dem Reichsministerium des Innern nur „mit erheblichen Opfern an Zeit und Geld" eine dann letztlich „nicht gerade überwältigend" große Sammlung von Zeitungsanzeigen von »Kurpfuschern« vorlegen.[150]

War die quantitative Bedrohung vielleicht nicht so groß wie zunächst befürchtet, so sah man im Reichsgesundheitsamt dennoch in der Tätigkeit einzelner »Kurpfuscher« eine große Gefahr sowohl für den Erkrankten wie auch für die Allgemeinheit. Zum einen seien »Kurpfuscher« weder in der Lage, infektiöse Geschlechtskrankheiten richtig zu diagnostizieren, noch sie wirkungsvoll zu behandeln. Zum anderen diagnostizierten sie nicht selten fälschlicherweise eine Geschlechtskrankheit, an der der Patient gar nicht erkrankt war. In beiden Fällen seien Patienten durch falsche Behandlungen zu Schaden gekommen.[151] Die Reichsregierung übernahm daher die entsprechenden Verbotsbestimmungen aus dem ersten Entwurf des Gesetzes zur Bekämpfung der Geschlechtskrankheiten von 1918 in ihre beiden Entwürfe von 1922 und 1925.[152]

Die seit dem Ersten Weltkrieg geplanten Einschränkungen der Kurierfreiheit entfachten einen Proteststurm, mit dem wohl in dieser Form niemand gerechnet hatte. Laienheiler informierten in ihren Publikationsorganen über die Konsequenzen des beabsichtigten Gesetzentwurfes, überschwemmten das zuständige Reichsministerium des Innern mit Petitionen und versuchten, Druck auf die Reichstagsabgeordneten auszuüben, gegen den Entwurf zu stimmen. Aber es blieb nicht allein bei schriftlichen Protesten. Am 11. April 1926 fand in Berlin im Zirkus Busch eine vom „Reichsausschuß der gemeinnützigen Verbände für Lebens- und Heilreform" organisierte öffentliche Protestkundgebung gegen den Gesetzentwurf statt, auf der unter anderem der schon erwähnte sozialdemokratische Reichstagsab-

149 Siehe BAP, 15.01/11875, Bl. 351–359: Zusammenstellung der Berichte der Beratungsstellen, erstellt im Reichsarbeitsministerium, v. 3.2.1920. Von größeren Problemen mit Laienheilern, die Geschlechtskranke behandelten, berichteten die Beratungsstellen Bochum, Dortmund, Duisburg, Frankfurt/M., Saarbrüken, Gießen und die Beratungsstellen der Landesversicherungsanstalt Baden. Ein ähnlich indifferentes Bild ergab sich in Bayern, siehe ibid., Bl. 361f.: Bayer. Außenministerium an RMI, v. 24.12.1919.

150 Siehe BAP, 15.01/11875, Bl. 472: DGBG an RMI, v. 19.4.1920.

151 Siehe BAP, 15.01/11876, Bl. 141–205: RGA: Denkschrift über die Gefahren der Kurpfuscherei auf dem Gebiete der Geschlechtskrankheiten, April 1921.

152 Siehe VDtRT (wie Anm. 55), Bd. 371, Nr. 3523: Entwurf, v. 9.2.1922, S. 3502f., §§ 6 u. 10; ibid., Bd. 401, Nr. 975: Entwurf, v. 6.6.1925, §§ 7 u. 11.

geordnete Arthur Hofmann sprach. Von Seiten der Befürworter des Entwurfes hatte sich nur der Geschäftsführer der DGBG, der Venerologe Hermann Röschmann, getraut, den Entwurf vor den (nach Angaben der Naturheilvereine) 4.500 anwesenden Personen zu verteidigen.[153] Die Argumentation der Laienheiler will ich im folgenden an Hand von Kommentaren und Eingaben einiger Vereine und Verbände exemplarisch verdeutlichen.

Der „Verband der Felke-Vereine" – ein Zusammenschluß von 30 vorwiegend im Rheinland tätigen Vereinen für naturgemäße Lebens- und Heilweise und Homöopathie –[154] argumentierte, daß er mit seinen Methoden bei der Heilung von Geschlechtskrankheiten und »Frauenleiden« viele Erfolge erzielt habe. Der Verband behauptete, Geschlechtskrankheiten „ohne Anwendung von Salvarsan und Quecksilber" heilen zu können. Geschlechtskranke, die sich dagegen nach der naturwissenschaftlichen Medizin behandeln ließen, würden nicht nur nicht geheilt werden, sondern hätten zudem „noch arg unter den Folgen der Salvarsan- und Quecksilbervergiftung" zu leiden.[155]

Der „Verband der Biochemischen Vereine", der ein aus der klassischen Homöopathie Samuel Hahnemanns heraus entwickeltes Therapiekonzept vertrat,[156] sah in der Einschränkung der Kurierfreiheit „einen Angriff auf die persönliche Freiheit des Körpers, eine Militarisierung der Heilkunde, eine

153 Siehe Hoechst, ST, Bd. 8: Für die Heilfreiheit. In: Volksheil. Populäre Heilwissenschaft. Wochenschrift für Naturheilkunde, Unterhaltung und Belehrung 3 (1926), Nr. 16 v. 23.4.1926; Naturarzt 54 (1926), S. 166f. Dem 1926 gegründeten Reichsausschuß gehörten an der „Deutsche Bund der Vereine für naturgemäße Lebens- und Heilweise", der „Verband der Felke-Vereine", der „Verband der Biochemischen Vereine", der „Bund der homöopathischen Laienvereine" und der „Zentralverband für Parität der Heilmethoden", siehe Naturarzt (wie Anm. 139) 54 (1926), S. 78f.

154 In den Vereinen waren die Anhänger der Naturheillehre des »Lehmpastors« Leopold Emanuel Felke (1856–1926) organisiert. Felke, ein evangelischer Pastor, bediente sich der Augendiagnostik und verschrieb, neben homöopathischen Mitteln, Lehmbäder und -pakungen, siehe Alfred Brauchle: Die Geschichte der Naturheilkunde in Lebensbildern. Stuttgart. 1951, S. 302–305; Rothschuh (wie Anm. 138), S. 96f.

155 BAP, 15.01/11875, Bl. 44 u. 49: Petition des Verbandes der Felke-Vereine e.V., Krefeld, v. April 1918. Siehe ibid., Bl. 47f.: Eingabe des Verbandes der Felke-Vereine e.V., o.D.

156 Der Begründer der biochemischen Methode war der Oldenburger Arzt Wilhelm Heinrich Schüßler (1821–1898). Er ging davon aus, daß die Ursache aller Krankheiten im Mangel bestimmter Mineralstoffe zu suchen sei. Die biochemischen Vereine waren in erster Linie in Nord- und Nordwest-Deutschland aktiv. 1928 hatte der Verband über 180.000 Mitglieder, seine Zeitschrift für Biochemie. Volkstümliches Zentralorgan zur Hebung der Volkswohlfahrt durch Dr. med. Schüsslers Mineralstofflehre besaß 1928 eine Auflagenhöhe von 240.000 Exemplaren, siehe Walter Wuttke-Groneberg: »Kraft im Schlagen, Kraft im Ertragen!« Medizinische Reformbewegungen und die Krise der Schulmedizin in der Weimarer Republik. In: Hubert Cancik (Hg.): Religions- und Geistesgeschichte der Weimarer Republik. Düsseldorf 1982, S. 277–300, hier S. 291f.; Eberhard Wolff: Gesundheitsverein und Medikalisierungsprozeß. Der Homöopathische Verein Heidenheim/Brenz zwischen 1886 und 1945. Tübingen 1989, S. 38f. u. 51.

Preisgabe der Staatsbürger an staatlich konzessionierte ärztliche Sachverständige bezw. Wassermannsche Institute." Der Verband protestierte gegen die Reklame für Salvarsan und gegen die Venerologen, die bei der Bevölkerung den falschen Eindruck erweckten, sie könnten Geschlechtskrankheiten problemlos heilen.[157] Eine andere Flugschrift warnte vor dem Gesetzentwurf als „neue Kulturgefahr" in „kultureller, sozialer, volkswirtschaftlicher, kirchlicher und nationaler Hinsicht". Die Verbreitung der Geschlechtskrankheiten lasse sich nicht durch ein Gesetz verhindern, sondern „nur durch die Anstrebung einer besseren Moral vermeiden". Zwangsmaßnahmen, wie sie die Entwürfe vorsahen und die den Erkrankten der „Willkür des Arztes" überlassen, seien dazu nicht notwendig, denn die „Moral des deutschen Volkes ist noch nicht soweit gesunken".[158] Die Verabschiedung des Gesetzes zur Bekämpfung der Geschlechtskrankheiten wurde schließlich als „Entscheidung gegen die persönliche Freiheit" und als „ein schwarzer Tag für das deutsche Volk!" beklagt.[159]

Gegen das drohende „Attentat auf die Freiheit über den eigenen Körper" protestierte auch der Heidelberger „Verband für Volksheilkunde". Der Verband sprach von „Medizinalkorruption": „Michel zahlt alles. Dafür verfällt das letzte Restchen Recht, das Michel noch über seinen eigenen Körper hat, den Medizinern. Der Militarismus war nicht so schlimm als der kommende Medizinismus." Dem Geschlechtskranken, dem der Schulmediziner nicht helfen könne, bliebe, wenn der Entwurf in der vorliegenden Fassung verabschiedet werden würde, nur noch der Selbstmord. Um seine Protestaktionen besonders effektiv zu gestalten, stellte der Verband vorgedruckte Protestschreiben an die Reichstagsabgeordneten zur Verfügung.[160]

Der „Deutsche Bund der Vereine für naturgemäße Lebens- und Heilweise", der Dachverband der Naturheilvereine,[161] protestierte schon während

157 BAP, 15.01/11876, Bl. 63-64/1: Petition des Verband biochemischer Vereine für das deutsche Reich, v. 9.9.1920; ibid., 15.01/11877, Bl. 207–225: Sammlung von Petitionen des Verbands biochemischer Vereine, 2. Hälfte 1921.

158 Siehe Hoechst, ST, Bd. 8: Die neue Kulturgefahr!, Beilage zur Zeitschrift für Biochemie 24 (1925), Nr. 11.

159 So die Überschriften in der nach Verabschiedung des Gesetzes am 26.1.1927 erschienen Ausgabe der Verbandszeitschrift, siehe Hoechst, NST: Zeitschrift für Biochemie 26 (1927), Nr. 3, v. 1.3.1927.

160 BAP, 15.01/11877, Bl. 384: Ein Attentat auf die Freiheit, Vordruck des Verbands für Volksheilkunde, Sommer 1922. Der Heidelberger Verband für Volksheilkunde Deutschlands ist ein Ableger des 1907 gegründeten „Zentralverbandes für Parität der Heilmethoden, Bund für freie Heilkunst", der sich als Interessenvertretung der Anhänger von Naturheilkunde, Homöopathie, Elektro-(Complex-) Homöopathie, Biochemie, Magnetopathie, Hypnotherapie, Baunscheidtismus, Pflanzenheilkunde etc. verstand, siehe ibid, Bl. 466f.: Otto Neustätter, Übersicht über die Volksheilverbände Deutschlands.

161 Siehe Regin, Selbsthilfe (wie Anm. 138). Nach verschiedenen Anläufen schlossen sich 1888 eine große Anzahl von Naturheilvereinen zum „Deutschen Bund der Vereine für Gesundheitspflege und arzneilose Heilweise" zusammen, der sich im Jahr 1900 in „Deutscher Bund der Vereine für naturgemäße Lebens- und Heilweise" umbenannte.

des Ersten Weltkriegs gegen die von den stellvertretenden Generalkommandos verfügten Einschränkungen der Kurierfreiheit und, als erste Pläne bekannt wurden, gegen das beabsichtigte Gesetz zur Bekämpfung der Geschlechtskrankheiten. „Wir kämpfen", so erklärte 1917 der Geschäftsführer des Bundes, Paul Schirrmeister, „[...] mit gutem Recht gegen den unserem Volke zugedachten Zwang, sich den jeweils von der Mehrheit der Aerzte angenommenen, rasch wechselnden Dogmen zu unterwerfen. Denn gerade im Kampf gegen die Geschlechtskrankheiten haben sie glanzvoll versagt." Ganz entschieden trat er den Vorstellungen von Gesundheitspolitikern und Ärzten nach einer beständigen gesundheitlichen Überwachung der Bevölkerung, nach einem „ärztlichen Polizeistaat" entgegen. Er forderte stattdessen die Etablierung der Naturheilkunde an den Universitäten und die „Belehrung, körperliche und sittliche Ertüchtigung der Jugend wie des ganzen Volkes".[162]

Den Salvarsangegner und Arzt Heinrich Dreuw als Kronzeugen zitierend, warf der Bund der Schulmedizin immer wieder vor, „kein sicheres Heilmittel" zur Behandlung Geschlechtskranker zu besitzen. Da sie die Schäden ihrer Behandlungsmethoden verschweige und „übertriebene Heilberichte" veröffentliche, bestärke sie „Tausende junger Leute in ihrem Leichtsinn" und treibe sie „dadurch ungewollt dem Unglück" zu. Wenn der Gesetzgeber die Kurierfreiheit einschränke, so würden die Schäden zunehmen und es drohe die Gefahr einer „dogmatischen Erstarrung".[163] Der Gesetzentwurf für dieses „Ausnahmegesetz gegen die Kranken" greife „brutal in das private Leben" des einzelnen ein. Er beraube, da die Behandlung sämtlicher Erkrankungen der Sexualorgane nur noch approbierten Ärzten gestattet werden soll, Frauen der Möglichkeit, ihre Leiden mit Naturheilverfahren, namentlich der sogenannten Thure-Brandt-Massage, behandeln zu lassen.[164] Letzteres werde, worauf der Berufsverband der Naturheilkundi-

In dem Bund waren bis 1913 903 Vereine mit insgesamt ca. 148.000 Mitgliedern organisiert. Nach dem Ersten Weltkrieg gingen die Mitgliederzahlen zurück. Seit 1889 gab der Bund die schon länger bestehende Monatsschrift Der Naturarzt als offizielles Organ heraus. 1918 hatte sie eine Auflagenhöhe von knapp 130.000 Exemplaren, siehe Naturarzt (Anm. 139) 46 (1918), S. 41.

162 P[aul] Schirrmeister: Kurierfreiheit und Geschlechtskrankheiten. In: Naturarzt (wie Anm. 139) 45 (1917), S. 51–54, hier S. 52 u. 54.

163 Paul Schirrmeister: Freie Bahn allen Tüchtigen! In: Naturarzt (wie Anm. 139) 46 (1918), S. 41–43, hier S. 41 u. 42.

164 Paul Schirrmeister: Das Gesetz zur Bekämpfung der Geschlechtskrankheiten - ein Ausnahmegesetz gegen die Kranken. In: Naturarzt (wie Anm. 139) 50 (1922), S. 65–69, hier S. 65; ders.: Die Entrechtung der Kranken. In: Naturarzt (wie Anm 139) 53 (1925), S. 273–276, hier S. 274. Die Thure-Brandt-Massage war eine von dem schwedischen Masseur Thure Brandt (1819–1894) propagierte Massagetechnik innerer Organe, verbunden mit gymnastischen Übungen, Bädern und einer speziellen Diät. Sie wurde angewandt bei „chronischen Becken-Bindegewebsentzündungen [...], chronischen Entzündungen der Eierstöcke, der Eileiter, der Gebärmutter mit hartnäckigem Ausfluß, Senkungen der Gebärmutter und der Scheide mäßigen Grades, bei Regelstörungen, Blutstauungen, Unfruchtbarkeit, gewohnheitsmäßiger Fehlgeburt, Schwäche

gen hinwies, die wirtschaftliche Existenzgrundlage vieler Heilkundigen vernichten.[165]

Die Naturheilverbände erreichten mit ihren Protestkampagnen zunächst, daß sie im bevölkerungspolitischen Ausschuß, der den Gesetzentwurf zu beraten hatte, angehört wurden. So lud der Ausschuß – wohl erneut auf Betreiben Arthur Hofmanns[166] – unter anderem den Vorsitzenden des Deutschen Vereins für Naturheilkundige, Max Canitz, ein, seinen Standpunkt zu erläutern. Andererseits referierten im Ausschuß auch Salvarsanbefürworter, wie die prominenten Venerologen Joseph Jadassohn, Eugen Galewsky aus Dresden und Felix Pinkus.[167] Jadassohn verteidigte zudem im Namen der Reichsregierung im Reichstag die Einschränkung der Kurierfreiheit und die Salvarsanbehandlung.[168]

Die Ausführungen der Venerologen konnte die Skepsis vieler Abgeordneten gegenüber der Salvarsantherapie und ihre ablehnende Haltung gegenüber einer Einschränkung der Kurierfreiheit nicht ausräumen. So war man sich in der SPD zwar einig, daß allgemein gegen »Kurpfuscherei« vorgegangen werden müsse. Zerstritten war die SPD jedoch in der Frage, wie das geschehen solle. Als engagierter Verteidiger der Kurierfreiheit als „staatsbürgerliches Recht" trat Arthur Hofmann auf. Mit seinen Ansichten vertrat er zwar nicht die Mehrheitsmeinung, aber doch eine wichtige Gruppierung innerhalb der SPD-Fraktion.[169] Es müsse dem Patienten überlassen bleiben, von wem und mit welcher Therapie er sich behandeln lassen wolle. Auf keinen Fall dürfe man Geschlechtskranke zur Salvarsanbehandlung zwingen. Aufgrund der mangelhaften Ausbildung der Mediziner gäbe es auch unter den Ärzten viele, die Geschlechtskrankheiten nicht fachgerecht behandeln könnten. Aus diesem Grund hielt er den Massenprotest der Naturheilkundigen gegen die Einschränkung der Kurierfreiheit für verständlich.[170]

der Schließmuskel von After und Blase, Mastdarmvorfall und manchen Formen der Hysterie, bei denen chronische Veränderungen der Unterleibsorgane vorhanden sind", Alfred Brauchle: Große Naturärzte. Leipzig 1944, S. 210f.

165 Hoechst, NST: Petitionen v. 30.1.1927 und 21.2.1927 an den Reichsrat bzw. an den Reichspräsident v. Hindenburg. In: Der Volksarzt. Der Heilkundige. Alleiniges Interessenorgan des Verbandes der Heilkundigen Deutschlands 8 (1927), S. 43f u. 44f.

166 Siehe Arthur Hofmann: Der Entwurf eines Gesetzes zur Bekämpfung der Geschlechtskrankheiten. In: Naturarzt (wie Anm. 139) 50 (1922), S. 138f.

167 Siehe VDtRT (wie Anm. 55), Bd. 377, Nr. 5801: Bericht des 14. Ausschusses, v. 4.5.1923, S. 6744 u. 6750f.; BAP, (Bestand Reichstag) 01.01, Film 30751, Nr. 422, Bl. 145–164: Max Canitz: Referat in der außerordentlichen Sitzung des Ausschusses v. 14.6.1922.

168 Siehe 365. Sitzung v. 14.6.1923, VDtRT (wie Anm. 55), Bd. 360, S. 11350–11355.

169 Hofmann, 365. Sitzung v. 14.6.1923, VDtRT (wie Anm. 55), Bd. 360, S. 11344C.

170 Siehe VDtRT (wie Anm. 55), Bd. 377, Nr. 5801: Bericht des 14. Ausschusses, v. 4.5.1923, S. 6746 u. 6753; Hofmann, 365. Sitzung v. 14.6.1923, ibid., Bd. 360, S. 11344f. u. 11348f., Zitat S. 11349D.

Hier zeigten sich erneut die schon zu Beginn des 20. Jahrhunderts offenkundig gewordenen Symapthien eines Teils der Sozialdemokraten, besonders vom revisionistischen Flügel, für die Naturheilkunde. Die Parteiführung, vom szientifischen Weltbild geprägt, stand der Naturheilkunde dagegen eher ablehnend gegenüber.[171] So anerkannte der Gesundheitsexperte Julius Moses zwar die Verdienste der „wirklichen Naturheilvereine", befürwortete aber in deutlicher Abgrenzung zu seinem Fraktionskollegen Hofmann die Einschränkung der Kurierfreiheit. Sie sei im Interesse des Kranken und „im weiteren Sinne" auch im Interesse der Allgemeinheit notwendig. Auch wenn die Ausbildung der Ärzte zum Teil zu wünschen übrig lasse, dürfe man deshalb auf keinen Fall die Behandlung von Geschlechtskrankheiten Leuten überlassen, die „überhaupt keine sachgemäße wissenschaftliche Vorbildung und Ausbildung genossen" hätten.[172] Alfred Grotjahn war dagegen der Ansicht, daß es zu weit ginge, den approbierten Ärzten ein Behandlungsmonopol für Geschlechtskrankheiten zu übertragen. Dadurch werde das „Selbstbestimmungsrecht des Individuums über seinen Körper und seine Behandlung gar zu sehr eingeschränkt".[173] Mit anderen sozialdemokratischen Abgeordneten, wie Louise Schröder, dem Fundamentalkritiker Arthur Hofmann und der Ärztin Anna Stegmann, protestierte Grotjahn dagegen, daß Naturheilkundigen grundsätzlich die Behandlung von Krankheiten der Geschlechtsorgane verboten werden sollte. Gerade bei der Behandlung von »Frauenleiden« hätten Naturheilkundige Erfolge erzielt und das Vertrauen vieler Frauen gewonnen.[174]

Als die Reichstagsmehrheit in den Verhandlungen über den dritten Gesetzentwurf die Einschränkung der Kurierfreiheit befürwortete, verweigerten eine Reihe von SPD-Abgeordneten in der Schlußabstimmung Anfang 1927 dem Gesetz ihre Zustimmung.[175] Neben Teilen der SPD lehnten nur noch einige der rechten Splitterparteien die Einschränkung der Kurierfreiheit ab. Dafür sprachen sich die Deutsche Demokratische Partei, das Zentrum, die Deutsche Volkspartei, die Deutschnationale Volkspartei und

171 Siehe Huerkamp, Lebensreform (wie Anm. 138), S. 167–169; Stollberg (wie Anm. 138), S. 300f.; Bernhard Herrmann: Arbeiterschaft, Naturheilkunde und der Verband Volksgesundheit (1880–1918). Frankfurt/M. 1990, S. 131f.; Franz Walter u. Cornelia Regin: Der „Verband der Vereine für Volksgesundheit". In: Franz Walter [u.a.]: Sozialistische Gesundheits- und Lebensreformverbände. Bonn 1991, S. 131–201.

172 Moses, 365. Sitzung v. 14.6.1923, VDtRT (wie Anm. 55), Bd. 360, S. 11359C u. 11356C. Den schlechten Ausbildungsstand der Ärzte hielt er mit für einen der Gründe, warum viele Menschen zu Naturheilkundigen mehr Vertrauen hätten als zu Ärzten, siehe 256. Sitzung v. 21.1.1927, ibid., Bd. 391, S. 8679Af.

173 Grotjahn, 364. Sitzung v. 13.6.1923, VDtRT (wie Anm. 55), Bd. 360, S. 11314A.

174 Siehe VDtRT (wie Anm. 55), Bd. 377, Nr. 5801: Bericht des 14. Ausschusses, v. 4.5.1923, S. 6753; Änderungsantrag Schröder v. 13.6.1923, ibid., Bd. 378, Nr. 5926, S. 7139; Grotjahn, 364. Sitzung v. 13.6.1923, ibid., Bd. 360, S. 11314Af.; ibid., Bd. 411, Nr. 2714: Bericht des 10. Ausschusses, v. 24.11.1926, S. 13f.; Stegmann, 258. Sitzung v. 24.1.1927, ibid., Bd. 391, S. 8718B.

175 Siehe Schroeder, 260. Sitzung v. 26.1.1927, VDtRT (wie Anm. 55), Bd. 391, S. 8756D.

letztlich auch die Bayerische Volkspartei aus. Eine Zwischenposition vertraten die Kommunisten. Einerseits unterstützten sie das Behandlungsverbot für Laienheiler, wollten es aber in einem gesonderten Gesetz geregelt wissen. Andererseits waren sie jedoch skeptisch, ob nur die Ärzte zu einer sachgemäßen Behandlung befähigt seien. Deshalb wollten sie die Behandlung von Geschlechtskrankheiten speziell dafür ausgebildeten und geprüften nicht-approbierten Heilkundigen gestatten.[176]

5. Ergebnisse: Zwangsmaßnahmen und die Entscheidungsfreiheit über den eigenen Körper

Die Kritik an der neuen Syphilistherapie mit Salvarsan hatten schon vor dem Ersten Weltkrieg nicht nur die medizinische Fachwelt, sondern rasch auch weite Teile der außerwissenschaftlichen Öffentlichkeit beschäftigt. Trotz aller Einwände und publizistischen Aktivitäten der Salvarsan-Verteidiger blieben Irritationen und Verunsicherungen über die Wirksamkeit und die Risiken der Salvarsanbehandlung in der Öffentlichkeit bestehen. Bis zum Ersten Weltkrieg beschränkte sich der Protest gegen die neue Syphilistherapie jedoch im wesentlichen auf Einzelpersonen. Erst als gegen Kriegsende und dann besonders in den 1920er Jahren im Zusammenhang mit dem geplanten Gesetz zur Bekämpfung der Geschlechtskrankheiten sowohl eine Ausweitung der Zwangsbehandlung als auch eine Einschränkung der Kurierfreiheit und damit auch eine tiefgreifende Beschränkung der Entscheidungsfreiheit des einzelnen über seinen Körper diskutiert wurden, erhielt die Salvarsanfrage eine neue, viel umfassendere Dimension.

Den Verbänden der Laienheiler gelang es, mit ihrem Proteststurm zu einem wichtigen Teil die Diskussion über das Gesetz zur Bekämpfung der Geschlechtskrankheiten zu bestimmen. Der Streit um das Salvarsan bot ihnen – wie schon Ende des 19. Jahrunderts der Streit um die Einführung der zwangsweisen Pockenschutzimpfung durch das Reichsimpfgesetz von 1874[177] – einen idealen Anlaß, ihre Heilkonzepte sowie ihre Kritik an der »Schulmedizin« äußerst medienwirksam in einer breiten Öffentlichkeit zu diskutieren. Außerdem konnten sie sich zu Anwälten des von der staatlichen Gesundheitspolitik und der naturwissenschaftlichen Medizin bedrohten Rechts des einzelnen erklären, über seinen Körper selbst zu bestimmen. Im Gegensatz zur paternalistischen Medizin war für die Laienheiler die Mitbestimmung des Patienten über die Therapie (und damit aber auch seine Mitverantwortung) ein wesentliches Element ihres Gesundheitsverständnisses.[178]

176 Siehe mit Belegen Sauerteig (wie Anm. 78), Kap. IV.3.6.

177 Siehe Andreas-Holger Maehle: Präventivmedizin als wissenschaftliches und gesellschaftliches Problem. Der Streit über das Reichsimpfgesetz von 1874. In: Medizin, Gesellschaft und Geschichte 9 (1990), Stuttgart 1991, S. 127–148 und Eberhard Wolffs Beitrag in diesem Sammelband.

178 Vgl. Regin, Selbsthilfe (wie Anm. 138), S. 144–149 u. 258–260. Inwieweit die persön-

Im Konkurrenzkampf zwischen naturwissenschaftlichen Medizinern und Laienheilern waren die approbierten Ärzte erfolgreich. Sie erhielten 1927 durch das Gesetz das Behandlungsmonopol für Geschlechtskrankheiten sowie für alle anderen Leiden der Sexualorgane. Der Staat hatte damit die Kurierfreiheit erstmalig ein Stück weit aufgehoben. Damit hatte der Staat aber auch das Recht des Bürgers, die ihm genehme Behandlungsform zu wählen, erheblich beschnitten. Diese weitgehende Einschränkung der Entscheidungsfreiheit des einzelnen über seinen Körper wurde mit dem übergeordneten Interesse und Wohl der Allgemeinheit begründet. Der Widerstand der Laienheiler gegen eine Ausweitung der Zugriffsmöglichkeiten der naturwissenschaftlichen Medizin auf die Lebenswelt war erfolglos geblieben. Von nun an durfte jeder Geschlechtskranke, der eine Gefahr für die Gesellschaft darstellen könnte, zwangsweise behandelt werden, und zwar nach den Methoden der naturwissenschaftlichen Medizin.

Die Laienheiler und Salvarsankritiker setzten jedoch andererseits durch, daß für ärztliche Eingriffe, die für Leben oder Gesundheit des Patienten eine ernste Gefahr bedeuten konnten, die vorherige Einwilligung des Patienten gesetzlich zwingend erforderlich wurde. Zu solchen ärztlichen Eingriffen zählte, wie das Reichsministerium des Innern 1923 erklärte, die Behandlung mit Salvarsan oder Quecksilber – den beiden damals wichtigsten Therapeutika der naturwissenschaftlichen Medizin gegen Syphilis.[179] Eine zwangsweise Behandlung Geschlechtskranker war daher weder mit Quecksilber noch mit Salvarsan erlaubt. Der Patient mußte zuvor um Zustimmung gefragt werden. Allerdings war nicht festgelegt worden, ob und inwieweit der behandelnde Arzt seinen Patienten über die Risiken und Nebenwirkungen der Behandlung aufklären mußte.

Einerseits hatte das Gesetz den Anwendungsbereich der naturwissenschaftlichen Medizin erheblich ausgeweitet und die Entscheidungsfreiheit wie auch die Verfügungsgewalt des Patienten über seinen Körper in starkem Maße eingeschränkt. Andererseits hatte es jedoch die seit dem 19. Jahrhundert diskutierte Frage nach der Einwilligung des Patienten zu ärztlichen Eingriffen[180] entschieden und das Recht des Patienten, gefährliche Behandlungsformen ablehnen zu können, erstmals rechtlich festgeschrieben.

liche Verantwortung zur erdrückenden Schuld an der eigenen Krankheit werden kann, deren Ursache als Verstoß gegen die Normen einer gesundheitsgerechten Lebensweise gesehen wird, diskutiert man erst heute, siehe z.B. Rosalind Coward: Nur Natur? Die Mythen der Alternativmedizin. Eine Streitschrift [übers. a.d. Engl. v. Thomas Lindquist]. München 1995.

179 Siehe Bruno Dammann (Leiter der Abteilung Volksgesundheit im RMI), 365. Sitzung v. 14.6.1923, VDtRT (wie Anm. 55), Bd. 360, S. 11361D; ibid., Bd. 377, Nr. 5801: Bericht des 14. Ausschusses, v. 4.5.1923, S. 6751.

180 Siehe Barbara Elkeles: Die schweigsame Welt von Arzt und Patient. Einwilligung und Aufklärung in der Arzt-Patient-Beziehung des 19. und frühen 20. Jahrhunderts. In: Medizin, Gesellschaft und Geschichte 8 (1989), Stuttgart 1991, S. 63–91.

Autorinnen und Autoren

Martin Dinges, geboren 1953 in Wuppertal, Studium der Rechtswissenschaft, Politik und Geschichte in Köln, Mainz, Bonn, Berlin und Bordeaux. 1986 Promotion an der FU Berlin, Dissertation über das Thema „Stadtarmut in Bordeaux (1525–1675) – Alltag, Politik, Mentalitäten" (Bonn 1988). Seit 1991 Archivar und wissenschaftlicher Mitarbeiter am Institut für Geschichte der Medizin der Robert Bosch Stiftung in Stuttgart; 1992 Habilitation an der Universität Mannheim mit einer Habilitationsschrift über das Thema „Ehre, Geld und soziale Kontrolle im Paris des 18. Jahrhunderts" (Göttingen 1994). Derzeitige Forschungsfelder: Homöopathiegeschichte, Geschichte der Seuchen, Kulturgeschichte der Frühen Neuzeit, Rezeption des Werkes von Michel Foucault, Geschlechtergeschichte.
Veröffentlichungen: Herausgeber von „Neue Wege in der Seuchengeschichte" (Stuttgart 1995) (mit Thomas Schlich); „Homöopathie. Patienten, Heilkundige, Institutionen. Von den Anfängen bis heute" (Heidelberg 1996); „Weltgeschichte der Homöopathie. Länder – Schulen – Heilkundige" (München 1996); Aufsätze zur Sozial- und Kulturgeschichte der Frühen Neuzeit in Europa und zur Homöopathiegeschichte, zuletzt „Vom Nutzen der Homöopathiegeschichte – insbesondere für den ‚ärztlichen Stand'" in: Allgemeine Homöopathische Zeitung, Bd. 141 (1996), S. 11–26 (mit Reinhart Schüppel); sowie „Professionalisierung homöopathischer Ärzte? Deutschland und Vereinigte Staaten von Amerika im Vergleich" in: Medizin, Gesellschaft und Geschichte, Bd. 14, (Stuttgart 1996), S. 9–36.

Marina Lienert, geboren 1960 in Hohen Neuendorf (jetzt Brandenburg), ist wissenschaftliche Mitarbeiterin am Institut für Geschichte der Medizin der medizinischen Fakultät Carl Gustav Carus der Technischen Universität Dresden. Sie beendete ihr Studium der Geschichte und der Archivwissenschaft an der Humboldt-Universität zu Berlin 1984 als Diplomarchivarin. Danach nahm sie ihre Tätigkeit als wissenschaftliche Mitarbeiterin an der damaligen Medizinischen Akademie Carl Gustav Carus Dresden auf, der jetzigen medizinischen Fakultät der Technischen Universität Dresden. Im Jahre 1985 wurde Marina Lienert an der Humboldt-Universität zu Berlin mit einer Arbeit über Dimensionen und Probleme der medizinischen Betreuungsdokumentation zum Dr. phil. promoviert. Derzeitige Forschungsschwerpunkte sind die alternative Heilkunde im 19./20. Jahrhundert und die Medizin im Nationalsozialismus, insbesondere im Dresdener Raum.
Wichtigste Veröffentlichungen: „Gedanken zur archivwissenschaftlichen Bewertung der medizinischen Betreuungsdokumentation" in: Archivmitteilungen 36 (1986), S. 65–71; gemeinsam mit Günter Heidel: „K.A. Lingner - Historische Position und Würdigung seines progressiven Wirkens" in: Internationale Hygiene-Ausstellung Dresden 1911 und die Rolle K.A. Lingners (Dresden 1987), S. 3–12; gemeinsam mit Caris-Petra Heidel: „Vom Collegi-

um medico-chirurgicum zur Medizinischen Fakultät" in: Wissenschaftliche Zeitschrift der Technischen Universität Dresden 42 (1993), S. 74–87; „Dresdener Medizin und ihre Beziehungen zur Hochschule" in: Geschichte der TU Dresden in Dokumenten und Bildern. Bd. 2. Hrsg. TU Dresden (Dresden 1994), S. 144–159.

Andreas-Holger Maehle, geboren 1957 in Siegen, Studium der Medizin an der Universität Bonn, Staatsexamen und Approbation als Arzt 1983, Promotion zum Dr. med. mit einer Arbeit über „Johann Jakob Wepfer (1620–1695) als Toxikologe" (Univ. Bonn 1983). Habilitation zum Dr. med. habil. mit einer Arbeit über „Die Anfänge der Diskussion um den wissenschaftlichen Tierversuch im 17. und 18. Jahrhundert" (Univ. Göttingen 1990). Derzeitige Stellung: Wellcome Reader in the History of Medicine, Department of Philosophy, University of Durham, England. Derzeitige Forschungsschwerpunkte: Experimentelle Pharmakologie und Therapie im 18. Jahrhundert; medizinische Ethik im 19. Jahrhundert.
Wichtigste Veröffentlichungen: „Johann Jakob Wepfer (1620–1695) als Toxikologe" (Aarau 1987); „Kritik und Verteidigung des Tierversuchs: Die Anfänge der Diskussion im 17. und 18. Jahrhundert" (Stuttgart 1992); „Pharmacological Experimentation with Opium in the Eighteenth Century" in: R. Porter and M. Teich (eds): Drugs and Narcotics in History (Cambridge 1995); „Conflicting Attitudes Towards Inoculation in Enlightenment Germany" in: R. Porter (ed.): Medicine in the Enlightenment (Amsterdam 1995).

Cornelia Regin, geboren 1959 in Homberg/Efze; Studium der Fächer Sozialkunde und Geschichte in Göttingen und Berlin; 1985 Erstes Staatsexamen für das Lehramt an Gymnasien; 1987 bis 1992 wissenschaftliche Mitarbeiterin an der Gesamthochschule Kassel, Fachbereich Gesellschaftswissenschaften; 1992 Promotion zum Dr. phil.; 1993 bis 1995 Ausbildung zur Archivarin im Höheren Dienst.
Veröffentlichungen zum Themenbereich des vorliegenden Bandes u.a.: Gemeinsam mit Franz Walter: „Der Verband der Vereine für Volksgesundheit" in: Franz Walter/Viola Denecke/Cornelia Regin: Sozialistische Gesundheits- und Lebensreformverbände (Solidargemeinschaft und Milieu: Sozialistische Kultur- und Freizeitorganisationen in der Weimarer Republik, Bd. 2) (Bonn 1991), S. 17–96; „Selbsthilfe und Gesundheitspolitik. Die Naturheilbewegung im Kaiserreich (1889 bis 1914)" (Medizin, Gesellschaft und Geschichte, Beiheft 4) (Stuttgart 1995).

Lutz Sauerteig, geboren 1960 in Hamburg; Studium der Neueren und Neuesten Geschichte, Geschichte Ost- und Südosteuropas und Theaterwissenschaften an der Universität München, Magister Artium (1989), 1990–92 wissenschaftlicher Angestellter am dortigen Institut für Neuere Geschichte, 1992/93 einjähriger Forschungsaufenthalt am St. Antony's College in Ox-

ford, 1996 Promotion zum Dr. phil. mit einer Arbeit über gesundheitspolitische Strategien zur Bekämpfung der Geschlechtskrankheiten in Deutschland im späten 19. und frühen 20. Jahrhundert an der Humboldt-Universität zu Berlin (erscheint demnächst als MedGG-Beiheft). Forschungsschwerpunkte: Öffentliches Gesundheitswesen im 19. und 20. Jahrhundert, Geschichte der Geschlechtskrankheiten im europäischen Vergleich, Geschichte der Sexualität. Derzeit Assistent am Institut für Geschichte der Medizin der Universität Freiburg.
Veröffentlichungen: „Lust und Abschreckung: Moulagen in der Geschlechtskrankheitenaufklärung“ in: Medizin, Gesellschaft und Geschichte, Bd. 11 (Stuttgart 1992), S. 87–104; „Moralismus versus Pragmatismus: Die Kontroverse um Schutzmittel gegen Geschlechtskrankheiten zu Beginn des 20. Jahrhunderts im deutsch-englischen Vergleich“ in: Neue Wege in der Seuchengeschichte, hg. v. M. Dinges und Th. Schlich (Stuttgart 1995); „Militär, Medizin und Moral: Sexualität im Ersten Weltkrieg“ in: Medizin und der Erste Weltkrieg, hg. v. W.U. Eckart u. Ch. Gradmann (Pfaffenweiler 1996); „Frauenemanzipation und Sittlichkeit. Die Rezeption des englischen Abolitionismus in Deutschland“ in: Kulturtransfer zwischen Deutschland und Großbritannien im 19. Jahrhundert, hg. v. R. Muhs, J. Paulmann u. W. Steinmetz (erscheint voraussichtlich Bochum, 1996).

Heinz-Peter Schmiedebach, geboren 1952 in Sobernheim, Rheinland-Pfalz; Grundstudium der Fächer Biologie, Germanistik und Geschichte an der Universität Tübingen und der FU Berlin, Studium der Medizin an der Universität Mainz und an der FU Berlin, Medizinisches Staatsexamen 1981, Promotion zum Dr. med. mit einer Arbeit über die Auseinandersetzung zwischen psychologischen und psychiatrischen Ansätzen in der Berliner medicinisch-psychologischen Gesellschaft (1867–1899) im Jahr 1984, Habilitation für Geschichte der Medizin mit einer Arbeit über den ersten jüdischen Privatdozenten an der Berliner medizinischen Fakultät Robert Remak (1815–1865) im Jahr 1991. Derzeitige Forschungsschwerpunkte: Psychiatriegeschichte, Fakultätsgeschichte Greifswald. Seit August 1993 Direktor des Institutes für Geschichte der Medizin der Ernst-Moritz-Arndt Universität Greifswald.
Wichtigste Veröffentlichungen: „Psychiatrie und Psychologie im Widerstreit“ (=Abhandlungen zur Geschichte der Medizin und der Naturwissenschaften, 51) (Husum 1986); zusammen mit Johanna Bleker: „Medizin und Krieg. Vom Dilemma der Heilberufe“ (Franfurt am Main 1987); „Robert Remak. Ein jüdischer Arzt im Spannungsfeld von Wissenschaft und Politik“ (=Medizin in Geschichte und Kultur, 18) (Stuttgart 1995).

Eberhard Wolff, geboren 1959 in Tübingen; Studium der Empirischen Kulturwissenschaft (Volkskunde) und Politikwissenschaft an der Universität Tübingen. Promotion 1995 zum Dr. rer. soc. mit einer Arbeit über die Akzeptanz der Pockenschutzimpfung im frühen 19. Jahrhundert. Zur Zeit wissenschaftlicher Mitarbeiter am Institut für Geschichte der Medizin der Robert Bosch Stiftung, Stuttgart, im DFG-Projekt „Judentum und Medizin in der Aufklärung". Weitere Forschungsschwerpunkte: Patientenorientierte Medizingeschichte, Geschichte der ärztlichen Standesorganisationen, Geschichte der Homöopathie. Diverse Veröffentlichungen zu den einzelnen Themenbereichen, u.a. „Einschneidende Maßnahmen. Pockenschutzimpfung und traditionale Gesellschaft im Württemberg des frühen 19. Jahrhunderts" (erscheint als Beiheft zu Medizin, Gesellschaft und Geschichte, Stuttgart voraussichtlich 1997); „Mehr als nur materielle Interessen: Die organisierte Ärzteschaft im Ersten Weltkrieg und in der Weimarer Republik 1914–1933" in: Robert Jütte (Hg.): Geschichte der deutschen Ärzteschaft. Organisierte Berufs- und Gesundheitspolitik im 19. und 20. Jahrhundert (erscheint Köln 1997); „Gesundheitsverein und Medikalisierungsprozeß. Der Homöopathische Verein Heidenheim/Brenz zwischen 1886 und 1945" (=Studien und Materialien aus dem Ludwig-Uhland-Institut, Bd. 2) (Tübingen 1989).

Personenregister

Alexander, Carl (Mediziner) 191
Alt, Konrad (*1861) 165
Althoff, Friedrich (1839–1908) 178, 179
Aristophanes (* um 445 v.u.Z., † um 385 v.u.Z.) 8
Assmann, Herbert (* 1882) 65

Baer, Abraham (*1834) 140
Baum, Julius (†1849) 186
Beck (Minister) 67
Behring, Emil Ad. von (*1854) 180
Bentham, Jeremy (1748–1832) 124
Bernard, Claude (1813–1878) 94
Berthelen (Dr., Impfgegner) 86, 87
Beyer, Bernhard (Psychiater) 133, 147
Bilfinger, Eugen (Sanitätsrat) 144, 156
Bismarck, Otto Graf von (1815–1898) 112
Blaschko, Alfred (Arzt) 177
Bleichröder, Fritz (Arzt) 186
Bleyer (Abgeordneter) 64
Born, W. (Ingenieur) 176
Bourget, Louis (Leserbriefschreiber) 176
Breme, Mater Ignatia (Klostervorsteherin) 184
Brod, Ferdinand Michel (*1869) 121

Canitz, Max (Vorsitzender des Deutschen Vereins für Naturheilkunde) 197
Clemens (Berliner Oberbaurat) 121, 123
Curschmann, Heinrich (1846–1910) 73

Dreuw, Heinrich (Berliner Polizeiarzt) 170, 171, 172, 176, 182, 183, 186, 187, 188, 189, 196

Ebstein, Wilhelm (1836–1912) 113
Eckard, Albert (Arzt) 121, 122
Eeden, Frederik van (Niederländischer Dichter) 153
Ehrenwall, Karl von (Anstaltsleiter) 149
Ehrlich, Paul (1854–1915) 163, 164, 165, 166, 167, 168, 171, 173, 175, 176, 178, 179, 180, 181, 182
Elmer, Paul (Redakteur) 144, 153, 159
Erzberger, Matthias (1875–1921) 171
Eulenburg, Albert (1840–1917) 137, 148

Feldmann (Patient) 148, 151
Finkelnburg, Karl Maria (1832–1896) 137, 149, 151, 152
Flechsig, Paul Emil (1847–1929) 74
Förster, Bernhard (1843–1889) 115, 117
Förster, Paul (1844–1925) 117, 118, 119, 120, 121
Fräßdorf, Julius (1857–1932) 63, 67, 70–72, 77
Frank, Hans (1900–1946) 122
Frank, Leonhard (1882–1961) 152
Friedländer (Professor) 144

Galewsky, Eugen (Venerologe) 197
Gehrke, Wilhelm (Arzt) 169
Geissler, Arthur (Arzt) 90, 92
Germann, Heinrich Friedrich (*1820) 86, 87
Glöklen, Adolf (Patient, Sanatoriumsleiter) 139, 143, 144, 156
Göring, Hermann (1893–1946) 122
Goßler, Gustav von (1838–1902) 112
Grimme, Adolf (1889–1963) 120
Grotjahn, Alfred (*1869) 189, 198
Grysanowski, Ernst G.F. (1824–1888) 144, 115f., 117, 120

Haenisch, Konrad (1876–1925) 181
Haeser, Heinrich (1811–1883) 96
Hahnemann, Samuel C.F. (1755–1843) 194
Hammerstein, Freiherr von (Redakteur) 140
Harnack, Erich (1852–1915) 113
Hata, Sahachiro (Assistent von Ehrlich) 168
Haymann, Hermann (Psychiater) 154, 155
Heidenhain, Rudolf (1834–1897) 113
Herxheimer, Karl (Venerologe) 182
Hirth, Georg (1841–1916) 164
Hitler, Adolf (1889–1945) 120, 159
Hobelmann (Bremer Senator für Medizinalfragen) 187
Hörlein, Heinrich (1882–1954) 122
Hoffmann, Erich (Professor) 172, 182
Hofmann, Arthur (Abgeordneter) 188, 189, 194, 197, 198
Hüter, Karl (1838–1882) 111

Jacobi, Maximilian (Anstaltsleiter) 150
Jadassohn, Joseph (*1863) 171, 188, 197
Jonge, Morris de (Patient) 140f.

Juliusburger, Otto (Psychiater) 147f.

Kanngießer, Friedrich (Arzt) 183
Kerl, Wilhelm (Venerologe) 169
Kirchner, Martin (*1854) 172
Klencke, Hermann (1813–1881) 68
Knodt, Emil (1852–1924) 116
Koch, Robert (1843–1910) 179, 180
Kolb, Georg Friedrich (Impfgegner) 92, 102, 103, 106
Kolle, Wilhelm (*1868) 175
Kolomak, Lisbeth (Patientin) 185, 187
Kranert, Martha (Patientin) 186
Kraus, Karl (1874–1936) 164
Kübler, Paul (Pockenhistoriker) 81, 103
Kunert, Fritz (Abgeordneter) 176

Laehr, Heinrich (Politiker) 134
Lenzmann, Julius (Abgeordneter) 136, 137, 138
Levi, Paul (Anwalt) 183
Lingner, Karl (Industrieller) 56
Löhnert, Carl (Impfgegner) 87, 103, 104, 106, 107, 108

„Machan, Margarethe“ siehe Kolomak, Lisbeth
Mann, Heinrich (1871–1950) 153–155
Martini, Hugo (Impfgegner) 87
Mayer, Wilhelm (Psychiater) 155, 156
„Melena, Elpis“ siehe Schwartz, Marie-Espérance von
Mentberger, Victor (Arzt) 172
Minckwitz, Karl Oswald (1852–1897) 62, 73
Minnigerode, Freiherr Wilhelm von (1840–1913) 111, 112
Moeli, Karl (Anstaltsleiter) 147
Möser, Julius (1720–1794) 97
Molière (1622–1673) 8
Moses, Julius (1868–1942) 187, 198
Müller-Eberhardt (Schriftsteller) 152

Nasse, Werner (Psychiater) 149
Neisser, Albert (1855–1916) 164, 165
Niemeyer, Paul (1832–1890) 60, 61
Nietzsche, Friedrich Wilhelm (1844–1900) 155
Nittinger, Carl Georg Gottlieb († 1874) 79, 81, 84
Noetel, Friedrich Gustav (Anstaltsleiter) 151

Oebeke, Bernhard (Anstaltsleiter) 149
Otto, Willy († 1909) 88, 89, 91, 95

Pelman, Carl (Anstaltsleiter) 151
Pick, Walter (Arzt) 165
Pinkau (Abgeordneter) 61
Pinkus, Felix (*1868) 197
Pöllmann, Lucie (Patientin) 182
Prager (Dr. med., Schriftsteller) 68

Reinartz, H. (Jurist) 151
Rhan, Cäsar (*1857) 121, 122
Rittershaus, E. (Psychiater) 132, 152
Röschmann, Hermann (Venerologe) 194
Rohr, A. († 1918) 64
Rolly, Friedrich (1874–1930) 65

Salt, Henry (1851–1939) 124
Sattler, Hubert (1844–1928) 75
Schirrmeister, Paul (Mediziner) 196
Scholl, Carl (Impfgegner) 92
Schopenhauer, Arthur (1788–1860) 114
Schröder, Eduard August (Psychiatriekritiker) 136
Schröder, Louise (Abgeordnete) 198
Schubert, Max (Abgeordneter) 62
Schwartz, Marie-Espérance von (1818–1899) 114, 115
Siegel (Leipziger Bezirksarzt) 82
Siemens, Friedrich (1849–1935) 146
Speyer, Georg (Bankier) 179
Stegmann, Anna (Ärztin) 198
Stenz, Hermann († 1922) 117
Stöcker, Adolf (Hofprediger) 136

Thiersch, Carl (1822–1895) 61
Thomas, L. (Professor) 82, 85, 90, 102

Virchow, Rudolf (1821–1902) 111, 136

Wagner, Richard (1813–1883) 114
Waßmann, Karl (Journalist) 182, 183, 184
Weber, Ernst von (1830–1902) 110, 111, 112, 114, 115, 116, 117
Wechselmann, Wilhelm (*1860) 165, 166
Welzer, Georg (Patient) 139
Wilmanns, Karl (Neuropsychiater) 174
Windthorst, Ludwig (1812–1891) 111, 112
Winsch, Wilhelm (Arzt) 121
Wohlbrück, Olga (Schriftstellerin) 152
Wunderlich, Carl R.A. (1815–1877) 61, 101, 102
Zinn, August (1825–1897) 146
Zöllner, Karl Friedrich (1834–1882) 114

MEDIZIN, GESELLSCHAFT UND GESCHICHTE (MEDGG) – BEIHEFTE

Herausgegeben von Robert Jütte

---

1. **Jens Lachmund / Gunnar Stollberg,** Eds.: **The Social Construction of Illness.** Illness and Medical Knowledge in Past and Present. 1992. 183 S., 8 Abb., kt. **5839-7**
2. **Francisca Loetz: Vom Kranken zum Patienten.** „Medikalisierung" und medizinische Vergesellschaftung am Beispiel Badens 1750–1850. 1993. 428 S. m. 30 Abb., 25 Tab., kt. **6245-9**
3. **Wolfgang U. Eckart / Robert Jütte,** Hrsg.: **Das europäische Gesundheitssystem.** Gemeinsamkeiten und Unterschiede in historischer Perspektive. 1994. 211 S. m. 4 Abb., 7 Tab., 2 Graph., kt. **6485-0**
4. **Cornelia Regin: Selbsthilfe und Gesundheitspolitik.** Die Naturheilbewegung im Kaiserreich (1889 bis 1914). 1995. 492 S., kt. **6432-X**
5. **Beate Witzler: Großstadt und Hygiene.** Kommunale Gesundheitspolitik in der Epoche der Urbanisierung. 1995. 264 S. m. 25 Tab., kt. **6590-3**
6. **Martin Dinges / Thomas Schlich,** Hrsg.: **Neue Wege in der Seuchengeschichte.** 1995. 251 S. m. 9 Abb., kt. **6692-6**
7. **Christian Oberländer: Zwischen Tradition und Moderne: Die Bewegung für den Fortbestand der Kanpô-Medizin in Japan.** 1995. 253 S., kt. **6612-8**
8. **Annemarie Kinzelbach: Gesundbleiben, Krankwerden, Armsein in der frühneuzeitlichen Gesellschaft.** Gesunde und Kranke in den Reichsstädten Überlingen und Ulm, 1500–1700. 1995. 496 S. m. 20 Abb., kt. **6697-7**
9. **Martin Dinges,** Hrsg.: **Medizinkritische Bewegungen im Deutschen Reich (ca. 1870–ca. 1933).** 1997. 206 S., kt. **6835-X**